XINBIAN LINCHUANG JIBING
YINGXIANG ZHENDUANXUE

新编临床疾病
影像诊断学

—— 梁靖 主编 ——

汕头大学出版社

图书在版编目（CIP）数据

新编临床疾病影像诊断学 / 梁靖主编. – 汕头：
汕头大学出版社，2019.1
ISBN 978-7-5658-3832-3

Ⅰ.①新… Ⅱ.①梁… Ⅲ.①影象诊断 Ⅳ.
①R445

中国版本图书馆CIP数据核字（2019）第029482号

新编临床疾病影像诊断学
XINBIAN LINCHUANG JIBING YINGXIANG ZHENDUANXUE

主　　编：梁　靖
责任编辑：宋倩倩
责任技编：黄东生
封面设计：蒲文琪
出版发行：汕头大学出版社
　　　　　广东省汕头市大学路243号汕头大学校园内　　邮政编码：515063
电　　话：0754-82904613
印　　刷：朗翔印刷（天津）有限公司
开　　本：880mm×1230mm　1/32
印　　张：11.25
字　　数：286千字
版　　次：2019年1月第1版
印　　次：2019年9月第1次印刷
定　　价：78.00元
ISBN 978-7-5658-3832-3

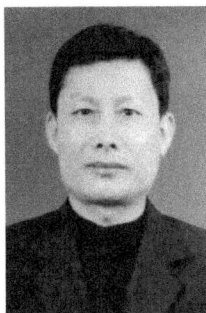

梁 靖

济宁市第二人民医院影像科主治医师，济宁市医学会放射学会委员。毕业于济宁医学院，大学本科学历。从事医学影像专业28年，主要擅长呼吸系统、消化系统、骨肌系统、中枢神经系统、泌尿生殖系统等常见疾病的影像诊断。因工作积极努力，仔细认真，业务熟练，经验丰富，曾多次获得市医学会、区卫计委及医院"先进工作者"称号。开展"股骨头缺血坏死介入治疗""乳腺加压摄影诊断"等项目分别取得市、区级科研成果，并取得区科技进步二等奖两项。参编论著有《腹部疾病影像诊断学》《对比影像学》，在省级杂志发表有关骨肌、呼吸、泌尿、中枢、消化等系统疾病诊疗方面的论文多篇。

前　言

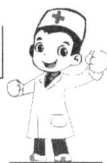

　　近 20 年来，由于电子技术快速发展及自然科学理论的不断深入，使得医学影像学得以飞速发展。X线、CT、磁共振、医学超声、核医学及介入影像学等影像诊断技术都取得了一定的进步。这些诊断方法在敏感性、特异性、准确性及经济实用性方面各有其优缺点，因而迄今尚不能用一种方法取代其他方法。故应根据不同疾病的特点做出选择，各种方法相互配合，取长补短，才能更好地为临床诊断服务。

　　目前，涉及医学影像学的书籍非常多，但专业性强弱不一，内容深浅不同，使初学者较难掌握。本书从基础入手，提纲挈领，删繁就简，图表结合，内容深入浅出，便于理解和记忆，内容共分为九章，主要包括影像诊断方法总论、中枢神经系统疾病的影像诊断、呼吸系统疾病的影像诊断、消化系统疾病的影像诊断、泌尿系统疾病的影像诊断、骨与关节疾病的影像诊断、妇科疾病的影像诊断、五官部疾病的影像诊断以及心血管系统疾病的影像诊断等。详细介绍了各种影像检查技术的基础知识，以及各系统常见疾病的临床表现、影像学检查方法、病理生理基础、影像学征象和诊断与鉴别诊断等内容，便于年轻学者灵活掌握并指导临床实践，可作为医学影像学专业学生、研究生和从事影像学专业的医师及相关临床医师的参考用书。

　　本书在编写过程中参阅了大量国内外相关书籍，但是由于时间和学识有限，书中难免存在疏漏和不足之处，希望广大读者予以批评指正。

梁　靖

济宁市第二人民医院

2018 年 11 月

目　录

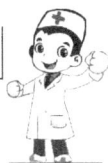

第一章　影像诊断方法总论 ……………………………………… （1）

　　第一节　X线成像 ……………………………………………… （1）

　　第二节　计算机体层成像（CT） …………………………… （16）

　　第三节　磁共振（MRI） …………………………………… （23）

第二章　中枢神经系统疾病的影像诊断 ……………………… （35）

　　第一节　颅脑先天畸形 ……………………………………… （35）

　　第二节　脑积水 ……………………………………………… （40）

　　第三节　脑感染性疾病 ……………………………………… （43）

　　第四节　脑血管疾病 ………………………………………… （50）

　　第五节　颅内肿瘤 …………………………………………… （65）

　　第六节　脊髓疾病 …………………………………………… （83）

第三章　五官部疾病的影像诊断 ……………………………… （92）

　　第一节　眼与眼眶部常见疾病 ……………………………… （92）

　　第二节　耳部常见疾病 ……………………………………… （101）

　　第三节　鼻与鼻窦常见疾病 ………………………………… （107）

第四章　呼吸系统疾病的影像诊断 …………………………… （112）

　　第一节　肺结核 ……………………………………………… （112）

　　第二节　肺肿瘤 ……………………………………………… （118）

　　第三节　胸膜肿瘤 …………………………………………… （126）

　　第四节　肺部炎症 …………………………………………… （129）

　　第五节　气管、支气管疾病 ………………………………… （134）

　　第六节　肺动脉栓塞 ………………………………………… （139）

　　第七节　结节病 ……………………………………………… （142）

第五章　心血管系统疾病的影像诊断 ……………………… （144）

第一节　先天性心血管病 ………………………………… （144）

第二节　高血压所致心血管改变 ……………………… （161）

第三节　冠状动脉粥样硬化性心脏病 ……………… （164）

第四节　主动脉夹层 …………………………………… （170）

第六章　消化系统疾病的影像诊断 ……………………… （176）

第一节　急腹症 …………………………………………… （176）

第二节　食管疾病 ………………………………………… （187）

第三节　胃肠疾病 ………………………………………… （195）

第四节　肝脏疾病 ………………………………………… （212）

第五节　胆道疾病 ………………………………………… （236）

第六节　胰腺疾病 ………………………………………… （247）

第七章　泌尿系统疾病的影像诊断 ……………………… （257）

第一节　泌尿系统结核 ………………………………… （257）

第二节　泌尿系统先天发育异常 ……………………… （261）

第三节　泌尿系统肿瘤与肿瘤样病变 ……………… （265）

第四节　前列腺常见疾病 ……………………………… （276）

第八章　骨与关节疾病的影像诊断 ……………………… （281）

第一节　骨缺血性坏死 ………………………………… （281）

第二节　骨肿瘤与肿瘤样病变 ………………………… （288）

第三节　骨关节创伤 …………………………………… （303）

第四节　骨关节感染性疾病 …………………………… （316）

第五节　慢性骨关节疾病 ……………………………… （331）

第六节　代谢骨关节疾病 ……………………………… （335）

第九章　妇科疾病的影像诊断 …………………………… （341）

第一节　子宫内膜癌 …………………………………… （341）

第二节　宫颈癌 …………………………………………… （343）

第三节　卵巢囊腺瘤 …………………………………… （346）

参考文献 ………………………………………………………… （348）

第一章

影像诊断方法总论

第一节 X线成像

1895 年 11 月 8 日德国物理学家伦琴（Roentgen）进行阴极射线实验时发现了一种新射线，因当时他对此射线尚未完全弄清，故用数学上代表未知数的"X"命名这种射线，称 X 射线或X线。同年 12 月 22 日伦琴为其夫人拍摄了世界上第一张 X 线照片，从而为 X 线透视和摄影奠定了基础。1905 年 Krause 首先应用硫酸钡进行胃肠检查；1918 年 Dandy 首先做了脑室充气造影等，开创了 X 线特殊造影，将 X 线检查范围进一步扩大。1935 年 Vallepona 首先在临床上应用 X 线断层摄影，无疑又开创了一个新的 X 线检查方法——特殊摄影，对 X 线诊断水平提高起到了促进作用，至此 X 线检查的三大组成部分：普通 X 线检查、特殊摄影和特殊造影已具雏形。随着科学技术的发展，大功率 X 线机和影像增强器的相继问世，X 线检查步入了新时代。它不仅减轻了 X 线专家的工作强度和 X 线接受量，而且对人体各系统器官都能进行有效的 X 线检查，成为临床各种检查方法中，极为重要的检查手段之一。20 世纪 70 年代末，数字减影血管造影的出现，提高了血管造影的影像质量，使血管造影更为完善。所以在 20 世纪 80 年代，此项技术在国内外迅速推广应用，X 线检查跨入了又一新时代。它与 CT 和 MRI 被誉为当代医学检查的三大重要发明。介入放射学的出现，标志着 X 线检查由单纯的诊断疾病发展到治疗疾病，使放射科的任务发生了质的变化。从X线发现到今天已100年，X线的发展是辉煌的，这些都是老一辈和当代放射专家辛勤工作的结果。相信在未来，X线会得到更为广阔的发展，如X刀和γ刀的出现，就酝酿着放射外科的建立。

一、X线的性质和特性

X线的发生过程是向X线管灯丝供电、加热，在阴极附近产生自由电子，当向X线管两极提供高压电时，阴极与阳极间的电势差陡增，电子以高速由阴极向阳极行进，轰击阳极钨靶而发生能量转换，其中1%以下的能量转换为X线，99%以上转换为热能。X线主要由X线管窗口发射，热能由散热设施散发。X线是一种波长很短的电磁波，波长范围为0.006～500 A（1 A＝8～10 cm）。目前X线诊断常用的X线波长范围为0.08～0.31 A（相当于40～150千伏时），X线还具有与X线成像相关的下列几个特征。

（一）穿透性

X线波长很短，具有很强的穿透力，能穿透一般可见光不能穿透的各种不同密度的物质，并在穿透过程中受到一定程度的吸收。X线的穿透力与X线管电压密切相关，电压愈高，所产生的X线的波长愈短，穿透力愈强；反之，电压愈低，所产生的X线波长愈长，其穿透力也愈弱。X线穿透性是X线成像的基础。

（二）摄影作用

X线能使摄影胶片"感光"。经过X线照射后，胶片乳胶中溴化银放出银离子，形成潜影，再经显影和定影处理，银离子还原成银粒子而呈黑色。X线照射较弱或未经X照射的部分，溴化银则由于定影液的作用而部分或全部溶解掉，呈半透明或透明，因而构成一幅反映组织密度不同的影像。

（三）荧光作用

X线能使荧光物质发生电离或处于激发状态，在其恢复原状的过程中发出微热光线。利用X线的荧光作用可进行透视。

（四）电离反应

X线可使空气或其他物质发生电离作用，使物质的原子电离为正负离子。X线进入人体时也产生电离作用，使人体产生生物学方面的改变，它是放射防护学与放射学治疗学的基础。

X线影像的形成除与X线性质有关外，尚与人体组织的密度和厚度有关。为此，我们引入2个概念。①自然对比：X线透过人体组织后，由于组织密度和厚度不同，在荧光屏或胶片上产生出黑白对比的影像，这种对比称自然对比。②人工对比：人体某些器官或组织缺乏自然对比如腹部器官和脑组织等，所以相互之间不能形成黑白影像对比，从而不能显示出它们的轮廓。为了使缺乏自然对比的器官或组织形成对比，可采用人工方法导入对比剂使之形成对比，这种方法称人工对比或造影。被导入的物质称对比剂。人工对比的应用极大地拓宽了X线检查的范围。

二、X线成像的基本原理

X线之所以能使人体在荧屏上或胶片上形成影像，一方面是基于X线的特性，即其穿透性、荧光作用和摄影作用；另一方面是基于人体组织有密度和厚度的差别。由于存在这种差别，当X线透过人体各种不同组织结构时，它被吸收的程度不同，所以到达荧屏或胶片上的X线量即有差异。这样，在荧屏或X线上就形成黑白对比不同的影像。由此可见X线图像的形成，是基于以下3个基本条件：首先，X线具有一定的穿透力，能穿透人体的组织结构；第二，被穿透的组织结构，存在着密度和厚度的差异，X线在穿透过程中被吸收的量不同，以致剩余下来的X线量有差别；第三，这个有差别的剩余X线，是不可见的，经过显像过程，例如用X线片显示，才能获得具有黑白对比、层次差异的X线图像。

人体组织结构和器官形态不同，厚度也不一样。厚的部分，吸收X线多，透过的X线少，薄的部分则相反，于是在X线片和荧屏上显示出黑白对比和明暗差别的影像。所以，X线成像与组织结构和器官厚度也有关。由此可见，密度和厚度的差别是产生影像对比的基础，是 X 线成像的基本条件。而密度与厚度在成像中所起的作用要看哪一个占优势。例如，肋骨密度高但厚度小，而心脏大血管系软组织，为中等密度，但厚度大，因而心脏大血管在 X 线胸片上影像反而比肋骨影像白。

三、数字 X 线成像检查

传统的 X 线透视（或影像增强器）与屏-片系统获得的是由 X 线透过人体内部器官和组织后形成的模拟影像。数字 X 线成像检查技术是指应用计算机 X 线摄影（CR）、数字 X 线摄影（DR）和数字减影血管造影（DSA）等设备获得数字影像的 X 线检查技术。从广义上讲，CT 也属此技术。

（一）CR

CR 系统最初由日本富士胶片公司于 20 世纪 70 年代开始研制，20 世纪 80 年代初已有市售，现已几度换代，其他若干厂商也有类似产品。开发 CR 系统的基本动机在于使放射学领域中应用最久、也最广泛的常规 X 线摄影信息数字化。

1.CR 的成像原理

1）CR 影像的形成过程。

（1）成像板放于暗盒内，利用传统设备曝光，X 线穿透被照体后与成像板（IP）发生作用，形成潜影。

（2）潜影通过激光扫描进行读取，IP 被激励后，以紫外线形式释放出存储的能量。这种现象叫光激励发光（PSL）。

（3）利用光电倍增管，将发射光转换成电信号，并给予放大。

（4）电信号在计算机屏幕上重建成可见影像，并根据诊断的特性要求进行影像的后处理。影像读取过程完成后，IP 的影像数据可通过施予强光来消除，以便 IP 可重复使用。

2）CR 系统的工作流程。

（1）信息采集传统 X 线摄影中使用增感屏/胶片组合系统的成像方式已众所周知，在 X 线照片上最终形成的影像无法直接数字化。CR 系统解决的关键问题之一即是开发了一种既可接受模拟信息，又可实现模拟信息数字化的信息载体，即成像板（IP）。这样采集的信息则可应用数字图像信息处理技术进一步处理，实现数字化处理、存储与传输。

（2）信息转换：CR 系统中，IP 经 X 线照射后被激发（第一次激发）。经第一次激发的 IP 上贮存空间上连续的模拟信息，为使该信息数字化，IP 要由激光束扫描（第二次激发）读出。CR 系统的读出装置中的激光发生器发射激光束［氦-氖（He-Ne）激光束波长为 633 nm，半导体激光束波长为 670～690 nm］，在与 IP 垂直的方向上依次扫描整个 IP 表面。IP 上的荧光体被二次激发后发生光激发发光或称光致发光（PSL）现象，产生荧光。荧光的强弱与第一次激发时的能量精确成比例，即呈线性正相关。该荧光由沿着激光扫描线设置的高效光导器采集和导向，导入光电倍增管，被转换为相应强弱的电信号，继而电信号被馈入模拟/数字（A/D）转换器转换为数字信号。至此，CR 系统完成了模拟信号到数字信号的转换。事实上，FCR 系统的读出装置是依据 IP 上成像层内晶体的 PSL 特征设计的。FCR 系统中的信息转换部分主要是由激光扫描器、光电倍增管和 A/D 转换器组成的。

（3）信息的处理与记录：CR 的信息处理可分为谐调处理、空间频率处理和减影处理。①谐调处理：谐调处理涉及的是影像的对比。传统的增感屏/胶片摄影系统中，最后显示的影像在很大程度上取决于 X 线曝光量，当曝光量过高和过低时，均不会得到有诊断价值的影像。CR 系统中，X 线剂量和（或）量改变（曝光宽容度）的允许范围则较大，在适当设置的范围内曝光均可读出影像的信号。在谐调处理中，其中有 4 个参数决定谐调处理状况的非线性转换曲线，即谐调类型、旋转中心、旋转量和谐调曲线移动量。谐调类型是 4 个参数中最基本的参数，它规定非线性转换曲线的基本形式。FCR 系统有 15 个以上谐调类型的形式，在 FCR 照片上，由字母 A 到 P 中的一个字母标明。其中选择某一种谐调类型，则可实现影像的黑/白翻转：在曲线围绕某一特定的中心点旋转时，依赖旋转中心点的位置和旋转程度均可得到不同的影像对比；当谐调曲线移动时，即可改变影像的总体光学密度。②空间频率处理：空间频率处理是指对频率响应的调节，从而影响影像的锐度。在增感屏/胶片系统，随着空间频率的增加，频率响应变小，即是说影像内高频率成分的对比将减小。CR系统中，可通过空间频率处理调节频率响应，如提高影像中高频率成分的频率响应，来增加此部分的对比。③减影处理：减影大多是数字减影血管造影（DSA）设备的功能，但CR系统尚可完成血管造影与非造影影像的减影职能。在时间减影血管造影方式中，CR系统同样可以摄取蒙片和血管显影照片，并经计算机体件功能实施减影。④信息的记录：FCR系统的信息是存储在光盘中的。如光盘的一面存贮量为1 GB，而一幅CR影像的存储空间为4 MB，则每面光盘可存储250幅图像。但是资料管理系统可提供压缩，如压缩率为5%，则每面光盘的存贮量可扩充到5000幅影像。为满足临床诊断目的，FCR系统信息的记录方式有3种主要类型：a.激光打印胶片。b.热敏打印胶片。c.热敏打印纸。激光打印胶片是常规的记录方式，CR信息传输到激光打印机，打印机还可同时连接其他成像设备，如CT、MR、DSA等，形成网络。

3）CR的影像记录。

（1）CR的影像采集：光激励荧光体晶体结构"陷阱"中存储了吸收的X线能量，故也称作"存储"荧光体。在光激励发光过程中，以适当波长的附加可见光能量的激励下，这种俘获的能量能够被释放出来。采集到的数字化原始数据的影像送入计算机处理，对有用的影像相关区域进行确定，按照用户选择的解剖部位程序，将物体对比度转换成模拟胶片的灰阶影像。最后，影像在胶片上记录或在影像监视器上观察。

（2）CR探测器的特性：CR成像是基于光激励发光的原理。当一个X线光子在PSP材料中积存能量时，有3种不同的物理过程在能量转换中发生。能量首先以可见光的形式释放荧光，这个过程是传统X线摄影增感屏成像的基础。PSP材料在晶体结构缺陷中存储绝大部分积存的能量，因而得名存储荧光体。这种存储的能量形成潜影，随着时间推移，潜影会由于磷光的产生而自然消退。如果用适当波长的可见光激励，激励发光的过程可以立即释放出部分俘获的能量，发出的可见光通过光电转换为数字化影像信号。许多化合物具有 PSL 的特性，但具有 X 线摄影所需要特性的却为数不多，即普通激光可以产生与激励、吸收波峰相匹配的波长，它具有普通光电倍增管输入荧光体容易吸收的激励发射波峰以及潜影稳定性（不会因荧光产生而引起信号明显损失）。适合这些要求的化合物是碱土卤化物，商品名有 Rb-Cl、BaFBr：Eu^{2+}、BaF（Brl）：Eu^{2+}、BaSrFBr：Eu^{2+}。

（3）稀土的添加和吸收过程：微量的 Eu^{2+} 混杂物加在 PSP 中，以改变它的结构和物理特性。微量的混杂物也叫做活化剂，替代了晶体中的碱土，形成了发光中心。由于 X 线吸收而发生的电离在 PSP 晶体中产生电子-空穴对。一个电子-空穴对将一个 Eu^{2+} 跃迁到激发态 Eu^{3+}，当 Eu^{3+} 返回到基态 Eu^{2+} 时会产生可见光，以俘获电子的形式存储能量形成潜影。随着时间的推移，俘获的信号会通过自发荧光呈指数规律消退。一次曝光后，典型的成像板会在10 min到8 h 之间损失25%的存储信号，这个时间段之后逐渐变慢。信号消退给输出信号带来不确定性，可通过固定曝光和读出时间间隔来固定存储信号的衰退，以消除这种不确定性。

（4）CR 的影像读取。①影像板阅读仪：影像板阅读仪是读出成像板所记录影像的设备，它的技术指标将直接影响所输出影像的质量。②激励和发射：通常用氦-氖（IIe-Ne）（$\lambda=633$ nm）和"二极管"（$\lambda=680$ nm）产生的激光。一次激光的能量激发荧光体中位于局部 F 中心的电子。按照 Vonseggern 的理论，在荧光体矩阵中可能出现 2 种能量轨迹，一种是无逸脱返回 F 中心位置，另一种是"开隧道"到邻近的 Eu^{3+} 复合物，后者更有可能发生，这时电子进入中间能态并释放出非可见光的辐射"声子"。一个 3eV 能量的可见光光子立即跟随此电子经过 Eu^{3+} 复合物的电子轨道落入更稳定的 Eu^{2+} 能级。③读出过程。a. 激光扫描：经过 He-Ne 或二极管发出的激光束，再由几个光学组件后对荧光板进行扫描。首先，激光束分割器将激光的一部分输出到监视器，通过参照探测器的应用来补偿强度的涨落。被激励可见光的强度取决于激励激光源的强度。激光束的大部分能量被扫描镜（旋转多角反射镜或摆动式墙面反射镜）反射，通过光学滤过器、遮光器和透镜装置，提供一个同步的扫描激光束。激光束横越荧光体板的速度，要根据激励后发光信号的衰减时间常数来确定（$BaFBr：Eu^{2+}$约为 0.8 ms），这是限制读出时间的主要因素。激光束能量决定着存储能量的释放，影响着扫描时间、荧光滞后效果和残余信号。较高的激光能量可以释放更多的俘获电子，但后果是在荧光体层中激光束深度的增加和被激发可见光的扩散而引起空间分辨率降低。

b. PSL 信号的探测器转换：PSL 从荧光屏的各个方向发射出来，光学采集系统（沿扫描方向上位于激光-荧光体界面的镜槽或丙烯酸可见光采集导向体）捕获部分发射的可见光，并将其引入一个或多个光电倍增管（PMT）的光电阴极。从光电阴极发射出的光电子经过一系列 PMT 倍增电极加速和放大。增益（也就是探测器的感度）的改变可通过调整倍增电极的电压来实现，以获得输出电流满足适宜影像质量的曝光量。PMT 输出信号的动态范围比荧光板高得多，在整个宽曝光范围上可获得高信号增益。大多数 PSP 阅读仪系统用模拟对数放大器或"平方根"放大器对 PMT 输出信号进行放大。对数转换为一次 X 线曝光量和输出信号幅度之间提供一种线性关系，平方根放大为量子噪声与曝光量提供线性关系。无论哪种情况，信号的总体动态范围被压缩，以保护在整个有限离散灰阶的数字化精度。c. 数字化：数字化是将模拟信号转换成离散数字值的一个过程，信号必须被采样和量化。采样确定了 CR 探测器上特定区域中 PSL 信号的位置和尺寸，量化则确定了在采样区域内信号幅度的平均值。

2. 在临床上 CR 系统的特殊价值

（1）X 线剂量：CR 系统设计的初衷之一是减少 X 线剂量。投照 X 线剂量的降低与 IP 的性能、检测（读出）设备的敏感性、投照部位及投照时的技术参数等多种因素有关。已有的材料证实，应用 FCR 系统成像的 X 线剂量，在胸部投照时为常规 X 线摄影的 $1/20\sim1/7$；在胃肠道造影检查时为 $1/20$；泌尿与盆腔检查时为 $1/8\sim1/2$。X 线剂量还与 IP 使用的期限有关，事实上超过额定曝光次数的 IP 通常仍可使用，但 X 线曝光剂量将提高，才可继续得到可满足诊断要求的影像。

（2）体检及高危人口的 X 线检查：适龄妇女的乳腺定期体检目前已相当普及，但积累的 X 线剂量过高自身即为一个致癌的危险因素。CR 系统的低 X 线剂量成像则极有利于乳腺普查及其他类似目的的体检。此外，对辐射尤其敏感的孕妇及儿童，使用 CR 系统代替传统 X 线摄影则可大大放宽 X 线检查的内容与次数的限度。

3.CR 系统的优点

（1）X 线剂量比常规 X 线摄影显著降低。

（2）与原有的 X 线摄影设备匹配工作，放射技师不需特殊训练即可操作。

（3）具有多种后处理功能，如测量（大小、面积、密度）、局部放大、对比度转换、对比度反转、影像边缘增强、双幅显示以及减影等。

（4）显示的信息易为诊断医生阅读、理解，且质量更易满足诊断要求。

（5）可数字化存贮，利于并入网络系统；可节省部分胶片，也可节约片库占用的空间及经费。

4.CR 影像的不足

（1）时间分辨率差，不能满足动态器官的影像显示。

（2）空间分辨率相对较低。在细微结构的显示上，与常规 X 线检查的屏-片组合相比，CR 系统的空间分辨率有时显得不足。

（3）曝光剂量偏高。临床应用表明，与常规屏-片系统相比，除了对信噪比要求不严格的摄影部位外，要获得等同的影像质量，CR 影像所需的曝光剂量高出 30%，甚至更多。

（二）DR

DR 的研制在 20 世纪 90 年代后期取得了突破性进展，出现了多种类型的平面 X 线摄影探测器（FPD）。DR 较之 CR 具有更高的空间分辨率、更高的动态范围和 DQE、更低的 X 线照射量，图像层次更丰富，在曝光后几秒内即可显示图像，大大改善了工作流程，提高了工作效率。根据 DR 成像技术的不同，可分为直接数字化 X 线成像（非晶晒）、间接数字化 X 线成像（非晶硅）、CCDX 线成像、多丝正比电离室（MWPC）成像等。

1. 直接数字化 X 线成像

（1）基本结构：非晶硒平板探测器的结构主要包括以下 4 部分。①X 线转换介质：位于探测器的上层，为非晶硒光电材料，利用非晶硒的光电导特性将 X 线转换成电子信号。②探测器单元阵列：探测器单元阵列位于非晶硒的底层，用薄膜晶体管（TFT）技术在玻璃底层上形成几百万个检测单元阵列。每一个检测单元含有一个电容和一个 TFT，而且每一个检测单元对应图像的一个像素。电容储存着由非晶硒产生的相应电荷。③高速信号处理：由高速信号处理产生的地址信号顺序激活各个 TFT，每个储存电容内的电荷按地址信号被顺序读出，形成电信号，然后进行放大处理，再送到 A/D 转换器进行模/数转换。④数字影像传输：将电荷信号转换成数字信号，并将图像数据传输到主计算机进行数字图像的重建、显示、打印等。

（2）成像原理：入射的 X 线照射非晶硒层，因导电特性激发出电子-空穴对，该电子-空穴对在偏置电压形成的电场作用下被分离并反向运动，形成电流。电流的大小与入射 X 线光子的数量成正比、这些电流信号被存储在 TFT 的极间电容上。每个 TFT 形成一个采集图像的最小单元，即像素。每个像素区内有一个场效应管，在读出该像素单元电信号时起开关作用。在读出控制信号的控制下，开关导通，把存储于电容内的像素信号逐一按顺序读出、放大，送到 A/D 转换器，从而将对应的像素电荷转化为数字化图像信号。信号读出后，扫描电路自动清除硒层中的潜影和电容存储的电荷，为下一次的曝光和转换做准备。

（3）临床应用。①胸部的应用：从计算机中可进行胸部的正负片反转、选择性开窗显像，突出局部重点，调节窗宽窗位，显示各种级别的灰度层次，可进行灰度处理、边缘处理和局部处理。在一次摄取胸部信息后，可分别从计算机内调出清晰显示肺部、肋骨、心脏、胸椎和起搏器的图像。胸部正位摄影的 X 线曝光量只有 1～3 mAs左右。②头颅和颈椎部位的应用：在头颅和颈椎部位的照射条件同样比增感屏-胶片组合系统低得多。信息被摄取、处理后，可从计算机内调出清晰可见的鼻软组织图像，同时也可清晰显示咽喉部软组织和头颈部软组织的图像，还可清楚显示头颅骨、鼻骨和颈椎骨骼的图像。③静脉肾盂造影的应用：能实时采集和存储，能即时回放和图像处理，大大提高了造影检查的成功率，同时使病变的检出率得以提高。④胃肠造影的应用：在胃肠道双对比造影检查中，通过边缘增强处理后，使胃肠道的轮廓线、黏膜皱襞及胃小沟等图像细节显示更清晰。⑤乳腺检查的应用：数字式乳腺摄影系统使乳腺疾病，尤其是乳腺癌的早期诊断和检出率大大提高。

2. 间接数字化 X 线成像

（1）基本结构：非晶硅平板探测器的基本结构为碘化铯闪烁体层、非晶硅光电二极管阵列、行驱动电路以及图像信号读取电路4部分。①碘化铯闪烁体层：探测器所采用的闪烁体材料由厚度为500～600 μm连续排列的针状碘化铯晶体构成，针柱直径约 6 μm，外表面由重元素铊包裹，以形成可见光波导漫射。②非晶硅光电二极管阵列：非晶硅光电二极管阵列完成可见光图像向电荷图像转换的过程，同时实现连续图像的点阵化采样。探测器的阵列结构由间距为 139～200 μm 的非晶硅光电二极管按行列矩阵式排列，如间距为 143 μm 的 43 cm×43 cm（17 英寸×17 英寸）的探测器阵列则由 3000 行乘以 3000 列，共 900 万个像素构成。每个像素元由具有光敏性的非晶硅光电二极管及不能感光的开关二极管、行驱动线和列读出线构成。

（2）成像原理。非晶硅平板探测器成像的原理：位于探测器顶层的碘化铯闪烁晶体将入射的 X 线转换为可见光，可见光激发碘化铯层下的非晶硅光电二极管阵列，使光电二极管产生电流，从而将可见光转换为电信号，在光电二极管身的电容上形成储存电荷。在中央时序控制器的统一控制下，居于行方向的行驱动电路与居于列方向的读取电路将电荷信号逐行取出，转换为串行脉冲序列并量化为数字信号。获取的数字信号经通信接口电路传至图像处理器，从而形成 X 线数字图像。

（3）双能量减影：双能量减影主要用于胸部摄影，是指应用 2 种不同的 X 线光子能量对密度不同胸部曝光，根据骨与软组织的吸收衰减特性，将胸片中骨或软组织的影像成分选择性减去后，生成仅有软组织或骨成分图像的技术。双能量减影数字胸片的临床意义在于可早期检出肺结节病变。

（4）临床应用：和非晶硒平板探测器一样，非晶硅平板探测器同样具有成像速度快、良好的空间及密度分辨率、高信噪比、直接数字输出等优点，其临床应用基本相同。

3.CCDX 线成像

CCDX 线成像的主要原理是 X 线在荧光屏上产生的光信号由 CCD 探测器接收，随之将光信号转换成电荷并形成数字 X 线图像。

（1）基本结构：CCD 的结构是由数量众多的光敏像元排列组成，光敏元件排列成一行的称为线阵 CCD，用于传真机、扫描仪等；光敏元件排列成一个由若干行和若干列组成的矩阵称为面阵 CCD，用于摄像机、心血管造影机、数字 X 线摄影机、胃肠 X 线机、数码相机等。光敏像元的数量决定了 CCD 的空间分辨力。常用的光敏元件有 MOS 电容和光敏二极管 2 大类。

（2）CCD 的成像方式：CCD 被广泛应用于各种间接转换的 X 射线成像装置，包括大面积放射影像系统和图像增强电视系统。目前，数字成像的影像设备有数字化胃肠 X 线机、数字化乳腺机、常规摄影的数字化 X 线机以及具有动态成像功能的心血管造影 X 线机，它们均以碘化铯作为透过人体的信息 X 线探测器。

（3）临床应用：CCD 摄像机与影像增强器相匹配时，常应用于数字减影血管造影（DSA）等系统的数字成像，具有图像清晰、即拍即现、可连续摄片、图像处理功能强大、X 线照射剂量小的特点。但影像增强器易造成对比度的损失，同时增强管的视野小，观察范围受到局限。

4. 多丝正比电离室 X 线成像

多丝正比电离室（MWPC）型直接摄影装置是我国一家研究机构与俄罗斯科学院布续克尔核物理研究所于 1999 年在中国共同研制成功的低剂量直接数字化 X 线机（LDRD），或称低剂量 X 线机，它采用一种狭缝式线阵列探测器扫描装置，具有扫描剂量低、动态范围宽、探测面积大（120 cm×40 cm）等特点。

（1）基本结构：LDRD 系统由扫描机构、控制板和工作站 3 部分组成。①扫描机构：扫描机构为安装在垂直运动机构上的水平支架，同时装有球管、前准直器、后准直器和探测系统，通过微调机构使 X 线严格保持在同一水平面上。②LDRD 的探测系统：探测系统是由多丝正比室和数据系统组成的一个整体。③计算机操作系统：计算机操作系统有图像形成、图像处理的各种软件，并控制 X 线机工作，如曝光条件选择、数据采集、图像重建、机械和电气控制（高压启动、旋转阳极、扫描启动和停止）、图像后处理及缓存、检索和控制打印输出等。此外，还用于系统的工作状态检测和故障报警等。

（2）成像原理：当 X 线射入漂移电场时，X 光子能量将使漂移电场内惰性气体分子电离、负离子将奔向阴极。当负离子进入加速电场时，将进一步引起雪崩反应，产生大量的离子，其数量和直径与电场强度和气压有关。离子将高速飞向阳极丝，每碰到一次就产生一个高速脉冲信号，将这些脉冲加以计数，就可以得到正比于入射光子的计数值。将水平排列的通道计数器按位置排列，就可得到数字图像的一行记录。在扫描机械的帮助下将这一行行的数字图像列出，就可得到一幅平面数字图像。

（3）临床应用：LDRD 目前大多用于胸部 X 线摄影，有些机型可用于全身其他部位的摄影。它的后处理功能除了窗宽、窗位调节外，还有其他功能。①灰度处理：主要用于调整显示器上图像的对比度和密度，以求影像最佳显示。②边缘锐化处理：LDRD系统中的图像边缘锐化和 CR 系统一样，也是通过对空间频率的调节来实现的。只是 LDRD 系统影像工作站已设计好 2 个档次，边缘锐化 1 和边缘锐化 2，且每个档次又分 1、2、3、4 等 4 个级别，以对图像进行不同程度的调节。③骨密度测量：LDRD 系统具有骨密度测量功能。能方便、快捷、准确地为放射科医师对某些疾病的影像诊断提供有用的参考指标。④局部处理与整幅处理：局部处理是指对图像的局部进行有关技术的处理，如进行开窗透视，以观察重叠区域的信息，扩大诊断范围。整幅处理是对图像进行各项参数的调节。

（三）数字减影血管造影（DSA）

血管造影时，血管与骨骼及软组织重叠，影像不清。DSA 则是利用电子计算机处理数字化的影像信息，以消除骨骼和软组织影的减影技术，这是新一代血管造影的成像技术。DSA 设备均附有磁盘录像（VDR）或磁带录像（VTR），造影后能适时地看到图像，不用等待冲洗胶片，也能及时作修正或补充检查，对有诊断价值和需要会诊的画面，可用多幅相机选择地拍成相片，既经济又方便。

1. DSA 的基础

DSA 成像基本原理与设备数字成像是 DSA 的基础。数字减影的方法有几种，常用的是时间减影法，具体介绍如下。

经导管向血管内团注水溶性碘对比剂，在对比剂到达感兴趣血管之前和血管内出现对比剂、对比剂浓度处于高峰和对比剂被廓清这段时间内，使检查部位连续成像。在这系列图像中，取一帧血管内不含对比剂的图像作为蒙片和一帧含有对比剂的图像（这 2 帧图像称为减影对）。用这 2 帧图像的数字矩阵，经计算机行数字减影处理，使骨骼及软组织的数字相互抵消。这样经计算机行减影处理的数字矩阵再经数字/模拟转换器转换为图像，则骨骼及软组织影像被消除掉,只留有清晰的血管影像,达到减影目的。此种减影图像因系在不同时间所得,故称时间减影法。血管内不含对比剂的图像作为蒙片,可同任 1 帧含对比剂的图像作为减影对,进行减影处理,于是可得不同期相的 DSA 图像。时间减影法所用的各帧图像是在造影过程中所得,任何运动均可使图像不尽一致,造成减影对的图像不能精确重合,即配准不良,致使血管影像不够清晰。DSA 设备主要是数字成像系统,采用 DF,先进设备则用平板探测器代替 IITV。显示矩阵为 1024×1024。行三维信息采集以实现三维图像显示,明显提高了 DSA 的显示功能。

2. DSA 检查技术

根据将对比剂注入动脉或静脉而分为动脉 DSA（IADSA）和静脉 DSA（IVDSA）。由于 IADSA 血管成像清楚,对比剂用量少,所以现在都用 IADSA。IADSA 的操作是将导管插入动脉后,向导管内注入肝素以防止导管凝血。将导管尖插入感兴趣动脉开口,导管尾端接压力注射器,团注对比剂。注入对比剂前将影屏对准检查部位。于造影前及整个造影过程中,根据需要以每秒1帧或更多的帧频,摄照 $7 \sim 10$ s。经操作台处理即可得 IADSA 图像。

3. DSA 的临床应用

DSA 由于没有骨骼与软组织影的重叠,使血管及其病变显示更为清楚,已代替了一般的血管造影。用选择性或超选择性插管,可很好显示直径在 $20 \ \mu m$ 以下的血管及小病变。可实现观察血流的动态图像,成为功能检查手段。DSA 可用较低浓度的对比剂,用量也可减少。DSA 适用于心脏大血管的检查。对心内解剖结构异常、主动脉夹层、主动脉瘤、主动脉缩窄和分支狭窄以及主动脉发育异常等显示清楚。对冠状动脉也是最好的显示方法。显示颈段和颅内动脉清楚,用于诊断颈段动脉狭窄或闭塞、颅内动脉瘤、动脉闭塞和血管发育异常,以及颅内肿瘤供血动脉的观察等。对腹主动脉及其分支以及肢体大血管的检查,DSA 也同样有效。DSA 设备与技术已相当成熟,快速三维旋转实时成像,实时的减影功能,可动态地从不同方位对血管及其病变进行动态和血流动力学的观察。对介入技术，特别是血管内介入技术，DSA更是不可缺少的。

第二节　计算机体层成像（CT）

一、CT发展史

CT技术是近几十年来医学界最有成就的技术之一，它是X线技术与高度发展计算机技术相结合的产物，故有电子计算机断层扫描之称。由Hmmsfeild设计制造，英国EMI公司于1968年推出第一台CT扫描机，安装在英国伦敦的Atkinson Morley医院中使用，该系统早期临床应用结果发表在1973年和1974年的英国放射学杂志上，并很快被人们认识到该技术的重要价值，尤其是对颅内疾病的诊断具有划时代的意义，随之CT扫描机的需求量迅速在世界范围内增加。在颅脑CT扫描应用获得成功后，便进入了体部CT扫描机的研制开发。1975年第一台全身扫描机问世，并在Nonhwick Park医院投入临床应用，1976年两台性能更先进的扫描机在美国Mallincrodt放射研究室和Mayo临床诊所安装使用。临床应用研究提示体部CT在疾病诊断和处理中亦具有同样重要价值。与此同时CT机制造工业迅猛发展，许多公司生产的CT扫描机竞相进入市场。

早期的CT机仅能进行头部扫描，扫描时间长达5 min/层，因此不能对有不自主运动器官的胸腹部扫描，也不适用于欠合作患者的检查。随着研究的深入，扫描时间缩短至20 s才由头颅CT过渡到全身CT。我们可以从CT机的分代大致上了解到CT的发展史。它的分代主要以X线球管和探测器的关系，探测器的数目、排列方式以及球管与探测器的运动方式来划分，其实这种分代并不能完全反映CT机性能的好坏，更为重要的是X线球管系统和探测器的性能、计算机的运算速度等。

第一代 CT 扫描机，X 线为笔形束，单个或数个探测器，球管运动方式采用旋转/平移。扫描时间长达数分钟，仅限于头部扫描。第二代 CT 扫描机，它是在第一代基础上由单个笔形 X 线束改为扇形束，由单个或数个探测器改为扇形排列的数十个探测器。球管运动由每次平移后旋转，提高到扇面角度，扫描时间缩短，初步可用于全身扫描。第三代 CT 扫描机，主要特征是探测器显著增加，X 线球管和探测器组合作同步旋转扫描。故扫描时间明显缩短，使不随意运动伪影减少到很低程度。这类 CT 机较为经济实用，是 CT 机使用中的主流。第四代 CT 扫描机，它的主要特点是探测器最多，呈固定环形排列在扫描机架上。扫描时只是 X 线管球做旋转运动，其性能和第三代扫描机无质的变化。

二、CT 扫描机的成像原理

CT 扫描机的成像过程为：X 线管发出 X 线→穿过人体→探测器采集数据→计算机进行数据处理→图像重建→输出图像。X 线管发出的 X 线经准直器准直后成为一窄束 X 线，这一窄束 X 线对人体的某一特定层面从各个角度进行投射。透过人体的射线由探测器进行接收后进行光电模/数转换，将模拟信号转换成数字信号后，送到计算机进行数据处理，处理后的数据进行图像重建。重建的图像再经数/模转换器变成模拟信号，最后显示在监视器，或传输给多幅照相机摄片和传输给光盘、磁盘等进行储存。

（一）X 线产生

首先由操作人员在控制台上输入信息向计算机发出指令，计算机接受指令后，其中央处理器输出"产生 X 线"的指令。经单总线、缓冲寄存器、X 线产生电路，送到产生 X 线高压电路。高压发生器收到该信号以后产生高压加在 X 线管的两端，这一高电压使 X 线管产生 X 线。当计算机的中央处理器发出"X 线停止"的指令后，该信号经单总线、X 线停止指令电路传送给高压初级电路。高压初级电路在收到停止发送 X 线的指令以后，切断高压，X 线管停止发出 X 线。

（二）数据采集

CT扫描机在进行扫描时，分布均匀的一束X线穿过人体时，由于人体各个部位、组织、器官之间厚度、密度的差异很大，使得X线的衰减不一致。这种X线衰减不一致就代表了人体被扫描部位其内部结构的信息，该信息是人眼看不见的"X线图像"信息。该信息由探测器接收，并被输送到计算机进行处理。

（三）数据处理

探测器接受的"X线图像"信息被转换成与X线量成正比的电流，该电流被称为模拟信号。这些模拟信号经过模/数转换器转换成数字信号，成为数字数据。为获得较准确的重建图像数据，在进行图像重建之前，用计算机对这些数据进行处理，处理方法如下所述。

1. 减除空气值和零点漂移值

由于探测器在电子电平上工作，此工作环境为非真空状态，它必然存在一定的空气值，需将此值扣除。在数据收集和转换时，探测器常常发生零点漂移，为得到准确的重建图像数据，需将此零点漂移加以校正。

2. 线性化

对X线束硬化效应进行校正，称为线性化。穿过扫描部位的X线应尽量接近单色射线，以减少硬化效应的影响，但实际上线束硬化效应仍然存在。

3. X线束硬化效应

X线束硬化效应是指低能X线比高能X线衰减快的现象。在连续不断的X续穿过人体各个扫描部位时，X线在同一密度和厚度的扫描部位中，X线的衰减与扫描部位的厚度成正比，即当扫描部位的厚度增加时X线的衰减也增加。由于低能X线比高能X线的衰减大，因此，低能X线很快被衰减掉。由于存在着X线束硬化效应现象，因此在X线穿过人体某一均匀的部位后X线吸收曲线接近高能，使人体该部位的实际厚度变薄。用事先制定好的相应校正曲线表，由模/数转换器对X线束硬化效应进行校正，并且对每一个探测器。应将该校正用线性表编写成文件储存在数据库中。

4. 正常化

正常化是指对扫描数据的总和进行检验和校正。在对人体同等密度的部位进行 CT 扫描时，每条 X 线或一束 X 线在同一次扫描中、环绕人体被扫描部位在不同方向上进行扫描，所采集到的数据经内插的总和应相等。

（四）图像重建

1. 数据的传输与处理

采集到的信息被转变成数字数据之后，按序被输送到模/数微处理器，并在模/数微处理中进行减除空气和零点漂移值、线性化和正常化处理。处理后的数字数据经存储器被送到摺积器中，用重建滤波器对数字数据进行摺积处理。摺积后的数字数据经存储器被送入反投影器，并在其中进行反投影计算。反投影后的数字数据被填入事先设置在存储器内的矩阵像素中，并利用该数字数据形成人体该部位的扫描数字图像。

2. 显示图像

经探测器、密度和窗宽对数字图像进行控制后，使要显示的部位显示得更加清晰，它们可被记录在磁带或磁盘上，还可用激光型多幅照相机摄片。数字图像由显示制器将其转变成模拟图像，即所有的像素都被转变成为电流，并将其显示在视频监视器上，或用多幅照相机把视频监视器上的图像摄片，供医师诊断。

三、主要检查方法及适用范围

（一）平扫

平扫是不注射对比剂的扫描。一般多做横断面扫描，偶尔亦做冠状面扫描。检查时患者要制动。腹部扫描时患者需口服对比剂以区别肠管与病变。

（二）增强扫描

增强扫描指血管内注射对比剂后的扫描。根据扫描方法的不同分为常规增强扫描、延迟扫描和多期增强扫描。增强扫描的目的在于显示病变的血供情况，勾画肿瘤的轮廓，区别病变组织与正常组织，发现平扫不能显示的微小病变以及对病变进行鉴别诊断。目前临床已广泛应用于各系统病变的检查。

（三）造影扫描

造影扫描是在对某一器官或结构进行造影后再行扫描的方法，如脊髓造影 CT、血管造影 CT 等。

（四）特殊扫描

1. 高分辨率 CT 扫描

采用薄层，中、高或极高分辨率重建（或骨算法重建），可得到组织的细微结构图像。临床用于肺部弥漫性间质性病变以及小结节病变等的检查，也用于显示内耳、中耳听小骨等细微骨结构。

2. CT 血管造影

CT 血管造影是指静脉注射对比剂后，在循环血中及靶血管内对比剂浓度达到最高峰的时间内，进行 MSCT 扫描，经计算机最终重建成靶血管数字化的立体影像。

3. CT 灌注成像

能够反映组织的微循环及血流灌注情况，获得血流动力学方面的信息，主要应用于脑梗死的诊断及缺血半暗带的判断，也应用于心、肝、肾、肺病变的诊断。

（五）螺旋 CT 的图像处理

1. CT 三维图像重建

三维 CT 是将螺旋 CT 扫描的容积资料在工作站 3D 软件支持下合成三维图像，此图像可 360°实时旋转，以便从不同角度观察病灶，利用减影功能可以有选择地去除某些遮掩病灶的血管和骨骼。临床主要用于头颅、颊面部、膝、骨盆等部位的检查。

2. CT 多平面重组

CT 多平面重组是指在任意平面进行分层重组，能从多个平面和角度更为细致地分析病变的内部结构及其与周围组织的关系，已在临床上广泛应用。

3. CT 仿真内镜技术

CT 仿真内镜技术是利用计算机软件功能，将 CT 容积扫描获得的图像数据进行后处理，重建出显示空腔器官表面的立体图像，类似纤维内镜所见。

（六）CT 对比剂

1. 对比剂的分型

CT 对比剂多为水溶性碘对比剂，均为三碘苯环的衍生物。根据其结构可分为离子型与非离子型。常用离子型 CT 对比剂为 60% 泛影葡胺，常用非离子型 CT 对比剂有碘普罗胺（优维显，ultravist）等。目前主要应用非离子型对比剂。

2. 对比剂的作用原理及临床应用

在 CT 检查中，对比剂应用十分广泛。CT 平扫发现占位性病变时一般需增强扫描，目的是提高病变组织同正常组织的密度差，以显示平扫上未被显示或显示不清的病变，通过病变有无强化或强化类型，对病变作定性诊断对于血管性病变，增强扫描可直接显示畸形血管的情况，对诊断有决定性作用。椎管内注入对比剂 CT 扫描，可清晰勾画出蛛网膜下腔的形态、大小等，有利于椎管内病变的定位、定性诊断。上腹部 CT 扫描时常规口服 1%～2% 的对比剂充盈胃和小肠，减少气体伪影，以鉴别肠管和肿物。盆腔扫描常规清洁灌肠后用 1%～2% 对比剂保留肛肠，直接显示大肠的情况及其与周围器官的关系。

3. 对比剂的不良反应及处理

（1）轻度反应灼热感、气急、恶心、呕吐和麻疹等。短时休息或对症治疗即可好转。

（2）严重反应哮喘、喉部水肿、周围循环衰竭等。停止造影，实行抗休克和抗过敏治疗，心跳停止者应行体外心脏按压等。

四、主要特点与不足

CT 检查图像清晰，密度分辨率高，它比普通 X 线检查高 10～20 倍，头部检查能显示脑组织的灰质与白质，脑室系统和蛛网膜下腔，可直接显示脑瘤、脑出血、脑梗死等改变；肺部检查能清晰显示肺细小纹理：可清晰显示肝、脾、胰、肾、肾上腺等器官形态，轮廓及其病变，这些均是普通X线检查不能显示的。CT检查能提供一真正的断面图像，这些图像既无不同器官病灶互相重叠的影像，以致干扰观察，又能提供受检层器官和病灶的细节，使定位准确性达到很高的水平。CT检查操作简单、安全，它与X线平片、核素和超声检查一样，对受检者无痛苦情况下完成检查，称之为无创伤性诊断方法，经测量患者在CT检查过程中所接受的照射量均在安全允许范围以内。

CT图像是由一定数目从黑到白不同灰度的像素按矩阵排列所构成的灰阶图像，这些像素反映的是相应体素的X线吸收系数。不同CT装置所得图像的像素大小及数目不同。大小可以是1.0 mm×1.0 mm，0.5 mm×0.5 mm 不等，数目可以是512×512或1024×1024不等。像素越小，数目越多，构成的图像越细致，即空间分辨力高。普通CT图像的空间分辨力不如X线图像高。CT图像是以不同的灰度来表示，反映器官和组织对X线的吸收程度。因此，与X线图像所示的黑白影像一样，黑影表示低吸收区，即低密度区，如肺部；白影表示高吸收区，即高密度区，如骨骼，但是CT与X线图像相比，有高的密度分辨力。因此，人体软组织的密度差别虽小，吸收系数多接近于水，也能形成对比而成像，这是CT的突出优点。所以，CT可以更好地显示由软组织构成的器官，如脑、脊髓、纵隔、肺、肝、胆、胰以及盆部器官等，并在良好的解剖图像背景上显示出病变的影像。X线图像可反映正常与病变组织的密度，如高密度和低密度，但没有量的概念。CT图像不仅以不同灰度显示其密度的高低，还可用组织对X线的吸收系数说明其密度高低的程度，具有一个量的标准。实际工作中，不用吸收系数，而换算成CT值，用CT值说明密度，单位为Hu。水的CT值为0 Hu，人体中密度最高的骨皮质吸收系数最高，CT值为＋1000 Hu，而空气密度最低，为－1000 Hu。人体中密度不同的各种组织的CT值则居于－1000到

+1000 Hu 的 2000 个分度之间。可见人体软组织的 CT 值多与水相近，但由于 CT 有高的密度分辨力，所以密度差别虽小，也可形成对比而显影。CT 图像是断层图像，常用的是横断面或称轴面。为了显示整个器官，需要多帧连续的断层图像。通过 CT 设备上图像重组程序的使用，可重组冠状面和矢状面的断层图像。

虽然 CT 检查有广泛的适用范围和优点，但仍有其限度，最主要的是对病变检测的敏感性高而特异性仍不很高：对胸部检查虽可发现普通 X 线片不能检出的隐匿性病变，但对肺的良性、恶性病变的区别仍十分困难；腹部病变的定性也存在不少问题。特别是 CT 检查费用高，难以对早期肿瘤筛选，当前一般认为 CT、B 超、常规 X 线、核素扫描以及 MRI 等影像手段是互相补充、相辅相成的，而最后的定性诊断仍需细胞学的检查。

第三节 磁共振（MRI）

一、概述

MRI 也就是磁共振成像，英文全称是：Magnetic Resonance Imaging。1946 年斯坦福大学的 FIelix Bloch 和哈佛大学的 Edward Purcell 各自独立地发现了核磁共振现象。磁共振成像技术正是基于这一物理现象。磁共振成像是一种生物磁自旋成像技术，它是利用原子核自旋运动的特点，在外加磁场内，经射频脉冲激后产生信号，用探测器检测并输入计算机，经过计算机处理转换后在屏幕上显示图像。MRI 也存在不足之处。它的空间分辨率不及 CT，带有心脏起搏器的患者或有某些金属异物的部位不能做 MRI 的检查，另外价格比较昂贵。

（一）磁共振现象

磁共振现象系指某些特定的原子核在置于静磁场（或称为外磁场）内，并受到一个适当的射频脉冲磁场的激励时，所出现的吸收和放出射频脉冲磁场的电磁能的现象，这一现象即为磁共振或核磁共振现象。磁共振现象的产生，需具备 3 个基本条件，即特定原子的原子核（自旋质子）、静（外）磁场以及适当频率的射频脉冲磁场。

1. 自旋质子

任何原子的原子核都由带有正电荷的质子和不带电荷的中子构成。所谓某些特定原子核，是指有些原子的原子核，其质子或中子的数目是奇数（1、3、5、7 等），或两者都是奇数时，这样的原子核就带有静电荷，并有绕着它的自旋轴不停地以一定的频率旋转（自旋）的特性。它们的自旋形式，好比地球的自转运动。这样根据电学原理，这些自旋带电的原子核的周围，就存在着一个微弱的磁场。每个这样的原子核，都可以看成为有一定方向磁矩（沿自旋轴的力向）的磁针，它都有一定的核磁矩或磁化向量。

人体的组织结构中，有不少这样的特定的原子核，例如：氢（^1H）、氟（^{19}F）、钠（^{23}Na）、磷（^{31}P）等。当前普遍地应用于临床磁共振成像技术的，就是利用在人体中蕴藏量最大，占人体体重 70％的水分中的氢原子核，即氢质子的磁共振成像。所以磁共振成像技术，也有人称之为质子成像技术。

2. 静磁场

又称外磁场。将人体置于静磁场之中，体内各自旋质子的自旋轴，将会依静磁场的方向重新取向，进行相互平行的组列。这些自旋质子的自旋轴的取向，有 2 种指向，一种顺应静磁场的方向，处于低能态；另一种与静磁场的方向相反，即其取向与静磁场逆向，处于高能态。实际上，顺应静磁场方向的自旋质子略占优势（其比例约为 1∶106～1∶105）。这种优势，是与时间的指数成正比例的。所以在短暂平衡的瞬时，存在着一个微弱的、与静磁场方向相一致的优势磁矩。如果以 XYZ 轴立体坐标表示，平衡状态时的总核磁矩，是沿着 Z 轴方向磁化向量。MRI 扫描仪的设计，是假设人体的体轴与 Z 轴相一致的。实际上，自旋质子在静磁场中，除取顺应或反逆静磁场的方向排列自旋外，尚有环绕静磁场方向作圆周运动，频率比其自旋频率慢得多，类似陀螺在重力作用下的运动，称之为进动。自旋质子的进动频率是遵循拉摩尔方程的规律而变化的，自旋质子的进动频率（亦称共振频率），与所在的磁场强度成正比，即磁场强度愈强，自旋质子的进动角速度或进动频率亦愈高。

3. 射频脉冲（RF）

射频脉冲（RF）也是一种磁场，是交变磁场。自旋质子在静磁场作用的基础上如果叠加一个与静磁场的方向呈一定角度的短暂射频脉冲作为激励，自旋质子在射频脉冲磁场的作用下，它们的自旋轴将进一步偏离静磁场的方向，从而获得一个XYZ坐标系统的XY平面的横向磁矩。这时的自旋质子，除有自身的自旋运动外，也还有其进动运动。假如脉冲磁场的射频频率与自旋质子的共振频率相一致，自旋质子中部分低能态者将会吸收射频脉冲的能，而跃迁为稳定的高能态自旋质子。但一旦射频脉冲暂停，这些不稳定的由低能跃迁到高能态的自旋质子，将会把它们从射频脉冲那里所吸收的能量又重新以电磁波的形式向周围组织散发，从而回复或弛豫为低能态自旋质子。这时，如果在自旋质子的附近置有探测器（MR信号接收天线败），则可感觉到散发的电磁波，这些电磁波就是磁共振信号，即MR信号。

（二）自由感应衰减、弛豫时间、纵向和横向弛豫时间、流动效应

1. 自由感应衰减（FID）

自旋质子在静磁场的作用下，施加一与质子的拉摩尔氏频率相一致的90°射频脉时，质子将获得一横向磁矩，并将会发出一瞬时磁共振信号。这种电磁波信号就是自由感应衰减，它具有由强到弱地衰减，直至完全消逝（接近于零）的特征。

2. 弛豫时间

自旋质子在磁共振过程中，从激励其共振的射频脉冲暂停，自旋质子产生共振信号开始，到自旋质子恢复到未受射频脉冲激励前的平衡状态所经历的时间，为弛豫时间。这时自旋质子的横向磁矩已趋于零。纵向磁矩（净磁矩）恢复到最大值，并与静磁场的方向相同。自旋质子的弛豫时间有2种，即纵向弛豫时间

（T_1）和横向弛豫时间（T_2）。

3. 纵向弛豫时间（T_1）

亦称自旋－晶格或热弛豫时间。系指自旋质子在磁共振过程中，经－90°射频脉冲作用并获得一横向磁矩后，假设其平衡状态时的纵向磁矩已趋于零，当射频脉冲暂停，横向磁矩即不断衰减（发出 FID 信号），而纵向磁矩则随着时间呈指数式增长，纵向磁矩由零增长到它的最大值的 63％所需的特定时间常数为一个 T 时间，即为纵向或自旋-晶格或热弛豫时间 T_1。T_1 弛豫时间是 MRI 的主要参数之一。其长短（值）的变化，受自旋质子所在环境的温度、粘连以及生物大分子和顺磁性离子或分子的存在的影响。同时，对静磁场的强度也有明显的依赖性。除水以外的各种物质，它们的 T_1 值都明显地比 T_2 值长。

4. 横向弛豫时间（T_2）

又称为自旋-自旋弛豫时间。系指自旋质子在磁共振的过程中，由于射频脉冲的激励，平衡状态时的纵向磁矩（总核磁矩或静磁矩）逐渐消减，获得一横向磁矩。一旦脉冲暂停，磁共振信号电磁波的强度或横向磁矩立即呈指数式递减（纵向磁矩则增长），当最大横向磁矩衰减至其初值的 37％所需的时间常数，即为一个 T_2 弛豫时间。横向弛豫时间 T_2 也可以理解为静磁场作用下的平衡状态时，各自旋质子的自旋轴（磁轴）并不完全一致，因而其各自的微磁场和进动频率都不完全相同，通过相适应频率射频脉冲的激励，使各自旋质子进入并保持相位比（磁轴、进动频率、微磁场强度趋于相对一致），产生横向磁矩，当射频脉冲暂停时，各自旋质子则呈相互去相位比（失相位比）状态，随即横向磁短迅速分散，衰减以至消失（趋于零）所经历的时间为 T_2 时间。

由上述可见，T_2 时间的长短，与各自旋质子自身的微磁场有密切关系，这也就是 T_2 又称自旋-自旋弛豫时间的来由。一般地说，除水以外，同一物质或组织器官的 T_2 值均较其 T_1 短，常以 ms（毫秒）计算。T_2 弛豫时间也是 MRI 重要成像参数之一，它与 T_1 不同，对静磁场的强度依赖性很小。

5. 流动效应

在磁共振过程中，一般情况下自旋质子如果在受检层面内向一定的方向，并以一定的速度流动时，磁共振信号探测器（或信号接收天线）将接收不到它们的信号，或只能接收到很微弱的信号，这个现象称之为流动效应或流空效应。借鉴上述效应，MRI检查可不需要造影剂，即将中等度 MR 信号的血管壁以及血管周围组织、同血管内沿一定方向以一定速度运动的无信号的血液之间形成对比而显示。所以，借流动效应无损伤地显示人体血管和血流，这是 MRI 潜在的优点之一。

二、磁共振血管造影

早在 MRI 应用于临床之前就有学者指出，MRI 在血流领域内的研究具有潜在的优势。在 MR 上血流与静止组织存在着固有的对比度，不像 CT 那样需使用有一定危险性的对比剂。虽然常规成像方法如 SE 序列可以显示血管的影像，但往往有一些伪影会干扰对图像的解释。近年来医用 MR 扫描机附加了一些新的扫描技术，如梯度重聚焦回波（GRE）脉冲序列及相位成像技术，充分开拓了 MRI 显示血管的能力，可使血管与静止组织相比呈较高信号，遂成为 MRI 血管造影的基础，这种新技术有可能取代有创伤性的对比剂血管造影。

磁共振血管造影（MRA）无创伤性，成像时间短，无需插管或注射对比造影剂，可在三维空间或更多方位上显影，既能同时显示动脉、毛细血管与静脉，又能分别显示动脉期、毛细血管期与静脉期，显示微细血管结构的清晰度已堪与血管造影相媲美。MRA 的基本原理是液体的流速效应，即常规 SE 序列与 GRE 序列中司空见惯的流空效应与流动相关增强现象。加快扫描速度，变快速流空现象为相对慢速增强，利用相位效应改善血流与静止组织的对比度，抑制无关的噪声与伪迹，即可获得一个断层明亮的血管影像。将许多断层血管叠加压缩就可重建成清晰完整的血管造影图像。

（一）饱和效应（时间飞跃效应）

血流与周围组织的对比度取决于扫描层面内饱和的氢质子被充分磁化氢质子所置换的比率。置换率与流速、层厚及 TR 有关。相对减慢流速、相对增加层厚、缩短 TR 时间，都会收到强化流入增强的效果。在 MRA 中尽量选用短 TR，使之远远短于 T_1 值，就等于加快了扫描速度，或减慢了流速、增加了层厚，结果正常静止组织信号大降，进入扫描层面的血流信号大增，从而形成明显对比，突出了血管的高信号影像。

饱和效应又称为时间飞跃效应，它与施加 RF 脉冲后产生的氢质子磁化矢量的变化有关。所谓未饱和氢质子即指那些几乎充分磁化的氢质子，当受到 RF 脉冲激励时它们会产生强信号。所谓饱和的氢质子是指反复接受 RF 脉冲激励的氢质子，其磁化矢量较低，产生的 MR 信号较弱。当血液首先流入成像容积层厚时，新进入的自旋氢质子处于未饱和状态，因而产生高信号，这种效应称为流动相关增强。这种增强相当于常规血管造影时注射对比剂后引起的血管增强现象。而成像容积层厚内静止的自旋氢质子处于相对饱和状态，比流入血液显得较黑。流动相关增强仅出现在血流流入成像容积层厚的第一个层面或最初几个层面。随着时间的延长，血液到达成像容积的内部层面，自旋氢质子受到 RF 脉冲的多次激励，处于饱和状态，流动相关增强因而消失。

（二）相位效应

磁场梯度在成像过程中有重要意义，这些空间性的磁场调整着 MR 信号的频率与相位。但是，沿磁场梯度方向的血流运动会引起相位偏移伪影。如果运动在容积成分（体素）内产生较大幅度的相位偏移，流动氢质子就会发生信号的失相，快速流动与涡流的失相特别严重，这种现象称为相位远散效应。除淘汰效应（流空效应）之外，上述失相效应与流动氢质子经常产生的信号丢失有密切关系。

在多回波脉冲序列中上述失相效应可能相互抵消，尤其是缓慢流动的氢质子，这种效应称为偶数回波复相。在对称性双回波

SE 序列中如 TE1＝30 ms，TE2＝60 ms 时，流动的氢质子在第二回波图像上的信号强度可能比第一回波高得多。任何静止组织都不会出现偶数回波复相。由于 T_2 衰减这些静止组织在长 TE 序列中永为低信号。在大多数情况下，偶数回波复相仅见于缓慢的层流如静脉及硬膜窦中，如果发现这种信号，即可证明血液是流动的。

三、磁共振扫描的适应证与禁忌证

磁共振扫描主要使用强磁场与射频脉冲，目前使用的磁场强度为 0.15 T～2.0 T，相当于 1500～20000 Gauss。使用强磁场的目的是使人体组织内的原子核磁化，使用射频脉冲的目的是给予磁化的原子核一定的电磁能。人体原子核接受了电磁能在弛豫过程中又释放出来，并形成磁共振信号，电子计算机将 MR 信号收集起来，按强度转换成黑白灰阶，按位置组成二维或三维的形状，灰阶与形状最终组成 MR 图像，供临床诊断与分析。由此可见，磁共振检查不像 CT 扫描那样要受到 X 线的辐射损伤，它是一种崭新的无创性的影像学检查手段，对患者既安全又可靠，不会造成任何损害。

（一）患者受检前的准备

在进入强磁场检查室之前，医生应对患者做适当的解释工作，以消除其思想顾虑。

（1）详细询问现病史与既往史，结合申请单上临床医师查出的症状、体征、实验室检查及拟诊，确定扫描部位及层面选择，以便有的放矢地查出病变的部位、范围与性质。

（2）询问并检查患者是否有心脏起搏器、神经刺激器、人工心脏瓣膜、眼球异物及动脉瘤夹，发现这些物品者不要进行检查。

（3）进入检查室以前取下患者身上的一切金属物品，如假牙、发卡、戒指、耳环、钥匙、钢笔、手表、硬币等，这些物体会造成金属伪影，影响成像质量。信用卡、磁盘、磁带也应取下，否则会发生去磁损坏。检查眼部前应洗掉眼影等化妆品，检查盆腔应取出妇女卫生巾及避孕环，否则也会因伪影而影响诊断。

（4）幼儿、烦躁不安与幽闭恐惧症患者应给予适量镇静剂，如水合氯醛、安定等。

（5）使患者尽量舒适地平卧在检查台上，盖上棉毯以保持温暖。

（6）预先向患者解释检查过程中的一些现象，如梯度场启动会有噪声，使患者能安心静卧，平稳呼吸，如有不适可用话机与医生交谈。

（7）中风脑瘤伴颅高压者应先采取降颅压措施，否则患者仰卧会因喷射性呕吐而造成窒息与吸入性肺炎。由于检查时间较长，为预防意外，可侧卧位扫描。

（二）安全性问题

由于磁共振采用强磁场，在使用过程中需特别注意以下几个问题。

（1）医用磁共振扫描仪的场强均在2.0 T以下，对人体并无有害的生物学效应。虽然梯度磁场引起的场强变化可使受激励组织发生生物电流感应，但电流强度十分微弱，远远低于能够刺激心脏、神经细胞与肌肉纤维所需的强度，目前认为，外磁场强度应限制在2.0 T以下，启动梯度磁场应限制在3.0 T/S以下，射频脉冲的功率应限制在0.4 W/kg以下。

（2）即使微弱的磁场也足以造成心脏起搏器及神经刺激器失灵，因此带有上述装置者禁止进入磁共振室。

（3）在强磁场内的射频脉冲可使受检组织与植入体内的金属物体温度轻微上升。较大的金属物，如人工髋关节与哈氏棒，具有导电性，温度可上升1～2 ℃。

（4）动脉瘤夹含镍量较高，在强磁场中会产生较大的扭矩，有导致动脉瘤破裂的危险。

（5）迄今尚未发现医用磁共振设备引起人体基因的变异或婴儿发育障碍，但检查妊娠期妇女应十分慎重，一定要做磁共振者应尽量减少射频次数及发射时间。

（6）心电监护仪、人工呼吸机、心脏起搏器等抢救设备不能进入强磁场的检查室，因此危重患者应避免在抢救期受检。

（7）超导型 MR 扫描仪采用液氦与液氮制冷，密封管道一旦漏气，氦气上升，氮气下沉，使正常空气层逐渐变窄，影响患者的氧供，应随时注意检查。

（三）磁共振检查的禁忌证

磁共振采用高场强扫描成像，为防止发生意外，下列情况应视为禁忌证：①带有心脏起搏器及神经刺激器者。②曾做过动脉瘤手术及颅内带有动脉瘤夹者。③曾做过心脏手术，并带有人工心脏瓣膜者。④有眼球内金属异物或内耳植入金属假体者。下述情况检查时应慎重对待：①体内有各种金属植入物的患者。②妊娠期妇女。③危重患者需要使用生命保障系统者。④癫痫患者。⑤幽闭恐惧症患者。

四、MRI 检查方法

（一）MRI 平扫

MRI 平扫是不使用对比剂的扫描。在 MRI 检查中，组织的质子密度、T_1WI 和 T_2WI 参数的表达，必须通过适当的脉冲序列反映出来。脉冲序列是指具有一定带宽、一定幅度的射频脉冲组成的脉冲程序。

自旋回波（SE）序列是最常用的射频脉冲序列。水抑制常用液体衰减反转恢复脉冲序列（FLAIR），此序列能够抑制自由水信号，使自由水在 T_1WI 像上呈低信号，结合水不被抑制仍呈高信号。脂肪抑制采用短 T_1 反转恢复（STIR）序列，使脂肪的高信号受到抑制而呈低信号，以减少脂肪对其他组织信号的干扰。在 SE 序列平扫时，由于流空效应，快速流动的血液无信号，故心脏和血管信号低，呈黑色。

（二）MRI 增强扫描

增强扫描为从静脉注入 MRI 对比剂检查。MRI 对比剂能缩短 T_1 或者 T_2 弛豫时间，增高靶区与相邻结构的对比，更好地显示病变。用于血管造影以及各种病变的显示等，临床应用广泛。

（三）磁共振血管成像

磁共振血管成像（MRA）是利用特定的技术显示血管和血流信号特征的一种方法。采用 MRA 技术使血管为高信号，呈白色。MRA 检查方法主要有时间飞越法（TOF）、相位对比法（PC）和增强磁共振血管造影（CEMRA）。时间飞越法（TOF）和相位对比法（PC）不使用对比剂而是依据血流的特性使血管产生高信号。时间飞越法主要用于显示动脉，相位对比法主要用于显示静脉。增强磁共振血管造影（CEMRA）是利用静脉内注射顺磁性对比剂，缩短血液 T_1 值，使血液信号显著增高。此种方法应用广泛，动脉和静脉都能够显示，对于胸腹部及四肢血管的显示效果较好。MRA 对于大血管显示效果好，这是因为血流量大，没有呼吸运动伪影干扰，对于细小血管的显示尚未能达到临床应用要求，其显示效果还在不断改进。

（四）磁共振水成像

磁共振水成像（MRH）是根据人体内液体具有长 T_2 值的特性，获得重 T_2 加权像，使含水的器官显影，而忽略其他组织器官。此法不用造影剂及不采用有创性检查即可显示含液体的脏器。MRH 以磁共振胰胆管成像（MRCP）、磁共振尿路成像（IVlRU）、磁共振椎管水成像（MRM）、磁共振涎腺水成像（MRS）较为常用。MR（2P 可以显示肝内、外扩张的胆管，明确梗阻部位，结合 MRI 可以明确梗阻原因。MRU 可用于肾肿瘤、肾结核、尿路梗阻和膀胱肿瘤的诊断。

（五）磁共振弥散加权成像

磁共振弥散加权成像（DWI）是利用 MRI 的特殊序列，观察体内水分子微观弥散运动的一种成像方法，是对水分子弥散运动敏感的成像技术。水分子弥散快慢可用表观扩散系数（ADC）图和 DWI 两种方式表示。ADC 图是接反映组织弥散快慢的指标，如果弥散速度慢，ADC 值低，图像黑。DWI 反映弥散信号强弱，如果组织弥散速度快，则其去相位时信号丢失少，信号高，呈白色。

DWI 多用于脑缺血、脑梗死，特别是急性脑梗死的早期诊断。此外可以对 N-乙酰天门冬氨酸（NAA）、肌醇（MI）、肌酸（Cr）、磷酸肌酸（PCr）等进行成像，即弥散波谱检查。DWI 进展到张量成像（DTI），可显示脑白质在各个方向上的弥漫性轴索损伤等。

磁共振全身弥散加权成像（WB-DWI）采用反转恢复回波平面弥散序列（简称 STIR-DWI-EPI），抑制肝等内脏器官和肌肉、脂肪等组织，用以清楚显示病变的弥散加权对比。此种技术主要用于检出恶性肿瘤及转移病灶。

（六）磁共振灌注加权成像

磁共振灌注加权成像（PWI）是用来反映组织微循环的分布及其血流灌注情况、评估局部组织的活力和功能的磁共振检查技术。

1. 对比剂

首过灌注成像基本原理是静脉内团注顺磁性对比剂后，立即进行快速 MRI 扫描，获得对比剂首过兴趣区血管床的图像。由于顺磁性对比剂使成像组织 T_1 和 T_2 时间缩短，以 T_2 值明显，根据脑组织信号变化过程，可以绘制出信号强度-时间曲线，根据这个曲线变化可分析脑组织血流灌注情况，并可得到相对脑血容量、相对脑血容量团等。

2. 动脉血质子

自旋标记法采用反转脉冲预先标记动脉血中质子而成像。

3. 血氧水平

依赖对比增强技术是以脱氧血红蛋白的磁敏感性为基础的技术。如大脑皮层某一区域受刺激，局部血流量增加，对刺激前后分别成像，由于刺激前后局部脱氧血红蛋白含量不同，通过减影方法即可得到该区域血流灌注情况的图像。目前灌注成像主要用于脑梗死的早期诊断和心、肝和肾功能灌注以及良恶性肿瘤的鉴别诊断等。

（七）脑功能性 MRI 检查（fMRI）

脑 MRI 是以 MRI 研究活体脑神经细胞活动状态的检查技术。主要是借助快速或超快速 MRI 扫描技术，测量人脑在思维、视觉、听觉或肢体活动时，相应脑区脑组织的血容量、血流速度（CBF）、血氧含量以及局部灌注状态等的变化，并将这些变化显示于 MRI 图像上。

脑 fMRI 检查主要应用血氧水平依赖对比法（BOLD）。其大致机理为人脑对视觉、听觉的刺激或局部肢体活动，可使相应功能脑区的血氧成分和血流量增加，静脉血中去氧血红蛋白数量亦增多。顺磁性的去氧血红蛋白可在血管周围产生"不均匀磁场"，使局部组织质子"相位分散"加速。使局部 MR 信号降低。脑 fMRI 检查目前大部分仍处于研究阶段，用以确定脑组织的功能部位。临床已用于脑部手术前计划的制订（如癫痫手术时，通过 fMRI 检查识别并保护功能区，卒中偏瘫患者脑的恢复能力的评估以及精神疾病神经活动的研究等。

（八）磁敏感加权成像（SWI）

脑 SRWI 是一种利用组织间磁敏感性的差异成像，较好地显示静脉血、出血、铁沉积等的检查技术。SWI 是利用组织的不同磁化率结构使相应的感应磁场发生变化，这种感应磁场的变化会导致质子去相位，使 T_2 信号降低，产生对比增强，形成 SWI 图像。脑 SWI 检查目前仍处于研究阶段。临床上常用于显示弥漫性轴索损伤伴发的小血管出血；显示小血管畸形，如毛细血管扩张症、静脉瘤等；显示脑血管病，如对微梗死、高血压脑内自发出血灶等很敏感；检测脑内矿物沉积，如帕金森病脑内铁沉积；显示肿瘤周围静脉、瘤内微血管及合并微出血情况，有助于肿瘤分期。

第二章

中枢神经系统疾病的影像诊断

第一节　颅脑先天畸形

先天性颅脑发育畸形是出生时即存在的一类疾病，是由于胚胎期神经系统发育异常所致。自发性染色体突变、显性或隐性遗传、宫内因素（感染、缺氧、中毒等）为常见致畸原因，约 60% 患者致畸原因不明。

一、先天性颅脑发育畸形的分类

先天性颅脑发育畸形分为器官源性和组织源性 2 种，前者再按解剖结构分类，后者则按细胞结构分类。

（一）器官形成障碍

（1）神经管闭合畸形。①颅裂：脑膨出、脑膜膨出、无脑畸形。②胼胝体发育异常。③小脑扁桃体延髓联合畸形。④Dandy-Walker 畸形。

（2）憩室畸形：视-隔发育不良；前脑无裂畸形。

（3）神经元移行异常：无脑回畸形、巨脑回畸形、多小脑回畸形、脑裂畸形、灰质异位、半巨脑畸形。

（4）体积异常：脑小畸形、巨脑症等。

（5）破坏性病变：脑穿通畸形、积水性无脑畸形。

（二）组织发生障碍

（1）神经皮肤综合征：结节性硬化、脑颜面血管瘤病、神经纤维瘤病、小脑视网膜血管瘤病。

（2）血管性畸形。

（3）先天性肿瘤。

二、胼胝体发育不全

胼胝体发育不全（ACC）是较常见的脑发育畸形，包括胼胝体缺如或部分缺如。

（一）临床表现

单纯胼胝体部分发育不良可无任何症状，常见症状是智力低下、癫痫。合并其他畸形时，症状较重。

（二）影像学检查方法

CT 和 MRI 可以清晰显示胼胝体发育不全的不同表现及伴随畸形，MRI 矢状中线切面可直接显示胼胝体缺如、部分缺如或变薄。

（三）病理生理基础

胼胝体发育异常的部位和范围与病变发生的时间以及胼胝体形成的次序密切相关。在胼胝体形成的起始时的病变导致胼胝体缺如或大部分缺如，仅见胼胝体膝部；后期的病变仅导致嘴部和（或）压部的缺如，而膝、体部均存在。

（四）影像学征象

（1）胼胝体缺如或部分缺如，变薄；大脑纵裂增宽与第三脑室前部相连；双侧侧脑室扩大、分离；第三脑室扩大上升介于侧脑室间；室间孔不同程度扩大和分离。

（2）常见伴随畸形脑裂畸形、巨脑回、大脑半球纵裂囊肿、胼胝体脂肪瘤等。

三、小脑扁桃体下疝畸形

小脑扁桃体下疝畸形，又称 Arnold-Chiari 畸形，为先天性后脑畸形，表现为小脑扁桃体及下蚓部疝入椎管内，桥脑与延髓扭曲延长，部分延髓下移。

（一）临床表现

1. Chiari Ⅰ 畸形

（1）最常见。好发于大龄儿童和成人，临床最轻且往往成年后才出现症状体征，常表现为轻度运动感觉障碍和小脑症状。早期诊断对患者预后很重要，尤其在未出现症状及并发症前，及时手术矫正或枕部减压效果较好。

（2）并发脊髓空洞症时，多出现感觉障碍、肢体乏力、肢体肌肉萎缩等症状，且随病情进展逐渐加重，预后较差。

2. Chiari Ⅱ 畸形

（1）在新生儿中最常见，临床症状严重，临床常有发育迟缓、癫痫、呼吸暂停，下肢运动感觉障碍和小脑症状。

（2）并发症多，病情进展快，往往未成年即死亡。

（二）影像学检查方法

MRI 是 Arnold-Chiari 畸形的首选检查方法，能显示各种改变与伴发畸形。CT 扫描并 CTM 也可用于检查 Arnold-Chiari 畸形。脊髓造影及脑池造影已不用。

（三）影像学征象

Arnold-Chiari 畸形分为 4 型。

1. Chiari Ⅰ 畸形

（1）小脑扁桃体下移经枕骨大孔疝入颈部上段椎管内，矢状位小脑扁桃体下端变尖呈舌形，越过枕大孔水平 5 mm（正常＜3 mm，3～5 mm 为可疑）（图 2-1）。

（2）延髓形态、位置正常或轻度前下移位；第四脑室不下移，形态、位置正常。

（3）常伴脑积水。

（4）可出现颈段脊髓空洞症：CT 平扫时，表现为脊髓中央圆形液性低密度影。MRI 可见髓内管状扩张影，信号与脑脊液相仿，在 T_1WI 呈均匀低信号，在 T_2WI 上呈高信号；在 T_2WI 上高信号空洞中可见梭形或斑片状低信号，为脑脊液流空现象；空洞内可有间隔。

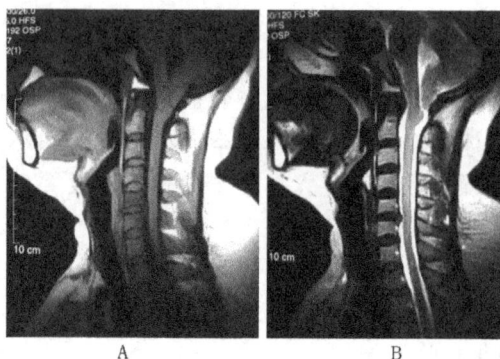

图 2-1 Chiari 畸形（Ⅰ型）

A. 矢状位 T_1WI；B. T_2WI，示小脑扁桃体下端变尖呈舌形，
下移经枕骨大孔疝入颈部上段椎管内；延髓轻度前下移位

（5）可出现颅颈交界区骨骼畸形：颅底凹陷、环枕融合畸形、环椎枕化等。

（6）一般无其他脑畸形与脊髓脊膜膨出。

2. Chiari Ⅱ 畸形

（1）小脑扁桃体、小脑蚓部、延髓、第四脑室同时下移疝入颈部上段椎管内。

（2）脑干延长，桥脑下移。

（3）脑膜膨出：几乎出生时均存在。

（4）合并颅颈部骨骼畸形、脑积水、脊髓空洞症。

3. Chiari Ⅲ 畸形

最严重的一型，多见于新生儿或婴儿，为Ⅱ型伴有枕部或颈部脑或脊髓膨出，常合并脑积水。

4. Chiari Ⅳ 畸形

罕见，为严重小脑发育不全或缺如，脑干发育小，后颅凹扩大，充满脑脊液，但不向下膨出。

四、结节性硬化

结节性硬化是常染色体显性遗传的神经皮肤综合征，以发生在人体的任何器官的错构瘤或结节为特征，又称为 Bourneville 综合征。

（一）临床表现

在儿童更为多见，主要表现面部皮脂腺瘤、智力低下和癫痫，但不一定同时出现。其症状出现频率和严重程度随发病年龄不同。

（二）影像学检查方法

CT 对钙化敏感，而 MRI 对发现皮层结节、脑白质内异位细胞簇更加敏感。增强扫描可以发现平扫不能显示的结节。

（三）病理生理基础

脑部是最常受累的部位，出现 4 种类型的病理改变。

1. 皮层结节

皮层结节最常发生在额叶，其次是枕叶，由巨细胞组成，结节中的髓鞘被溶解或紊乱。

2. 脑白质内异位细胞簇

脑白质内含有异位、簇状的巨细胞，排列方向呈放射状分布、浸润，从脑室的室管膜到正常的皮层或皮层结节。

3. 室管膜下结节

常发生于尾状核的表面，位于室管膜下，向脑室内生长，使室管膜层上抬，但和邻近的室管膜相连。易产生阻塞性脑积水，易钙化。

4. 室管膜下巨细胞星形细胞瘤

位于室管膜下或脑室内，在室间孔附近易发现。易产生阻塞性脑积水，易发生钙化。

（四）影像学征象

1. CT 表现

（1）皮层结节：呈低密度，钙化少见，增强后无强化。脑皮层扩大，脑回扩大、增宽。

（2）脑白质内异位细胞簇：皮髓质交界区或弥漫的脑白质内更低密度区，但一般平扫难以发现。

（3）室管膜下结节：位于脑室边缘，向脑室内突入，大小不等，1岁后可出现钙化，部分表现为双侧对称、多发性，增强扫描结节明显强化，并可以发现平扫不能显示的结节。常见脑室扩大。

（4）少数合并脑内肿瘤：一般为室管膜下巨细胞星形细胞瘤肿瘤基底紧连室管膜，向脑室内生长，平扫为等密度的软组织肿块，囊变、坏死区呈低密度，钙化区呈高密度，边界清晰。增强后呈中等度强化，囊变、坏死、钙化区无强化。

2.MRI表现

（1）皮层结节：T_1WI信号与脑实质相仿，T_2WI呈高信号。

（2）脑白质内异位细胞簇：在T_1WI显示不佳，T_2WI表现为脑白质内异常高信号，放射状排列的高信号带更具特征性。

（3）室管膜下结节：在T_1WI上呈中等信号，T_2WI呈高信号，钙化部分在T_1WI、T_2WI均呈低信号。增强后扫描结节强化，因钙化程度不同而出现不同形式的强化，如圆形、环形、斑片状等。

（4）室管膜下巨细胞星形细胞瘤：在T_1WI呈等信号，T_2WI呈高信号，钙化区呈低信号。增强后有明显强化。当肿瘤阻塞室间孔时，出现一侧或双侧脑室积水表现。

第二节　脑积水

脑积水系指脑脊液在脑室系统内的过量积聚，引起脑室系统部分或全部扩大，导致颅内压增高，并发生一系列临床症状。脑脊液的分泌、循环和吸收环节中的任何一个或几个发生障碍就会引起脑积水。

一、临床表现

临床表现与病变出现的年龄、病变的轻重、病程的长短有关。

阻塞性脑积水的主要临床表现由颅内压增高所致。胎儿先天性脑积水多致死胎。婴幼儿主要表现为出生后头颅进行性增大，前囟扩大隆起，颅缝分离，颅骨变薄，甚至透明，颞额部呈现怒张的静脉，眼球下旋，上巩膜时常暴露形成"日落征"。成人主要表现为头痛、呕吐及视神经乳头水肿，有的以全身惊厥发作为首发症状。

交通性脑积水早期可无症状，晚期出现颅内压增高征象。患儿晚期出现营养不良、发育迟缓、智力减退。少数老人表现为缓慢进展的智力障碍及精神症状。

正常压力性脑积水一般无颅内压增高征象，而以痴呆、步态性失用、尿失禁三联症和腰穿脑脊液压力正常为特征。

二、影像学检查方法

CT 和 MRI 均作为脑积水检查的首选检查方法，但 MRI 更可靠，可以准确地测量脑室的大小及脑组织的厚度，显示阻塞的部位，确定脑积水的病因、分类。术后复查可以了解分流管位置及脑室缩小情况，评估手术疗效。

三、病理生理基础

（一）脑积水的主要发生机制

1. 脑脊液循环或吸收障碍

可发生于脑脊液循环或吸收通路中的任何部位，又可分为交通性脑积水、正常脑压性脑积水、阻塞性脑积水。

（1）交通性脑积水：指第四脑室出口以后的脑脊液通路受阻或脑室内通畅而蛛网膜颗粒或绒毛吸收脑脊液障碍所致的脑积水。病因主要有蛛网膜下腔出血、脑膜炎、颅脑损伤以及静脉栓塞，也见于脑膜癌病。

（2）正常脑压性脑积水：又称常压性脑积水，多发生于交通性脑积水的基础上，部分完好的脑脊液循环吸收功能代偿，而脑脊液的分泌功能下降，从而形成新的平衡，此时虽然脑室系统明显扩大，但脑脊液压力正常，故称为常压性脑积水。

（3）阻塞性脑积水：又称非交通性脑积水，指第四脑室出口以上（包括第四脑室出口）任何部位发生阻塞所致的脑积水，是脑积水中最常见的一种。病因主要有先天性疾病、出血、感染性疾病和肿瘤。

2. 脑脊液分泌增加

非常少见，主要见于脑室内肿瘤，如脉络膜乳头状瘤。

（二）脑积水的病理改变

脑室系统逐渐扩大，第三脑室明显扩大时向下方隆起压迫垂体及视交叉，使蝶鞍增大；透明隔可穿破，脑实质变薄，以额叶处最明显，甚至穿破侧脑室与蛛网膜下腔相通。胼胝体、锥体束、基底核、四叠体、脉络丛及脑干等处均可因长期受压而萎缩。白质脱髓鞘变，胶质增生及神经细胞退行性变，并可继发脑萎缩。晚期可发生脑室疝、颞叶疝或小脑扁桃体疝。

四、影像学征象

（一）头颅 X 线平片表现

（1）颅腔扩大、颅骨变薄、颅缝分离。

（2）蝶鞍扩大、鞍背骨质吸收变薄。

（3）颅骨内板脑回压迹增多、加深；板障静脉、导静脉和蛛网膜粒压迹扩大。

（二）CT、MRI 表现

（1）脑室系统扩张：①以侧脑室的角部和第三脑室较为明显，尤其是侧脑室的颞角和额角，枕角扩大较晚，一旦出现对脑积水的诊断意义较大。②非交通性脑积水表现为梗阻水平以上的脑室系统扩张，梗阻水平以下的脑室系统无扩张；交通性脑积水表现为所有脑室均不同程度的扩张。

（2）间质性脑水肿：首先从侧脑室前角开始，逐渐累及侧脑室体部周围白质以及中线附近额、顶部白质，CT 上表现为不规则的低密度，MRI 的 T_1WI 上呈低或等信号，T_2WI 上呈高信号。

（3）脑组织可有不同程度的萎缩。

第三节　脑感染性疾病

一、脑脓肿

(一) 临床表现

多数人可有感染病史，但也有部分患者可以无明确的感染病史。发生脑炎、脑膜炎或脓肿形成后，多有畏寒、发热、头痛、呕吐、抽搐、意识障碍和脑膜刺激征。早期即可有视乳头水肿，并有明显的生命体征改变。血中性粒细胞增高、血沉加快、脑脊液白细胞增多。一般感染症状数日至数周后渐消退。发生急性化脓性脑室炎、脑膜炎时，病情突然恶化，高热、昏迷、脑膜刺激征、角弓反张、癫痫发作，脑脊液可呈脓性。

(二) 影像学检查方法

(1) CT 对脑脓肿的诊断很有帮助，能够显示脓肿病灶及周围水肿，并可在 CT 导向下进行脑脓肿穿刺引流。

(2) MRI 是脑脓肿最佳的影像学检查方法，能精确显示水肿范围，显示血脑屏障破坏，显示早期脓肿壁形成，并更容易区分坏死、液化和脑炎。

(三) 病理生理基础

脑脓肿除单发外还可多发、多房，通常有显著的占位效应和周围水肿。脑脓肿可分 3 个时期。

1. 急性脑炎或脑膜炎期

发病 1 周内，脑内急性局限性炎症，中心可出现软化、坏死，附近脑组织水肿。脓肿近脑表面时有脑膜炎症反应。

2. 化脓期

发病 1～2 周，脑内软化、坏死区扩大融合形成脓液，周围为水肿和炎症。

3. 包膜形成期

发病 2～3 周，化脓灶被周围肉芽结缔组织和增生的胶质细胞包围，形成脓肿壁。炎症局限化，水肿减轻。

（四）影像学征象

脑脓肿的不同分期的影像学表现各有特点（表 2-1，图 2-2）。

表 2-1　脑脓肿分期与 CT、MRI 表现

分期	CT	T_2WI	增强扫描	DWI
脑炎期	略低密度，周围水肿明显	较高信号，周围水肿明显	无或轻度脑回样强化	略高
化脓期	中心为略低密度，外有等密度包绕，最外为周围水肿	高信号，周围水肿	不完整强化边	略高
包膜形成期	中心为低密度，包膜呈等密度，周围水肿减轻	中央高信号，周边低信号带（包膜），周围水肿减轻	环状强化	中央显著高信号

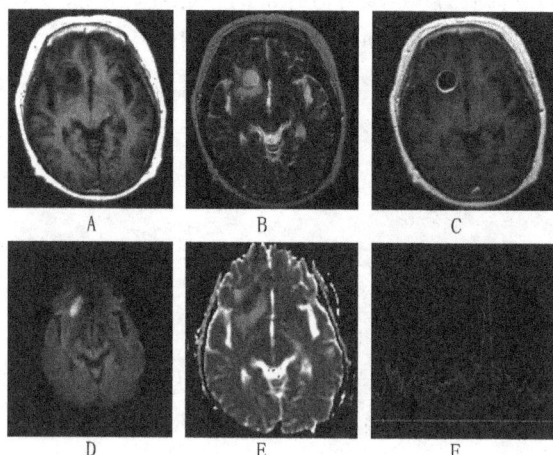

图 2-2　脑脓肿

A. 横轴位 T_1WI；B. T_2WI，示右额叶长 T_1 长 T_2 信号结节，包绕厚薄不均的等信号环，周围可见长 T_1 长 T_2 水肿带；C. 横轴位增强，示结节呈环形强化；D. DWI，示结节呈高信号；E. ADC，示 ADC 值降低；F. MRS，示脂峰及高大乳酸峰

二、颅内结核

颅内结核包括结核瘤、结核性脑膜炎和结核性脑脓肿。常发生于儿童和青年人，患者可有肺结核或结核密切接触史。感染途径几乎均由结核菌血行播散而来。

（一）临床表现

脑结核瘤多有慢性颅内压增高和局部神经损害症状，与颅内肿瘤相似。结核性脑膜炎常出现脑膜刺激征、颅压增高征、癫痫、意识障碍等症状；脑脊液压力增高，细胞及蛋白含量中度增加。结核性脑脓肿可有发热、头疼、偏瘫等症状。

（二）影像学检查方法

MRI 是颅内结核首选的检查方法，可清楚显示病灶范围、数目，增强扫描可显示脑膜病灶。CT 显示病灶的钙化较佳。

（三）病理生理基础

1. 脑结核瘤

结核菌在脑部引起的慢性肉芽肿，病灶常位于皮质内，结节状，中心为干酪坏死区，周围为炎症浸润，最外层为完整的纤维包膜。病灶区脑皮质多与脑膜有粘连。

2. 结核性脑膜炎

由结核菌引起的脑膜炎症，蛛网膜下腔多有大量炎性渗出物粘附，渗出物积聚，尤以脑底部为甚；脑膜面上、脑实质内可有小结核结节形成。可产生血栓和脑软化、脑积水、脑水肿等。

3. 结核性脑脓肿

较少见。在大体病理上与化脓性脑脓肿相仿，脓肿多为多房性，周边多为结核性肉芽组织。

（四）影像学征象

1. 脑结核瘤

（1）CT 表现：单发或多发等或略低密度结节，部分结节内可见钙化，周边或中心钙化（"靶征"）是结核的特征。灶周轻度水肿，有占位效应。

（2）MR 表现：病灶坏死部分在 T_1WI 上呈略低信号，T_2WI 上呈不均匀高信号；病灶肉芽肿部分在 T_1WI 上呈高信号，在 T_2WI 上呈低信号；病灶钙化部分在 T_1WI 上和 T_2WI 上均呈低信号；包膜在 T_1WI 上呈等信号，T_2WI 上呈低或高信号。增强扫描，病灶呈环状强化伴壁结节（图 2-3）。

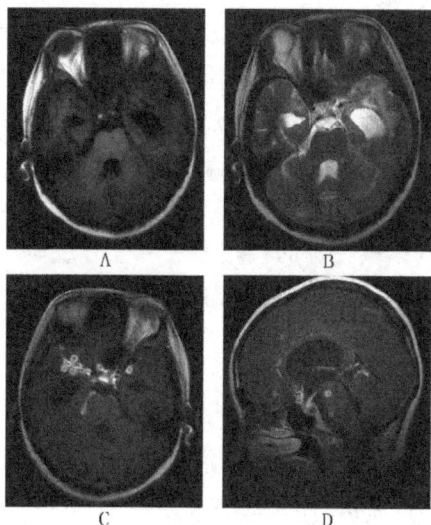

图 2-3 结核性脑膜炎、脑结核瘤

A. 横轴位 T_1WI；B. T_2WI，示鞍上池结构不清，呈软组织信号，病变延伸至双侧侧裂池；双侧脑室颞角明显扩大；C. 横轴位增强，示鞍上池、左侧环池及侧裂池脑膜增厚，呈明显强化，并可见多发小环形强化；D. 矢状位增强，示颅底脑池较广泛的脑膜增厚强化及多发小环形强化

2. 结核性脑膜炎

（1）CT 表现。①渗出物：平扫，蛛网膜下隙的脑脊液密度消失，而呈等、高密度，以脑底部脑池、外侧裂明显。增强扫描呈明显不规则强化。②粟粒样结核结节：平扫，脑膜上、大脑及小脑实质内粟粒样等或低密度结节。增强扫描，小结节明显强化。③可出现脑积水、脑水肿、局灶性脑缺血及脑梗死。

（2）MRI 表现：蛛网膜下隙，特别是脑底部脑池、外侧裂在 T_1WI、T_2WI 和 FLAIR 上脑脊液信号明显增高。增强扫描蛛网膜下腔明显强化，偶可见以硬脑膜强化为主的病变。其他表现与 CT 表现相似。

3. 结核性脑脓肿

CT 和 MRI 表现与化脓性脑脓肿相仿，二者很难通过影像学方法鉴别。

三、脑囊虫病

脑囊虫病指囊虫异位于脑内者，约占囊虫病的 80%。

（一）临床表现

脑囊虫病一般起病缓慢，癫痫发作是最常见症状，其他症状有头痛、局灶性神经功能障碍以及精神障碍等。由于脑实质性囊虫病具有自限倾向，所以有些患者可能没有明显症状。

（二）影像学检查方法

MRI 是脑囊虫病的首选影像检查方法，能够显示脑室内、脑干及大脑半球表面的囊虫病灶，常用于囊虫病患者治疗的随访。CT 显示脑囊虫的钙化性病灶更加敏感。

（三）病理生理基础

活动性和过渡性囊虫按照部位一般再分为脑实质内型、脑室内型及软脑膜型。

1. 脑室内型及软脑膜型

囊尾蚴浸润在脑脊液中，虫体比较大，直径可达 3~4 cm，并可以引起室管膜炎及梗阻性脑积水；软脑膜上囊尾蚴大小不一，散布于软脑膜和蛛网膜下腔，可以形成大囊或者葡萄状囊丛，引起脑膜炎、血管炎及蛛网膜炎，形成脑梗死及交通性脑积水。外科手术发现发生在这些位置的囊虫始终维持在泡状期这个阶段。

2. 脑实质内型

囊尾蚴的成长和演变一般认为经历 4 个阶段：泡状期，胶状期，结节肉芽肿期，钙化期。囊尾蚴常位于灰白质交界处，进入中枢神经系统后囊尾蚴只引起周围脑组织轻微的炎症反应。

（1）泡状期：囊液清澈透明，内含界限清楚的囊尾蚴结节，外包一层菲薄的囊壁。炎症反应只局限在邻近的脑组织，有时候可能有一薄层水肿及胶质增生。多发小囊改变为典型表现。

（2）胶状期：头节逐渐消失，囊液浑浊呈胶状，囊壁增厚、皱缩，囊壁破裂，囊内异体蛋白释放引起炎症、水肿，血脑屏障破坏。

（3）结节肉芽肿期：囊虫呈结节样萎缩，囊壁明显增厚伴胶原生成及肉芽形成。

（4）钙化期：虫体死亡后，肉芽肿病灶为神经胶质增生代替，最终成为完全钙化的结节。自然死亡的囊虫多存留钙化灶，而药物治疗后的囊虫多无钙化灶存留。

（四）影像学征象

1. 脑实质内囊虫

（1）泡状期。①早期改变：边界不清的结节样病灶，增强扫描，结节有轻度强化，提示炎症反应。②典型表现：多发小圆形囊变，CT呈低密度，在MRI的T_1WI上呈低信号，在T_2WI上呈高信号，常可见到直径约2～3 mm的壁结节，这个结节代表头节。增强扫描，无强化病灶。没有周围水肿（图2-4）。

（2）胶状期：增强扫描可见环形强化病灶。

（3）结节肉芽肿期：在MRI的T_1WI上，结节与周围脑组织相比为低信号。增强扫描，结节呈结节样强化。病灶周围也还存在不同程度的水肿。

（4）钙化期：CT上表现为高密度影。

2. 囊虫性脑炎

常见于儿童和青少年，表现为数量巨大的弥漫性病灶，伴随严重的弥漫性水肿。

CT、MR上表现为多发直径3～10 mm的小结节样或囊样病灶，有结节样或环样强化，常伴随不同程度的水肿。

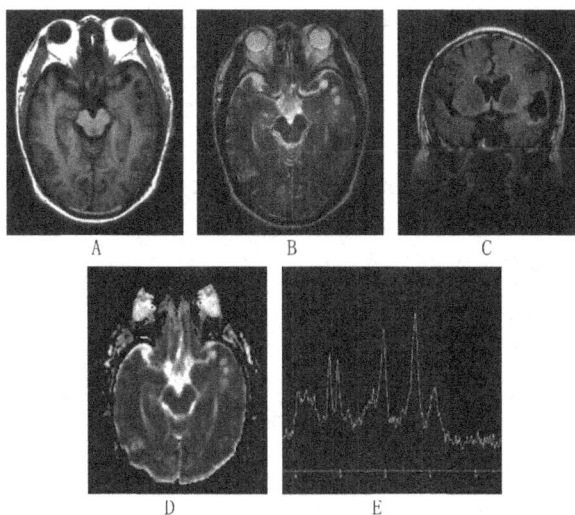

图 2-4 脑囊虫

A. 横轴位 T_1WI；B. T_2WI；C. FLAIR，示左颞叶、右颞枕交界区多发，呈长 T_1 长 T_2 信号，左颞枕交界区点状长 T_1 短 T_2 信号（钙化）；D. ADC，示小结节灶 ADC 值升高；E. MRS，可见脂峰及乳酸峰，NAA/Cr 降低

四、急性单纯疱疹性脑炎

急性单纯疱疹性脑炎是常见的病毒性脑炎。

（一）临床表现

成人多见，呈散发而无季节性和地方性。起病前多数有发热、头痛、全身不适和上呼吸道感染症状等前驱症状。意识障碍、脑膜刺激症、不同程度的颅内高压表现为常见的神经症状，也可出现眼球偏斜、肢体瘫痪、局部或全身抽搐、失语、视野改变、锥体外系症状等。

（二）影像学检查方法

MRI 是病毒性脑炎首选的影像学检查方法，能清楚显示病灶部位、形态及范围，对于诊断、病情程度及预后判断具有重要价值。MRI 的 DWI 显示病灶更佳。CT 的价值相对较小。但影像学诊断均为参考，病毒性脑炎的最终诊断要根据临床表现、脑脊液检查、血清学实验、影像学检查（MRI 或 CT）、脑电图及脑组织活检等资料综合考虑。

（三）病理生理基础

脑部病理改变呈弥漫性，侵犯双侧大脑半球，但并不完全对称，而以颞叶为最常见部位，其次是额叶。受累神经细胞核内出现嗜酸性包涵体，出现局部或较广泛的神经细胞坏死与出血。

（四）影像学征象

1.CT 表现

双颞叶前端低密度区，不对称，向额顶叶分散，中线结构向一侧偏移。

2.MRI 表现

（1）平扫：①病变在 T_1WI 上呈略低信号区，周围环绕线状略高信号影；在 T_2WI 上呈高信号，T_2WI 上的高信号逐渐向岛叶扩散。②病变常位于双颞叶底面、内侧面及岛叶，但一般不累及基底核区。额叶底部也常可见 T_2WI 高信号，多数患者发展成为双侧性不对称的病灶。偶尔病变可累及脑干。③皮层出血：在 T_1WI、T_2WI 上均呈斑点状高信号，可持续数月。④部分可见占位效应或脑萎缩、囊性脑软化灶。

（2）增强扫描：疾病早期海马即可出现异常强化，病变区实质内强化但强化程度低于软脑膜强化，病变区弥漫或脑回状强化。

（3）H1MRS 胆碱峰升高代表炎症反应，低 NAA 峰代表神经元损伤。

第四节　脑血管疾病

急性脑血管病，又称为脑血管意外、脑卒中。血栓栓塞引起脑血流灌注突然减少，伴脑缺血和（或）脑梗死，称为缺血性脑卒中；脑血管突然破裂引起颅内出血，称为出血性脑卒中；二者可同时或相继发生，称为混合性脑卒中。

一、脑梗死

(一) 临床表现

好发于中老年人，男女发病比例相似。患者通常有某些未加注意的前驱症状（如头昏、头痛等），部分患者有短暂性脑缺血发作病史或高血压动脉硬化病史。患者多在休息或睡眠中发病，常表现为不能说话，一侧肢体瘫痪，但生命体征改变一般较轻。

(二) 影像学检查方法

(1) CT 为脑梗死的首选的影像学检查方法，但可遗漏部分早期病灶。CT 灌注成像（包括 Xe-CT 灌注成像）对超急性和急性脑梗死的诊断、治疗和预后有帮助。CTA 用于检查颈动脉和椎基底动脉系统的较大血管的异常，但难以显示小分支异常。

(2) MRA、MR-DWI、MR-PWI 检查是超急性脑梗死首选的影像检查方法，可判断是否存在可恢复性脑缺血组织，可同时观察颈动脉和椎基底动脉系统的较大血管的异常。MRS 检查也是行之有效的方法。但 MRI 对早期出血灶不敏感。

(3) 血管造影：基本不直接应用于脑梗死的诊断。

(三) 病理生理基础

1. 超急性期脑梗死

发病<6 h。大体病理改变常不明显。在起病 1 h 内电子显微镜可见神经细胞内线粒体肿胀造成的神经细胞内微空泡形成。数小时后光镜嗜伊红染色可见神经细胞胞浆染色加深，Nissl 小体消失，核固缩和核仁消失。

2. 急性期脑梗死

发病6～72 h。梗死区脑组织肿胀变软，脑回扁平，脑沟变窄，切面上灰白质分界不清，有局限性水肿形成，并在 24～48 h 内逐渐达到高峰，即由最初的细胞毒性水肿发展到血管源性水肿。急性期的较早阶段显微镜下表现与超急性期者相似。急性期较晚阶段，神经细胞发生髓鞘脱失，急性坏死过程基本完成。

3. 亚急性期脑梗死

发病 3～10 d。坏死组织开始吸收，修复过程开始，逐步从梗死灶的周边向中心发展。表现为小胶质细胞向坏死区增生并吞噬坏死组织，此时星形胶质细胞增生活跃，内皮细胞增生形成新的毛细血管。当梗死区较大时，坏死组织常不能被完全清除，中央凝固性坏死区可长期存在。

4. 慢性期脑梗死

发病后第 11 天起进入此期，可持续数月或数年。脑梗死所引起的脑组织不可逆性损害，代表脑组织破坏逐步达最终阶段。坏死的脑组织逐步液化和被清除，最终可能只留下一囊腔，其周围是胶质细胞增生所形成的胶质疤痕，邻近的脑室、脑沟和脑池扩大，皮质萎缩。部分小的梗死灶可能没有囊腔，而只有胶质疤痕，以后可逐渐缩小、消失。而较大范围的脑梗死灶中心凝固性坏死多难以完全清除，可长期存在。极少数可见梗死区营养不良性钙化。局灶性脑萎缩和囊变是慢性脑梗死的标志。

（四）影像学征象

1. 各期脑梗死的 CT 和 MRI 表现

（1）超急性脑梗死：常规 CT 和 MRI 常阴性。MRI 弥散加权成像呈高信号，CT 和 MRI 灌注成像呈低灌注状态（图 2-5）。

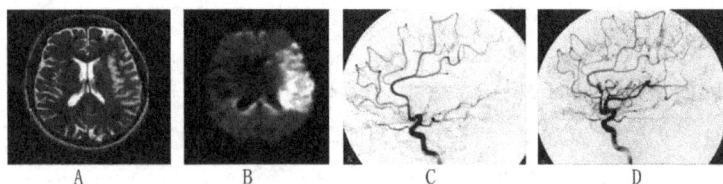

图 2-5　超急性脑梗塞

A. 横轴位 T_2WI，示基本正常；B. DWI，示左半卵圆中心大片高信号；C. DSA，示大脑中动脉闭塞；

D. 溶栓后复查 DSA，示大脑中动脉再通

（2）急性期：CT 可出现动脉高密度征、局部脑肿胀征和脑实质密度减低征；MRI 的 T_1WI 上呈低信号，T_2WI 上呈高信号。

（3）亚急性期：常规 CT 和 MRI 表现同急性期，此期 DWI 梗死区可呈低信号，PWI 可呈低灌注。

（4）慢性期：CT 呈低密度，与脑脊液密度近似；MRI T_1WI 呈低信号，T_2WI 呈高信号，FLAIR 呈低信号，周边胶质增生带呈高信号，DWI 呈低信号。

脑梗死开始时占位效应不明显，4～7 d 达高峰，以后逐渐消退。直到亚急性期才出现强化，典型者为梗死区脑回状强化。

2. 出血性脑梗死

脑梗死可能继发出血，转变为出血性脑梗死，一般为脑实质内出血，少数在脑实质出血的基础上再发生脑室内出血和蛛网膜下腔出血。在出血的当时和以后的数天至十余天之内，CT 表现为原低密度区出现高密度区，若出血位于脑皮质区域表现为低密度区内、沿脑回分布的、散在点状或大片状高密度影（图 2-6）。MRI 表现为在脑梗死的异常信号基础上，出现出血的异常信号（参见脑出血的相关内容）。

值得注意的是，神经病理检查发现将近 15% 的脑梗死区内伴有小出血灶，而多数时候这些小出血灶不为 CT 显示。

二、脑出血

（一）临床表现

好发年龄介于 55～65 岁间，男女发病数相似。大多数患者有头痛、高血压病史。起病突然，多发生在白天精神紧张或体力劳动时，患者感剧烈头痛、头昏，继之恶心、呕吐，并逐渐出现一侧肢体无力，意识障碍。血压明显升高，脑膜刺激征阳性。

（二）影像学检查方法

（1）CT 是脑出血的主要检查手段，尤其在超急性和急性期。

（2）MRI 一般不用于检查超急性和急性期脑出血，原因是该期患者多不耐受较长检查时间的检查，且 MRI 也较难显示该期病灶。但 MRI 显示后颅窝、尤其是脑干的血肿较好。

（3）目前一般不用血管造影诊断脑出血。

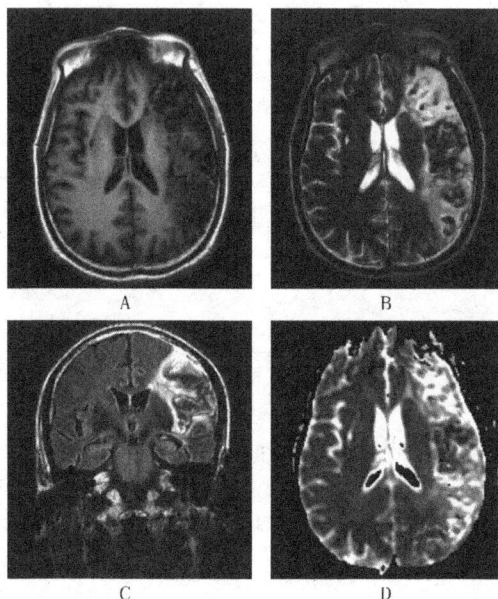

图 2-6　出血性脑梗死（伴含铁血黄素沉积）

A. 横轴位 T_1WI；B. T_2WI，示左额、顶、颞叶大片长 T_1 长 T_2 信号，其内可见等 T_1 短 T_2 信号；C. FLAIR，示病变呈低至高混杂信号；D. ADC，示病变 ADC 值升高

（三）病理生理基础

颅内血肿的分期。

1. 超急性期（4～6 h）

血肿内红细胞完整，主要含有氧合血红蛋白，一般在出血 3 h 后出现灶周水肿。

2. 急性期（7～72 h）

血肿凝成血块，红细胞明显脱水、萎缩，棘状红细胞形成，氧合血红蛋白逐渐变为脱氧血红蛋白，灶周水肿、占位效应明显。

3. 亚急性期血肿

（1）亚急性早期（3～6 d）：红细胞内的脱氧血红蛋白转变为正铁血红蛋白，上述改变先从血块的外周向中心发展，灶周水肿、占位效应仍存在。

（2）亚急性晚期（1～2周）：红细胞皱缩、溶解，并将正铁血红蛋白释放到细胞外。血块灶周水肿、占位效应减轻。血肿周围、血管周围出现炎性反应，并有巨噬细胞沉积。

4. 慢性期血肿

（1）慢性期早期：血块周围水肿消失，炎性反应开始消退。血管增生，血块缩小，灶周反应性星形细胞增生，还有细胞外正铁血红蛋白和巨噬细胞，巨噬细胞内含有铁蛋白和含铁血黄素。

（2）慢性期晚期：血肿退变期，边缘有致密的胶原包膜，包括新生毛细血管、血管纤维基质、蛋白、含铁血黄素等。

（四）影像学征象

1. CT 表现

（1）急性期（包括出血即刻，超急性期）。①典型表现：脑内圆形、类圆形、线形或不规则形的高密度灶，CT 值在 50～80 HU 之间。血肿可破入脑室或蛛网膜下腔，破入脑室可形成脑室铸型。灶周水肿轻，血肿大者可有占位效应。急性期一般不需增强，即使行增强检查，病灶亦无强化。②不典型表现：血肿呈等密度，见于患者有凝血异常、血小板功能不全、血红蛋白下降、过多的纤溶反应、溶血反应、血块不收缩、出血素质等；血块中出现液平，主要见于凝血机能异常；血肿密度普遍降低，并见液平，见于溶栓治疗患者中；灶周水肿极明显，可见于脑梗死后的出血患者中。

（2）亚急性期血肿：血肿密度逐渐降低，呈等密度，可出现下列征象（图 2-7）。①融冰征象：血肿周边吸收，中心仍为高密度区。②占位效应、灶周水肿由明显而逐步减轻。③部分患者出现脑积水。④增强扫描，病灶呈现环形或梭形强化，如中央部分出血未吸收时，可呈"靶征"。

（3）慢性期出血：病灶呈圆形、类圆形或裂隙状低密度（图 2-8）。

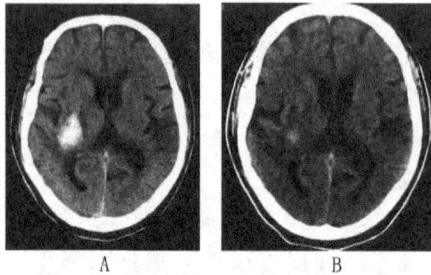

图 2-7　急性、亚急性期脑出血的 CT 表现

A. 急性期脑出血：右基底节区类圆形高密度灶，灶周可见低密度水肿带；B. 亚急性期脑出血：血肿密度逐渐降低，呈溶冰征象

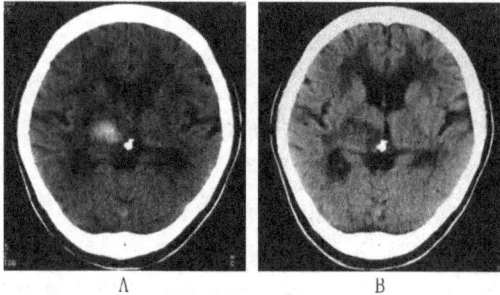

图 2-8　急性期、慢性期脑出血的 CT 表现

A. 亚急性期出血：右基底节区类圆形高密度灶，灶周有低密度水肿带，可见占位效应；B. 慢性期出血：病灶呈类圆形不均匀低密度

2. MRI 表现

MRI 在显示出血、判断出血时间和原因等方面有着独特的优势，MRI 信号能够反映含氧血红蛋白（OHB）-脱氧血红蛋白（DHB）-正铁血红蛋白（MHB）-含铁血黄素的演变规律

（1）超急性期：在初始阶段，血肿内容类似血液，为蛋白溶液。用中高磁场机成像时，在 T_1WI 上呈等信号；而用低磁场机成像时，在 T_1WI 可能为高信号，这可能与低场机对蛋白质的作用较敏感有关。由于含氧血红蛋白具有抗磁作用，造成 T_2 缩短，因此血肿在 T_2WI 上呈等信号、不均信号或高信号。在出血 3 h 后可出

现灶周水肿，占位效应亦轻，除非血肿很大。

（2）急性期：红细胞细胞膜完整，脱氧血红蛋白造成局部磁场的不均匀，由于磁敏感效应加快了质子失相位，能显著缩短 T_2 值，但对 T_1 值的影响较小，血肿在 T_1WI 上呈略低或等信号，在 T_2WI 上呈低信号。灶周出现血管源性水肿，占位效应明显（图 2-9）。

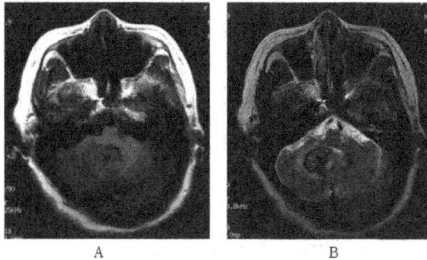

图 2-9 急性期血肿

患者突发意识不清 4 h：A. T_1WI；B. T_2WI

（3）亚急性期。①亚急性早期：红细胞内的正铁血红蛋白造成 T_1、T_2 缩短。血肿中心在 T_1WI 上仍等信号，外周呈高信号，且高信号逐渐向中心扩展；在质子加权和 T_2WI 上呈低信号。②亚急性晚期：血肿溶血出现，正铁血红蛋白沉积在细胞外，T_1 缩短，T_2 延长。血肿在 T_1WI 和 T_2WI 上均呈高信号。灶周水肿，占位效应逐渐减轻。

（4）慢性期血肿。①慢性期早期：血肿在 T_1WI 和 T_2WI 均呈高信号。病灶周围含铁血黄素环造成 T_2 缩短，在 T_1WI 上呈等信号，在 T_2WI 上呈低信号。水肿和占位效应消失。②慢性期晚期：典型者形成类似囊肿的 T_1WI 低信号，T_2WI 高信号灶，但周围仍可见低信号的含铁血黄素环（图 2-10）。

总之，MRI 表现与血肿的期龄关系密切。

三、蛛网膜下腔出血

（一）临床表现

40 岁左右发病最多。男性稍多。半数患者有发作性头痛的前驱期。活动时起病多见。患者突感剧烈头痛、继之呕吐，并可出现烦躁不安，意识障碍或抽搐，脑膜刺激征往往阳性。昏迷常较浅，持续时间较短。出血后常有一段时间发热。血压升高，脑脊液血性。

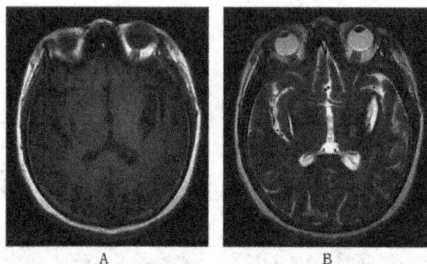

图 2-10 陈旧脑出血后遗改变

A. T_1WI；B. T_2WI，示双侧基底节区条形长 T_1、长 T_2 异常信号区，周围可见环形短 T_2 信号，为含铁血黄素沉积所致，在 T_1WI 上为等或稍高信号

（二）影像学检查方法

（1）CT 是急性蛛网膜下腔出血（SAH）检查的首选。出血最初 24 h 内 CT 显示率可达到 90%。但 3 d 后只有不到 50% 的 SAH 能被检出。

（2）MRI 的 FLAIR 序列可显示急性和亚急性期的 SAH，临床怀疑 SAH 而 CT 检查为阴性时应考虑用 MRI FLAIR 序列检查。后颅窝和基底池的脑脊液流动可干扰 FLAIR 图像，该区域有无 SAH 的诊断受限。

（三）病理生理基础

脑底部、脑沟内蛛网膜下腔中堆积血块，整个蛛网膜下腔含血。可见局部或广泛脑水肿。镜下见动脉呈不同程度的不规则变性，纤维增生和坏死。

（四）影像学征象

1. CT 表现

沿蛛网膜下腔分布的线状高密度。

2.MRI 表现

急性期多表现为阴性；亚急性期在蛛网膜下腔可见局限性短 T_1 信号（图 2-11）；慢性期在 T_1WI 和 T_2WI 上脑回表面尤其是小脑和脑干区可见极低信号线条影，代表含铁血黄素沉积。FLAIR 序列上，SAH 显示为蛛网膜下腔脑脊液异常高信号。

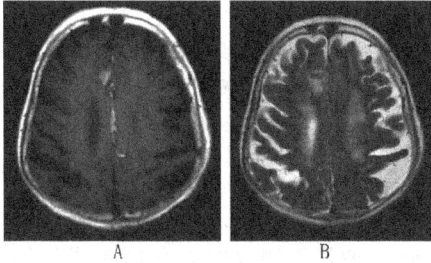

图 2-11　蛛网膜下腔出血

A. T_1WI；B. T_2WI，示纵裂池内短 T_1 信号，T_2WI 上不明显

四、动脉瘤

（一）临床表现

中年人发病多见，动脉瘤破裂约 90% 发生在 30～70 岁，临床可无症状或仅有头痛发作。动脉瘤破裂一般有 3 种临床表现：①在用力、激动等情况下，血压升高而发病，呈剧烈头痛后马上昏迷。②剧烈头痛、恶心和呕吐，过一段时间后好转或昏迷。③极少患者无头痛等先兆，仅有意识障碍。

动脉瘤还可引起神经压迫症状，这与其所在部位有关。如后交通动脉瘤可压迫动眼神经而引起动眼神经麻痹。

（二）影像学检查方法

（1）DSA 是诊断动脉瘤的金标准。

（2）MRA 可显示 3～5 mm 大小的动脉瘤，显示 5 mm 以上的动脉瘤较好，3D TOF 法常用于筛选 Willis 环动脉瘤。

（3）CTA 可发现约 2 mm 的动脉瘤，且可较好地显示动脉瘤瘤颈，显示的 5 mm 以上的动脉瘤较佳。

（三）病理生理基础

动脉瘤破裂出血与其大小相关：＜5 mm 的动脉瘤较少破裂（但存在争议，有人主张 6 mm 以下的动脉瘤都应该干预治疗），＞8 mm 的动脉瘤破裂更常见。

（四）影像学征象

1.CT 表现

（1）动脉瘤表现与瘤腔内有无血栓有关。①无血栓的动脉瘤：较小时平扫可以无阳性发现。较大时，平扫呈圆形高密度区，增强扫描呈明显均匀强化。CTA 显示瘤体与动脉相连。②动脉瘤伴部分血栓形成：呈圆球形阴影，中心或偏心为高密度，中间为等密度，周围为高密度边，分别代表动脉瘤内腔、动脉瘤血栓及动脉瘤外层纤维囊壁。增强扫描，中心和囊壁明显增强，称为靶征。③动脉瘤内完全为血栓组织充满：平扫呈等密度影，造影剂强化时仅出现囊壁增强。

（2）巨大的动脉瘤可出现占位效应，如脑室受压、移位等，但动脉瘤周围均无水肿。

（3）除薄壁动脉瘤外，有时瘤壁可见弧线状钙化影。

（4）动脉瘤破裂后，CT 多不能显示瘤体，但可出现出血、梗死、水肿及脑积水，甚至还可引起脑疝等，其中以出血最为多见，常造成蛛网膜下腔出血，也可形成脑内血肿或破入脑室。

2.MR 表现

无血栓者，在 T_1WI、T_2WI 上均为圆形或椭圆形、梭形无信号区，边界清楚、锐利，有时可见载瘤动脉；有血栓者，在 T_1WI、T_2WI 上均为混杂信号。

3. 血管造影（DSA）表现

可明确显示动脉瘤的部位、大小、形态、数目，与载瘤动脉的关系。动脉瘤表现为梭形或囊状，可有蒂与动脉干相连。出血或血肿形成时，动脉瘤轮廓模糊，邻近血管可发生痉挛和移位。但入口过窄或腔内有血栓可不显影。这时表现为假阴性。

五、脑动静脉畸形

(一) 临床表现

多在 20～40 岁间发病，80％患者在 50 岁前出现症状。主要临床表现为出血，抽搐，进行性神经功能障碍，头痛。出血时出现头痛、呕吐、意识障碍、脑膜刺激征或脑实质损害的局灶体征如偏瘫等。约 30％患者首发症状为抽搐；约 20％以头痛起病，不到 10％患者以进行性偏瘫或局灶性神经损害为首发症状。

(二) 影像学检查方法

增强 CT 能够发现绝大多数脑动静脉畸形（AVM），CT 平扫还可显示 AVM 的钙化、局部脑组织萎缩等表现。

MRI 显示 AVM 精确的位置和范围优于 CT，尽管 PC-MRA 可分辨 AVM 的不同组成（供血动脉、瘤巢和引流静脉），但目前 DSA 仍然是 AVM 诊断金标准。

(三) 病理生理基础

脑动静脉血管畸形常见于大脑中动脉分布区的脑皮质，其次在大脑前动脉分布区的脑皮质。AVM 为动、静脉之间存在直接沟通而无毛细血管网，由的粗大供血动脉、瘤巢和粗大迂曲的引流静脉组成，畸形血管粗细不等，可有扩张、迂曲，周围脑组织萎缩伴胶质增生。可伴发出血、梗死、软化和萎缩。

(四) 影像学征象

1. CT 表现

(1) 无并发症时：平扫呈等密度病灶。增强扫描，呈虫曲状、点状、条索状或小片状增强。

(2) 伴发血肿时：平扫可呈高密度、低密度及低、等、高混合密度病灶，前者提示为急性血肿，后两者常提示为慢性血肿。增强扫描，部分病例病灶周围可显示畸形血管团，部分病例病灶周围呈环状增强。

(3) 伴发梗死、软化和萎缩时：平扫呈低密度区，形态为楔形、不规则形或条形。增强扫描，除部分病例可显示畸形血管团外，大多不增强（图2-12）。

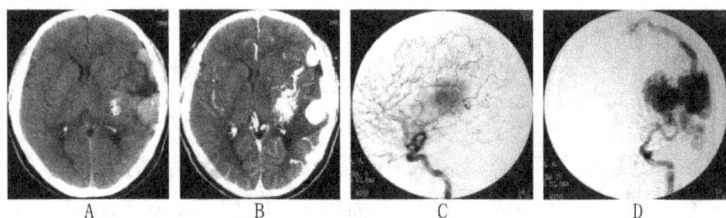

图2-12 AVM

A. 平扫CT，示左颞叶区低至高混合密度病灶，内有钙化；

B. 增强CT，示部分病灶明显强化，灶周可见畸形血管团；

C. DSA侧位动脉期，示脑内异常染色及静脉过早显影；

D. DSA后前位静脉期，示畸形血管团及粗大的引流静脉

2. MR表现

可精确显示病灶大小和部位，可显示粗大的供血动脉和引流静脉、畸形血管团及并发的出血、囊变、血栓形成等。

3. 血管造影

一簇畸形血管团，与扩大、迂曲的动脉及静脉相连，静脉过早显影，邻近血管显影不良或变细（图2-13）。

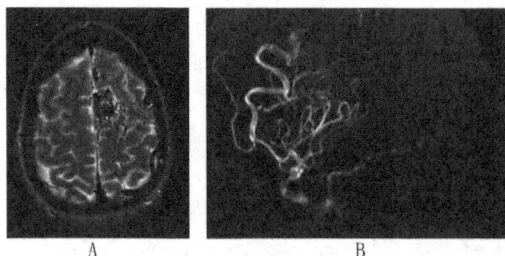

图2-13 动静脉畸形

A. T_2WI，示左额顶叶类圆形病灶，内可见粗大、迂曲的流空血管；B. MRA，示一簇畸形血管团，与扩大、迂曲的动脉及静脉相连，静脉过早显影，邻近血管显影不良或变细

六、皮层下动脉硬化性脑病

（一）临床表现

多见于 65 岁左右的老人，常有高血压、糖尿病、冠心病、心肌梗死、心力衰竭或心律失常等病史。患者逐渐出现记忆力减退、表情淡漠、注意力不集中、计算力下降、行走和动作迟缓，并呈进行性发展。晚期可有尿失禁、偏瘫或四肢瘫。检查时发现面具脸、小步缓慢步态、四肢张力升高、四肢腱反射亢进，Babinski 征阳性。

（二）影像学检查方法

MRI 是皮层下动脉硬化性脑病的主要的检查方法，显示皮层下小病灶较 CT 敏感，一般不用其他方法诊断本病。

（三）病理生理基础

常见的病理表现为脑白质斑块状或弥漫变性、变软，灰白质分界不清。镜下病理表现为神经元肿胀、细胞质固缩，小动脉壁增厚，管径变细，内有血栓形成。

（四）影像学征象

1.CT 表现

侧脑室旁片状低密度区，边界不清。内囊、丘脑和脑干常伴有多少不等的腔隙灶，可见脑萎缩改变。

2.MRI 表现

在 T_2WI 和 FLAIR 上显示为侧脑室旁多个或弥漫性皮层下斑片状高信号区，面积 $>2\,mm \times 2\,mm$，无占位效应。基底核和脑干常可见多发腔隙灶，可见弥漫性脑萎缩。

七、烟雾病

烟雾病（Moyamoya）是一组因颈内动脉虹吸段狭窄或闭塞，以脑底出现异常毛细血管网为特点的脑血管病。病理表现为双侧颈内动脉末端管腔狭窄或闭塞，病变段动脉内膜增生肥厚，中层萎缩，并有淋巴细胞浸润，侧支循环及穿支动脉明显扩张形成异常血管网，脑萎缩是其重要表现之一，此外尚可引起颅内出血及梗死灶。

Moyamoya 的临床症状因年龄而异，年轻人及儿童常表现为反复发作的一过性缺血、间歇性发作的轻偏瘫、单侧肢体偏瘫和感觉障碍，而成年人更常见的症状为脑出血，即使没有形成微动脉瘤，脑室壁附近的小动脉也易于破裂。

Moyamoya 病的基本影像学表现为：①颈内动脉末端、大脑前动脉和大脑中动脉近端的狭窄或闭塞。②管闭塞处附近的异常血管网。③常双侧性侵犯。儿童或病变早期可以为单侧性损害，但1～2年内会发展为双侧损害；而成人可保持长期的单侧损害。

Suzuki 将 Moyamoya 病的血管造影分为 6 期：①仅有颅内颈内动脉分叉处狭窄，多为双侧。②出现 Moyamoya 基本征象，及脑动脉侧支血管扩张。③Moyamoya 征象更为明显，大脑基底部血管出现明显的 Moyamoya 征象，可观察到大脑前动脉及大脑中动脉受累。④ Moyamoya 征象减少，但观察到大脑后动脉受累。⑤Moyamoya 征象进一步减少，主要的脑动脉消失。⑥Moyamoya 征象消失，只有颅外侧支供给大脑血液，一条是筛前动脉，另二条是颞浅动脉和枕动脉。

MRI 可以显示：①闭塞血管流空效应消失，有侧支循环血管形成，表现为鞍上向基底节区走行的条状迂曲的低信号；②脑实质内多发缺血或出血灶，脑室扩张及萎缩的发生率也逐渐明显（图 2-14）。

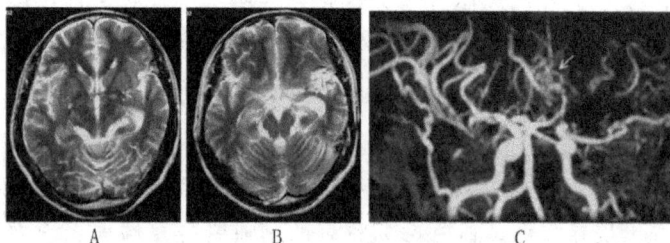

图 2-14　双侧基底节区有密集血管网影
双侧基底节区有多发小腔隙（图 A），左侧颈内动脉床突上段有狭窄（图 C），并出现雾状代偿血管

第五节 颅内肿瘤

一、神经胶质瘤

神经胶质瘤源于神经胶质细胞，主要包括星形胶质细胞瘤、少突胶质细胞瘤、室管膜瘤等。85％以上的胶质瘤位于幕上，50％表现为多脑叶累及，且20％表现为双侧大脑病变。

（一）星形胶质细胞瘤

1. 临床表现

星形胶质细胞瘤是胶质瘤中最常见的，成人多发见于幕上，儿童多见于小脑。患者多表现为抽搐、癫痫发作，也可出现为神经功能障碍和颅内高压症状。大脑胶质瘤病主要表现为行为怪异随后出现抽搐。

2. 影像学检查方法

（1）MRI用于中枢神经系统脑内肿瘤（如胶质瘤、脑内转移瘤等）、脑外肿瘤（如脑膜瘤、松果体区生殖细胞瘤等）的诊断和鉴别诊断已经成为首选，且MR灌注扫描可提供肿瘤分级信息，MR弥散张量成像能够提供脑肿瘤有无破坏脑白质纤维的信息。

（2）CT在显示肿瘤是否钙化、有无出血以及颅骨有无累及等方面仍有其独到之处，可作为脑肿瘤诊断的重要补充。

（3）只有在行血管介入治疗或进行血管性病变鉴别时才行脑血管造影。

3. 病理生理基础

（1）低度星形胶质细胞瘤：肿瘤为结节或肿块，偶尔见囊性、钙化。局限性或弥漫性浸润邻近脑组织，受侵脑组织肿胀，扭曲变形。

镜下病理：肿瘤细胞形态多样，组织分型包括纤维型、肥胖型、原浆型星形胶质细胞瘤。分期及分级：通常为WHO Ⅱ级。

（2）间变型星形细胞瘤：肿块浸润性，边界不清，结构可以比较稀疏但侵袭邻近组织，囊变、出血不常见。

镜下病理：肿瘤结构更密实，可见微血管增生，坏死出血少见。细胞内可出现间变，有丝分裂显著，可见核不典型变，核浆比升高。分期及分级：通常为 WHO Ⅲ 级。

（3）多形性胶质母细胞瘤（GBM）：肿瘤好发于额叶和颞叶白质，绝大多数肿瘤血供丰富，可见出血、坏死，有明显的脑水肿和占位效应。肿块生长迅速，预后差。

镜下病理：可见微血管增生，坏死出血明显。星形细胞形态多样，显著的核不典型变，大量的有丝分裂。分期与分级：通常为 WHO Ⅳ 级。

（4）毛细胞型星形细胞瘤：好发于儿童、青少年，肿块主要位于小脑半球偏中线部位或小脑蚓部，也见于第四脑室、脑干和视交叉区域。大多数肿瘤直径 2～4 cm，境界清楚，无包膜。多数肿瘤伴囊变，有时囊变部分可大大超过瘤体本身，而将瘤体推向一侧形成壁结节。瘤周水肿轻或无。肿瘤常伴有一定的占位效应。肿块生长缓慢，预后好。

镜下病理：肿瘤细胞多细长，自细胞一端或两端发出毛发丝状纤维突起和嗜酸小体。分期与分级：通常为 WHO Ⅰ 级。

（5）小脑星形胶质细胞瘤：小脑星形胶质细胞瘤多数在小脑半球，少数在小脑蚓部，也有同时累及半球和蚓部者。肿瘤分为囊性和实质性两种。小脑的星形细胞瘤囊变率较高。

（6）大脑胶质瘤病：即胶质瘤病。大体病理分 2 种类型：①肿瘤在脑组织上过度生长或扩展，但没有明确的肿块。②弥漫性病灶和局限性肿块。病变常累及脑干、小脑机皮层下白质，很少累及大脑皮层。病变区内脑组织的正常结构基本保留，很少出血、坏死及囊变。

镜下病理：胶质细胞拉长，核深染，有丝分裂变异，通常平行排列，沿有髓鞘的神经纤维弥漫性浸润。微血管增生，缺乏坏死。细胞成分为主型的偶尔是少突胶质细胞瘤。分期与分级：通常为 WHO Ⅲ 级。

4. 影像学征象

1）低度星形胶质细胞瘤。

（1）CT 表现：平扫呈境界不清的均匀的低或等密度肿块，常位于一侧大脑半球，10%～20%有钙化，囊变罕见。多数周围无水肿。增强扫描，肿瘤一般不强化或轻度强化（除毛细胞和肥胖细胞型外），若有强化则提示局部恶性变（图 2-15）。

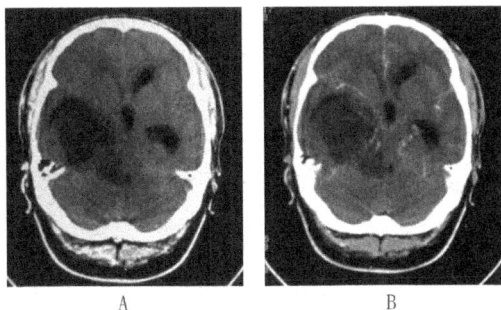

图 2-15　低度星形胶质细胞瘤

A. 平扫 CT；B. 增强 CT，示境界不清的均
肿块呈低密度，无周围脑水肿；肿瘤不强化

（2）MRI 表现：肿块在 T_1WI 上呈低信号，在 T_2WI 及 FLAIR 上呈高信号。钙化、囊变少见。出血、瘤周水肿罕见。肿块通常无强化，出现强化则提示向恶性发展。DWI 上通常缺乏限制性弥散。MRS 呈高 Cho，低 NAA，高 MI/Cr（085±025）。

2）间变型星形细胞瘤。

（1）CT 表现：平扫呈低密度肿块，钙化罕见。增强扫描，大多数肿块不强化。

（2）MRI 表现：肿块在 T_1WI 上呈混杂等、低信号，在 T_2WI、FLAIR 上呈混杂的高信号。钙化、出血、囊变罕见。增强扫描，肿块通常无强化，但可有局灶性、结节状、均一、斑片状强化。任何强化都应提示胶质母细胞瘤的可能。MRS：Cho/Cr 升高，NAA 降低。

3）多形性胶质母细胞瘤。

（1）CT 表现：平扫，肿块边界不清，病灶周围呈等密度，中心呈低密度，可见出血，钙化罕见。病灶周围有中到重度水肿。病变多侵及大脑深部，常沿胼胝体向两侧呈蝴蝶状扩散，可随脑脊液种植转移。少数病灶可为多发性。增强扫描，病灶呈边界清楚的不均匀明显强化、环状或花边状不规则强化。

（2）MRI 表现：①病灶在 T_1WI 上呈等、低信号（可能有亚急性出血），在 $T_2WI/FLAIR$ 上呈高信号伴瘤周中到重度水肿。其他表现与 CT 表现相似。动态对比增强 MRI 能反映微血管的通透性，有助于肿瘤的分级诊断。② MRS：NAA、MI 降低，Cho/Cr、乳酸/水升高。③DWI：GBM 比低度恶性的星型细胞瘤的 ADC 测量值低。d. PWI：可鉴别 GBM 与低度恶性星型细胞瘤（GBM 的 rCBV 高）。

（3）DSA 表现：肿瘤血供丰富，伴有显著的肿瘤染色，动静脉分流。

4）毛细胞型星形细胞瘤。

（1）CT 表现：平扫，小脑半球或蚓部的囊/实性肿块，呈低/等密度，钙化少见。多无瘤周水肿，常伴有一定的占位效应。增强扫描，绝大多数肿块明显强化。

（2）MRI 表现：实性肿块或肿块的实性部分在 T_1WI 上呈低/等信号，在 T_2WI 上呈等/稍高信号；肿块的囊性部分在 T_2WI 上呈高信号，FLAIR 上不被抑制。增强扫描呈不均匀明显强化。MRS 显示高 Cho，低 NAA，高乳酸。

5）小脑星形胶质细胞瘤。

（1）CT 表现：①平扫，囊性肿块边缘清晰，呈均匀低密度，密度高于脑脊液而低于脑实质，有时囊变的肿瘤边缘见到实质性肿块；实质性肿瘤多数边界不清，呈混杂低密度，囊变和坏死常见，可见钙化。②增强扫描，囊壁常呈均匀或不均匀的环状增强，或结节样强化；实性肿瘤常明显强化，边缘不规则。③肿瘤多伴有轻、中度的小脑水肿。④多数肿瘤有占位效应，严重程度与肿瘤的大小、水肿的范围和肿瘤的部位有关。常见的占位征象包括：第四脑室受压、变形、移位、闭塞，并继发阻塞性脑积水；脑干向前方或侧前方移位；两侧桥小脑角池和环池不对称或部分闭塞。

（2）MRI 表现：无论为囊性还是实质性肿瘤，在 T_1WI 上均呈低信号、在 T_2WI 上呈高信号，但囊变区的信号在 T_2WI 上高于实质性肿瘤和脑脊液的信号。

6）大脑胶质瘤病。

（1）CT 表现：平扫，双侧半球实质呈弥漫性低密度，边界不清，不对称，受累区域脑沟、脑裂变窄或消失，脑池、脑沟受压。增强扫描，病变区通常不强化或轻度强化。

（2）MRI 表现：①平扫，病灶在 T_1WI 上呈等/低信号，在 T_2WI/FLAIR上呈高信号。增强扫描，病变呈轻度强化，局灶性强化可代表恶性胶质瘤。②MRS：Cho/Cr、Cho/NAA 升高，乳酸峰±，出现脂质峰。白质纤维束增厚超过一叶提示潜在大脑胶质瘤病可能。

（二）少突神经胶质瘤

1. 临床表现

少突神经胶质瘤较少见，好发年龄为 50 岁左右。临床症状与星形胶质细胞瘤相似。

2. 影像学检查方法

与星形胶质细胞瘤的影像学检查方法相似。

3. 病理生理基础

肿瘤位于白质和皮质浅层，呈边界清晰的肿块，钙化常见，出血、囊变可见。

镜下病理：中度增生的肿瘤细胞，核圆、均质，胞质清晰，偶尔伴有丝分裂。可见微小钙化、囊变或黏液样变。可有丰富的毛细血管网。分期与分级：通常为 WHOⅡ级；间变型少枝胶质瘤：WHOⅢ级。

4. 影像学征象

（1）CT 表现。①平扫：肿瘤呈低、等或略高密度肿块，边界清晰。大部分肿块有钙化，钙化多位于肿块周边部，条索样钙化较为特征。部分肿块内可见出血、囊变。部分肿块可伴颅骨内板弧形压迹。灶周水肿、占位效应不明显。②增强扫描：近半数肿块可见不同程度的强化。若肿块出现不均匀、不规则的环状强化，则有恶变可能。

（2）MRI 表现：肿块在 T_1WI 上呈低、等信号，在 T_2WI 上呈高信号，信号不均。有轻度的瘤周水肿。增强扫描，近半数肿块强化。

二、脑膜瘤

（一）临床表现

中老年人好发，女性发病率约为男性 2 倍。脑膜瘤起病缓慢，病程长，初期症状和体征不明显，1/3 患者可无症状，以后逐渐出现颅内高压征以及局部定位症状和体征，症状与肿瘤发生部位有关。

（二）影像学检查方法

与胶质瘤的影像学检查方法的选择相似。

（三）病理生理基础

肿瘤起源于蛛网膜的帽状细胞，多数位于脑实质外。肿瘤边界清晰，圆形或分叶状，可见出血或钙化，有包膜，血运丰富。肿块以广基底与硬脑膜相连，邻近的骨质增生硬化常见，非肿瘤性的硬膜增厚常见，明显的脑组织侵犯罕见。

恶性脑膜瘤肿瘤较大，呈膨胀性或浸润性生长，切面上多见出血、坏死、囊变。镜下病理：部分瘤组织保持典型的脑膜瘤结构外，可见指状浸润或弥漫浸润脑组织等恶性表现。瘤细胞丰富，细胞生长活跃，核异型明显，核大深染，可出现巨核细胞，核分裂象多见。常见坏死灶。良性、非典型性或恶性脑膜瘤均可发生脑浸润，有脑浸润的脑膜瘤较易复发。

（四）影像学征象

1.CT 表现

（1）肿瘤好发部位依次为矢状窦旁、大脑镰、脑突面、嗅沟、鞍结节等。

（2）平扫，肿块呈圆或椭圆形的均匀等密度或稍高密度灶，囊变、坏死较少见。0%～25%的肿块有钙化，部分呈砂粒样。多数可见灶周低密度水肿带。增强扫描，绝大多数肿块呈均匀明显强化。

（3）肿瘤多位于脑外，多具有下列脑外肿瘤的常见征象。①肿瘤邻近颅骨骨质增生硬化，骨皮质不规则，内生骨疣常见。②白质塌陷征：指肿瘤位于颅骨内板下，突向脑皮质，皮质下呈指状突出的脑白质受压变平，与颅骨内板间的距离增大。③肿瘤与硬脑膜广基相连：增强扫描，肿块邻近的增厚硬脑膜呈窄带状强化，随着远离肿瘤而逐渐变细，即脑膜尾征。④邻近脑沟、脑池扩大。⑤静脉窦受压或阻塞：增强扫描，肿块邻近的静脉窦受压变形，静脉窦不强化或腔内出现充盈缺损。

（4）部分肿瘤有脑浸润脑浸润的确定性征象：肿瘤边缘毛糙模糊，蘑菇征，伪足征（肿瘤边缘指状突出），毛刷征等；脑浸润的提示性征象：肿瘤轮廓呈节结状或分叶状。

2.MRI 表现

（1）肿块信号与脑皮质信号相近，在 T_1WI 呈等信号，在 T_2WI 上呈等或略高信号。肿块信号可不均匀，可见血管流空影。增强扫描，绝大多数肿块呈明显强化，常不均匀。肿瘤包膜及肿瘤周小血管在 T_1WI 上表现为肿块与周围水肿间的纤细的低信号环。常见脑外肿瘤的征象。

（2）DWI：ADC 表现各异。

（3）MRS：Cho/Cr 与增生潜能相关，在 15ppm 出现丙氨酸峰可提示脑膜瘤。

3.DSA 表现

肿瘤周边由软脑膜血管供血，中心由硬脑膜血管供血。恶性脑膜瘤除具有脑膜瘤的一些表现外,可出现下列征象。

(1) 肿块边缘不规则或呈锯齿状,边界不清。肿瘤侵犯半球呈蘑伞状,又称蘑菇征。

(2) CT 平扫,肿块密度不均,可见囊变、出血,无钙化或仅有轻微钙化。MRI 平扫,肿瘤信号多不均匀。增强扫描,肿块呈斑片状或环状强化。

(3) 瘤周出现明显水肿。

(4) 包膜不完整,厚薄不一,不完整处镜下可见肿瘤组织侵犯并穿破包膜向脑内浸润。

(5) 肿瘤附近可见明显的骨质破坏并可向颅外蔓延。

(6) 术后易复发。

(7) MRS:NAA 成分无或少,Cho/Cr 比例升高,可见脂肪酸族代谢。

三、生殖细胞瘤

生殖细胞瘤占脑肿瘤的 0.5%。

(一) 临床表现

好发于儿童和青少年,成人少见。主要临床表现与肿瘤发生部位有关,发生在松果体者,主要有 Parinaud 综合征和性早熟,脑积水和颅高压;发生于鞍区者主要表现为视力障碍、头痛、呕吐、多饮多尿和垂体功能低下;位于基底核者可有三偏症状。

(二) 影像学检查方法

与胶质瘤的影像学检查方法的适当选择相似。

(三) 病理生理基础

源于生殖细胞,80%~90% 发生在中线(松果体区 > 鞍上 > 两者均发),5%~10% 发生在基底核、丘脑。肿瘤为无包膜的实质性肿块,可有微囊变,坏死、出血不常见。

镜下病理:细胞均匀呈层状或分叶状排列,核大,胞质透明,富含糖原。沿纤维血管常有淋巴细胞浸润。

（四）影像学征象

1. CT 表现

（1）平扫，第三脑室后方等或高密度肿块，围绕结节状聚集的钙化（被包裹的松果体）。增强扫描呈显著均匀或不均匀强化。近 50% 病例为多发。

（2）常伴脑积水。

（3）鞍上，室管膜病灶种植或合并发生常见。

2. MRI 表现

（1）松果体区生殖细胞瘤：平扫，肿块在 T_1WI 通常呈等或稍低信号，在 T_2WI 上呈高信号，有囊变者信号不均。增强扫描，肿块呈不均匀明显强化。

（2）鞍上生殖细胞瘤的常见表现：垂体柄增粗（＞4 mm）；在 T_1WI 上正常垂体后叶高信号消失，肿块信号与脑皮质信号相似，在 T_2WI 上，肿块信号多变；近半数肿块内可见囊变。

四、转移性肿瘤

（一）临床表现

临床表现与肿瘤的占位效应有关。常见症状有头痛，恶心，呕吐，共济失调和视乳头水肿等。部分病例无明显神经系统症状。年龄以 40～70 多见，男多于女。

（二）影像学检查方法

CT 平扫和增强扫描可发现大多数病灶，但不如 MRI。MR 增强扫描能发现脑内较小的转移灶和软脑膜转移灶，而 CT 平扫难以显示。大剂量、磁化对比及增强后延迟扫描可以发现更多的病灶，尤其是早期病灶和小病灶。

（三）病理生理基础

80% 以上的肺癌脑转移瘤发生在幕上，以大脑中动脉供血区的灰白质交界处多见。脑转移为单发或多发病灶，圆形，相对分散分布，肿瘤通常推移而非浸润邻近组织。镜下病理多与原发肿瘤相似，坏死，血管生成多见。

（四）影像学征象

1. CT 表现

平扫，肿瘤位于灰白质交界区，呈低或等密度肿块，内可见出血。增强扫描，肿块呈块状、结节状或环形强化。瘤周水肿可轻可重，而脑内广泛转移者水肿常甚轻或无水肿。硬膜转移瘤表现为局灶性等密度肿块。骨窗可显示邻近颅骨受累。

2. MRI 表现

肿瘤在 T_1WI 上呈低、等信号，在 T_2WI 及 FLAIR 上高信号（黑色素瘤、出血表现为低信号）。增强扫描，肿块呈明显块状、结节状或环形强化，且强化环通常呈圆或类圆形，厚薄不均匀，强化不均匀，内壁不光整而外壁光滑。

五、鞍区及其周围的常见肿瘤

鞍区的前界为前床突外侧缘与交叉沟的前缘，后界为后床突与鞍背，双侧界为颈动脉沟。鞍区主要结构包括：蝶鞍、垂体、视系统（视神经、视交叉、视束）、海绵窦及其内容物、鞍上血管、下丘脑和第三脑室前下部等。这些结构相互间关系密切，且常有形态和位置的变异。

鞍区常见肿瘤包括：起源于垂体的垂体瘤，起源于颅咽管残余上皮细胞的颅咽管瘤，起源于脑膜成分的脑膜瘤、血管外皮瘤等，起源于血管的动脉瘤、海绵状血管瘤等，起源于视交叉、下丘脑等的胶质瘤，等等。

（一）垂体瘤

垂体瘤是鞍区最常见的肿瘤。根据肿瘤是否分泌激素分为功能性垂体腺瘤和无功能性垂体腺瘤，前者又根据所分泌的不同激素分为泌乳素瘤、生长激素腺瘤、促肾上腺皮质激素腺瘤等。

1. 临床表现

常表现压迫症状和内分泌亢进症状。压迫症状：视力障碍、头痛、垂体功能低下、阳痿等；内分泌亢进症状：泌乳素瘤常出现闭经、泌乳，生长激素腺瘤常出现肢端肥大，促肾上腺皮质激素腺瘤常出现 Cushing 综合征。

2. 影像学检查方法

（1）MRI 的矢状面和冠状面的薄层扫描及增强扫描有助于微腺瘤的发现，动态增强扫描更佳。动态增强扫描时，必须强调造影剂的快速注射和早期快速扫描。

（2）CT 平扫加增强扫描能够显示较大的垂体腺瘤，显示微腺瘤不佳，但显示鞍底骨质的吸收、肿瘤的钙化、出血以及骨质破坏较好。

（3）X 线平片仅能显示较大的垂体腺瘤引起的骨质改变。

3. 病理生理基础

根据肿瘤的大小分为微腺瘤（≤1 cm）和巨腺瘤（>1 cm）。结合临床症状和血液中激素的升高，垂体高度达 8 mm 以上时应该考虑垂体微腺瘤的诊断。垂体巨腺瘤通常破坏正常垂体组织，填充蝶鞍且向鞍上、鞍旁甚至鞍底侵犯，发生囊变、坏死和出血的机会更多。

4. 影像学征象

1）垂体微腺瘤。

（1）直接征象：平扫，腺瘤呈边界不清的等或低密度（在 T_1WI 上呈低信号，在 T_2WI 上呈高或等信号），但病变显示常常不甚明确。增强扫描，病变呈相对低密度区（低信号区），边界规则或不规则。MRI 动态增强扫描，微腺瘤与正常垂体组织的强化不同，即在增强早期垂体微腺瘤的信号低于正常垂体，而在晚期微腺瘤的信号强度高于正常垂体组织。

（2）微腺瘤常需要借助于一些间接征象来协助诊断，较常见的间接征象包括：①鞍底局限性下陷或局限性骨质吸收。②垂体高度增加且上缘向上凸。③垂体柄移位。④垂体向外膨隆推压颈内动脉等。

2）垂体巨腺瘤。

（1）X 线平片表现：蝶鞍扩大，前后床突骨质吸收、破坏，鞍底下陷。

（2）CT、MRI表现：①肿瘤多数呈圆形或椭圆形，少数呈分叶状，有包膜，边缘光滑、锐利。腺瘤实质部分一般呈现等密度（等信号），囊变、坏死区呈现低密度（在 T_1WI 上呈低信号、在 T_2WI 上呈高信号），出血呈高密度（高信号），钙化少见。增强扫描，除囊变、坏死、出血和钙化区外，肿瘤组织明显强化。②肿瘤常侵犯、破坏周围结构，可出现下列征象：a.肿瘤通常引起蝶鞍扩大和鞍底下陷。b.腰身征或"8"字征指腺瘤通过鞍膈向上生长时，由于受到鞍膈的限制而形成对称的切迹。c.向鞍上生长使鞍上池闭塞，视交叉受压上移。d.向鞍旁生长使颈内动脉海绵窦段推移向外，甚至闭塞海绵窦，包裹颈内动脉。e.向下可以侵犯蝶窦和斜坡的骨质。

3）垂体卒中：常继发于垂体腺瘤出血或缺血性坏死。患者常表现为症状突然加重，或影像检查发现鞍区肿块突然增大等。CT平扫，肿瘤可呈低密度（水肿或坏死）或高密度（出血）；MRI在 T_1WI、T_2WI 上可呈高信号（出血），或在 T_1WI 呈低信号、在 T_2WI 上高信号（梗死伴水肿）。

（二）颅咽管瘤

颅咽管瘤也是鞍区常见肿瘤，分为2个变型：牙釉质型和乳头状型。

1.临床表现

5～10岁和40～60岁为2个高发年龄段。临床上可出现与垂体瘤类似的症状。

2.影像学检查方法

MRI的矢状面和冠状面的薄层扫描及增强扫描、CT平扫加增强扫描均能够显示颅咽管瘤。MRI显示病灶的形态、大小、侵犯范围优于CT，CT显示对诊断有决定意义的钙化却强于MRI。

3.病理生理基础

肿瘤一般位于鞍上，边界清晰，有包膜。通常为囊性，少数为实质性或囊、实混合型。囊液成分复杂，包含胆固醇结晶、蛋白、散在的钙化或骨小梁。肿瘤实质和包膜常发生钙化。有近一半的颅咽管瘤侵犯蝶鞍。

4.影像学征象

（1）CT表现：平扫，肿瘤实质部分通常呈等或略低密度；囊样区多呈低密度，也可呈等或高密度，与囊内成分有关；钙化常见，一般为沿肿瘤边缘的、长短不一的壳状钙化，少数见点状或斑块状钙化。增强扫描，肿瘤实质部分和包膜可以出现强化。

（2）MRI表现：信号复杂，与肿瘤的成分有关。囊样区在 T_1WI 上多呈高信号，也可呈等、低信号；实质部分在 T_1WI 上呈等、低信号，在 T_2WI 上多呈高信号。增强扫描，肿瘤实质和包膜可以出现强化。

六、桥小脑角区的常见肿瘤

桥小脑角区肿瘤大多数源于桥小脑角池内，源于内听道及邻近脑组织或颅骨的肿瘤可延伸到桥小脑角池内。听神经瘤、脑膜瘤、胆脂瘤等是桥小脑角区最常见的肿瘤。绝大多数桥小脑角区肿瘤为脑外肿瘤，具有特征性的影像学表现：患侧桥小脑角池扩大，肿瘤与脑组织之间可见脑脊液间隙，脑干、小脑半球受压移位，第四脑室受压、幕上脑室扩大。

（一）听神经瘤

听神经瘤是桥小脑角区最常见的肿瘤，为脑外肿瘤。

1.临床表现

好发于成年人，主要表现为患侧听神经、面神经、三叉神经受损症状，也可表现小脑、脑干受压或颅内高压症状。

2.影像学检查方法

CT和MRI均可用于检查听神经瘤，能够显示病灶的形态、大小、侵犯范围，增强扫描显示病灶更清晰。MRI显示微听神经瘤好于CT，但CT显示内听道的骨质改变较佳。

X线平片仅能显示内听道的形态及骨质改变，故目前应用已较少。

3. 病理生理基础

肿瘤通常以内听道为中心向桥小脑角生长。微小听神经瘤通常不足 1 cm，局限于管内；较大的肿瘤紧贴岩骨，形态多不规则，边界清晰，囊变多见，坏死可见，钙化和出血少见。瘤周水肿多为轻度，占位效应常较明显。

4. 影像学征象

（1）X 线平片表现内听道扩大及骨质吸收。

（2）CT、MRI 表现：①肿瘤多位于桥小脑角区，在 CT 上多呈等、低密度肿块；在 MRI 的 T_1WI 上呈等、低信号，T_2WI 上多数呈高信号或等高混杂信号。增强扫描，肿块的实质部分明显强化。②微小听神经瘤：在 T_1WI 上表现为患侧听神经增粗，T_2WI 上多数呈略高信号。增强扫描，患侧听神经增粗并明显强化。③内听道可扩大呈漏斗状，骨质吸收。④占位效应：肿瘤巨大时引起脑干受压移位；第四脑室受压变形、甚至闭塞；有时肿瘤向上生长压迫侧脑室颞角，并使第三脑室变形移位；也可压迫中脑导水管引起梗阻性脑积水。

（二）胆脂瘤

又称表皮样囊肿，是较少见的颅内肿瘤。

1. 临床表现

好发于成年人，桥小脑角区的肿瘤主要表现为患侧听神经、面神经、舌咽神经受损症状，也可出现颅内高压症状。

2. 影像学检查方法

CT 和 MRI 均可用于检查胆脂瘤，能够显示病灶的形态、大小、侵犯范围，CT 结合 MRI 则诊断价值更高。

3. 病理生理基础

源于皮肤外胚层的剩件残留发展而来，分为脑内型和脑外型 2 种。桥小脑角区的表皮样囊肿常为脑外型，肿瘤呈圆形或椭圆形，外表光滑，囊性或实质性，内有大量胆固醇结晶与角化蛋白，有包膜。肿块血供少。

4. 影像学征象

（1）CT 表现。①平扫：典型的胆脂瘤呈水样密度或脂肪密度，少数呈等密度或高密度。肿瘤密度与肿瘤内胆固醇与角化物的含量以及出血、钙化有关。包膜可发生弧形或壳状钙化。②增强扫描：肿瘤内容物及包膜均无强化。

（2）MRI 表现。①平扫：肿瘤在 T_1WI 上多数呈低信号，少数呈等、高或混杂信号，在 T_2WI 上多数呈高信号，但也有少数呈低信号。信号的改变取决于肿瘤内的成分。②增强扫描：肿瘤内容物及包膜均无强化。

七、后颅窝的常见肿瘤

后颅窝的常见肿瘤包括蛛网膜囊肿及小脑肿瘤等，成人小脑肿瘤较为少见，以星形细胞瘤、血管网织细胞瘤、髓母细胞瘤多见。由于后颅窝体积较小，占位效应出现早且严重，甚至形成小脑扁桃体疝。

（一）血管网织细胞瘤

又称血管母细胞瘤，部分患者伴有 VHL 病。

1. 临床表现

好发于成年人，主要表现为患侧小脑功能障碍，及缓慢进展的颅内高压症状。

2. 影像学检查方法

MRI 是首选的检查方法，能够显示病变的形态、大小、范围、引流血管等，CT 扫描由于后颅窝伪影的存在而影响对病灶的显示，故较少应用。

3. 病理生理基础

血管网织细胞瘤好发于天幕下，以小脑最多见，其次为脑干，也可发生于天幕上和脊髓。肿瘤由间质细胞和丰富的毛细血管所组成。肿块囊性变为其突出特点，囊变的发生与肿瘤的大小有关，肿瘤越大者囊变越多。囊变的体积常大大超过肿瘤本身，巨大的囊肿可将血管瘤推向囊肿的一侧，此时称其为附壁结节。

4.影像学征象

（1）CT表现：①肿块多为圆形或类圆形，边界清晰、轮廓光整。②典型表现为"大囊伴小附壁结节"：平扫均匀低密度的囊性区，边缘可见等密度或稍低密度的附壁结节。增强扫描，多数肿块的囊壁无或轻微强化，附壁结节明显强化，病灶外常有一根或数根较粗大的蛇形血管伸入病灶。③实性肿块呈等或低密度，增强扫描，多数肿块呈均匀或不均匀强化。④多数肿块周围无或有少许水肿带。肿瘤较大时可使四脑室闭塞，继发阻塞性脑积水。

（2）MRI表现：平扫，囊性区在 T_1WI 上呈低信号、在 T_2WI 上呈高信号；附壁结节在 T_1WI 上呈等信号、在 T_2WI 上呈稍高信号。实性肿块在 T_1WI 上呈等信号、在 T_2WI 上呈高信号。肿瘤血管呈线形或蛇形的流空信号。增强扫描表现与CT表现相似。

（二）髓母细胞瘤

髓母细胞瘤是儿童最常见的后颅窝肿瘤，是一种恶性度很高的肿瘤，对放射线治疗敏感。

1.临床表现

好发于儿童，主要表现为小脑功能障碍，颅内高压症状。

2.影像学检查方法

MRI是首选的检查方法，能够显示病变的形态、大小、范围等，CT扫描由于后颅窝伪影的存在而影响对病灶的显示，故较少应用。

3.病理生理基础

肿瘤在儿童主要发生在小脑蚓部，成人主要发生在小脑半球，易出现脑脊液转移。肿瘤浸润生长，囊肿、出血、钙化少见。

镜下病理：肿瘤细胞环绕一个嗜银性的神经纤维排列成菊花团状。

4.影像学征象

（1）CT表现：①平扫，后颅窝中线均匀略高或等密度肿块，边界清晰，周围多可见水肿带。增强扫描，肿块呈均匀强化。②第四脑室常受压变形或消失，向上移位，可伴有幕上梗阻性脑积水。③常沿蛛网膜下腔的种植性转移：脑室、脑池内出现明显强化。

（2）MRI 表现：肿块在 T_1WI 上呈低信号，在 T_2WI 上呈高信号。沿蛛网膜下腔种植性转移，在 T_2WI 上呈高信号。其他征象与 CT 表现相似。

八、颅内淋巴瘤

颅内淋巴瘤多位于幕上，以两侧大脑半球深部白质为主，其中额叶、额顶叶交界区较为多见，也可见于颞顶交界区、颞叶或枕叶；少数位于基底核区、丘脑及脑室周围；尚有发生在小脑和脑干的报道，也可侵犯脑膜。肿瘤的主要成分是 B 细胞性，少数报道以 T 细胞成分为主。既往对其特点认识不足，多数病例被误诊为胶质瘤、转移瘤、脑膜瘤、炎症及脱髓鞘等疾病。颅内单发淋巴瘤病变可行手术切除，但是术后复发的可能性很大，对放射治疗和皮质类固醇治疗均极敏感，可在短期内受到显著疗效。

（一）CT 表现

通常行 CT 平扫及增强扫描，可基本确定病变部位、并初步判定病变性质，但淋巴瘤的 CT 表现复杂多样，可表现为以下病灶。

1. 单发团块状病灶

此类病灶较多见，多位于脑皮质下或白质深部，为圆形或类圆形，可略呈分叶状，大小约 4~5 cm，肿瘤的境界多清楚，密度均匀，为等或稍高密度，周围可有轻中度的低密度水肿带，占位效应相对较轻；增强扫描病灶呈显著强化。

2. 多发结节状病灶

通常较单发者略小，可位于一侧或（和）双侧半球，或皮髓质交界区及脑深部，境界通常不如单发灶清楚，平扫呈等密度或稍高密度，占位效应及肿瘤周围脑水肿较轻；增强扫描病灶有轻至中等度强化。

3. 囊实性病灶

肿瘤的主体为较大的低密度囊变区、囊壁呈等密度或稍高密度，肿瘤周围脑水肿及占位效应明显，增强扫描肿瘤的实性部分明显强化。

4. 混杂密度病变

病变形态不规则，呈多发不规则低（坏死或囊变）、等或稍高密度（实性部分）区，肿瘤周围脑水肿及占位效应多较明显，增强扫描可见病灶呈不均匀强化。

5. 多发片状低密度病灶

肿瘤多呈多发片状低密度区，境界不清，无明显占位效应，增强扫描无或仅有轻微小灶性强化。

6. 脑室壁匐匍状病灶

肿瘤沿脑室壁或室壁旁分布，呈串珠或结节状等或稍高密度，少数病灶同时向脑实质内蔓延生长，脑室通路可因肿瘤阻塞而扩大积水，增强扫描明显强化。

7. 脑膜瘤样病灶

肿瘤病灶呈均匀稍高密度，边界清楚，位于脑表面或脑实质外，侵蚀邻近颅板，并可向颅外发展，肿瘤周围有轻度脑水肿及占位效应，增强扫描病灶呈均匀强化。

（二）MRI 表现

MRI 扫描显示实体性病灶在 T_1WI 多呈低信号，T_2WI 为高信号，形态学表现同 CT 相似，Gd-DTPA 增强扫描病灶多明显强化（图 2-16），增强 MRA 显示肿瘤为无血管区。

（三）[18]F-FDG PET 表现

葡萄糖是脑的唯一能量物质，因此[18]F-FDG PET 的脑部皮质呈高代谢，而白质呈低代谢或代谢缺损。因此对于脑部的淋巴瘤[18]F-FDG PET可以呈高代谢、低代谢或代谢缺损，根据淋巴瘤的形态和部位、病变的恶性程度而表现不同，如脑功能细胞密集处淋巴瘤可表现为[18]F-FDG 高代谢或等代谢以及代谢缺损，而乏功能细胞（如半卵圆中心、胼胝体）处多呈[18]F-FDG 高代谢（图 2-16）。

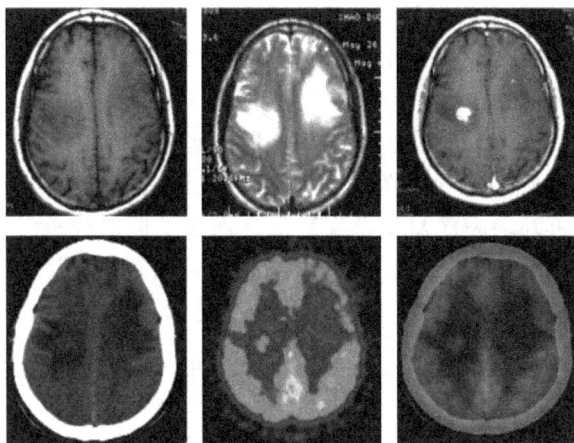

图 2-16　颅内原发淋巴瘤

男性，53 岁。MRI：T_1WI 双侧额叶等/低信号，周围水肿区，T_2WI 双侧额叶高信号区，强化 T_1WI 双侧额叶内明显强化灶。PET/CT：CT 示双侧额叶内等密度灶，双侧额叶水肿，PET 右侧额叶病变呈高代谢，MRI 所示左侧额叶小病变轻度摄取，周围水肿区放射性摄取缺损

第六节　脊髓疾病

一、脊髓内肿瘤

髓内肿瘤仅占椎管肿瘤的 10%～15%。主要是室管膜瘤、星形细胞瘤等。室管膜瘤占髓内肿瘤的 60%，为成人最常见的髓内肿瘤；星形胶质细胞瘤占髓内胶质瘤的 0%，是成人第二位常见髓内肿瘤，是儿童最常见的髓内肿瘤。

（一）室管膜瘤

1. 临床表现

室管膜瘤平均发病年龄为 43 岁，女性略多。主要临床为局限

性背颈痛，可逐渐出现肿瘤节段以下的运动障碍和感觉异常。由于肿瘤生长缓慢，病史较长，完全切除后复发较少见。

2. 影像学检查方法

平扫、增强 MRI 以及 MRM 是髓内室管膜瘤的首要检查方法，能直接显示肿瘤部位、范围及与蛛网膜下腔等邻近结构的关系，增强扫描可判别肿瘤复发及发现沿蛛网膜下腔的种植转移灶。平扫、增强 CT 及 CTM 也可用于检查该病，但不如 MRI。平片及椎管造影目前已较少应用。

3. 病理生理基础

室管膜瘤是起源于脊髓中央管的室管膜细胞或终丝等部位的室管膜残留物。室管膜瘤可发生于脊髓各段，以马尾、终丝区最常见，次为颈髓区。肿瘤呈腊肠形，边界锐利，囊变、出血多位于肿瘤边缘。多数肿瘤沿中央管呈纵向对称性膨胀性生长，部分可呈外生性生长。肿瘤上下两侧见囊变或空洞形成。

镜下病理：瘤内间质少，血管为瘤内主要支架，有时可见血管内皮细胞增生，增生的细胞可将血管阻塞。因富含血管，常可见自发性出血。肿瘤可沿终丝进入神经孔向髓外和硬脊膜外生长。也可经脑脊液向其他部位种植和发生蛛网膜下腔出血。

4. 影像学征象

（1）平片：大多数无阳性发现，仅少数患者可见椎管扩大或骨质破坏。椎弓根间距增宽。

（2）椎管造影：大多数可见脊髓增粗，多节段累及，但无移位，周围可见新月状造影剂包绕。蛛网膜下腔部分阻塞时，碘柱呈对称性分流；完全阻塞时，两侧蛛网膜下腔均匀变窄或呈大杯口状闭塞。

（3）CT 表现：①平扫，肿瘤呈低密度条块，少数呈等或略高密度，边界不清，脊髓外形不规则膨大。增强扫描，肿块轻度强化或不强化。②当肿瘤较大时，可压迫椎体后缘呈扇形压迹，椎管扩大伴椎间孔扩大。③CTM：蛛网膜下腔变窄、闭塞、移位。

（4）MRI 表现：肿瘤在 T_1WI 上呈均匀性低或等信号，在

T_2WI 上呈高信号，其内可见囊变、坏死、出血信号。增强扫描，肿块呈均匀强化，囊变坏死区无强化。

（二）星形胶质细胞瘤

1. 临床表现

多见于儿童、青壮年，无性别倾向。临床表现为疼痛，多为局限性。晚期，可引起神经脊髓功能不全症状和体征。

2. 影像学检查方法

星形胶质细胞瘤与髓内室管膜瘤的影像检查方法相似。

3. 病理生理基础

肿瘤好发于颈、胸髓，其次为腰段脊髓。肿瘤沿纵轴伸展，往往累及多个脊髓节段，甚至脊髓全长。脊髓明显增粗，脊髓纹理消失，血管稀少，与正常脊髓分界不清。肿块内常见偏心、小而不规则囊变；肿块的头端或尾端也可发生非肿瘤性囊变，即合并脊髓空洞。部分脊髓表面可有粗大迂曲的血管匍匐。

镜下病理：多数肿瘤为低度恶性纤维型星形胶质细胞瘤，高度恶性星形细胞瘤少见。可见肿瘤细胞浸润邻近组织。

4. 影像学征象

（1）平片：大多数无阳性发现，少数可见轻度脊柱侧弯和椎弓根间距增宽。

（2）椎管造影：多节段脊髓增粗，相应蛛网膜下腔对称性变窄，甚至部分或完全闭塞。

（3）CT表现：①平扫，肿瘤边界不清，呈低或等密度，少数可呈高密度，囊变、出血常见，钙化少见。增强扫描，肿瘤轻度不均匀强化。脊髓不规则增粗，常累及多个脊髓节段，邻近蛛网膜下腔狭窄，偏良性星形细胞瘤可出现椎管扩大。②CTM：脊髓膨大增粗，邻近蛛网膜下腔受压变窄甚至闭塞。

（4）MRI表现：肿瘤在 T_1WI 上呈低信号，T_2WI 上呈高信号，肿瘤内合并囊变或出血时，信号不均匀。肿瘤常位于脊髓后部，呈偏心非对称性，部分呈外生性。肿瘤的两端常见非肿瘤囊变区。增强扫描，肿瘤明显强化（图2-17）。少数恶性度高的胶质母细胞瘤可见脑脊液种植性转移。其他影像表现与 CT 相似。

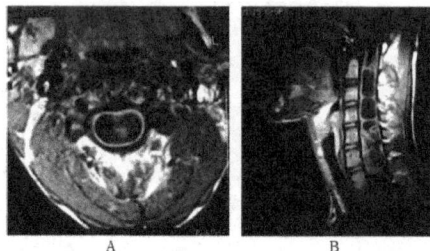

图 2-17 脊髓星形胶质细胞瘤

A. 横轴位 T_2WI；B. 矢状位增强，示颈髓增粗，呈短至长 T_2 混杂信号；增强后呈明显不均匀强化，可见囊性变；病变上下方可见脊髓空洞

二、髓外硬膜下肿瘤

硬膜下髓外肿瘤包括神经鞘瘤、神经纤维瘤、脊膜瘤。

（一）神经鞘瘤与神经纤维瘤

神经鞘瘤为最常见硬膜下髓外肿瘤，占 25%～30%，较神经纤维瘤多见。

1. 临床表现

神经鞘瘤好发于 20～60 岁，男性略多于女性；神经纤维瘤好发于 20～40 岁，无性别差异。主要表现为神经根性疼痛，以后出现肢体麻木，酸胀感或感觉减退。可出现运动障碍，随着病情进展可出现瘫痪及膀胱、直肠功能障碍等脊髓压迫症状。

2. 影像学检查方法

平扫、增强 MRI 以及 MRM 是硬膜下髓外肿瘤的首要检查方法，能直接显示肿瘤部位、范围及蛛网膜下腔的异常，增强扫描可判别肿瘤复发及发现沿蛛网膜下腔的种植转移灶。平扫、增强 CT 及 CTM 也可用于检查该病，但不如 MRI。平片能够显示脊椎形态与骨质改变，椎管造影能够显示蛛网膜下腔异常，但这 2 种方法目前已较少应用。

3. 病理生理基础

（1）神经鞘瘤：源于神经鞘膜的许旺氏细胞，又称为许旺氏细胞瘤（Schwannoma）。肿瘤可发生于椎管内各个节段，以上、中颈段及上胸段多见。绝大多数肿瘤位于椎管后外侧的。肿瘤常呈卵圆形或分叶状肿块，多单发，有蒂，有完整包膜，大的肿瘤可发生囊变，甚至出血。肿瘤常累及神经根。有时肿瘤从硬脊膜囊向神经孔方向生长，使相应神经孔扩大，延及硬膜内外的肿瘤常呈典型的哑铃状。由于肿瘤生长缓慢，脊髓长期受压，常有明显压迹甚至呈扁条状，多伴水肿软化等。神经鞘瘤不发生恶变，肿瘤一旦被全切，无复发倾向。

（2）神经纤维瘤：源于神经纤维母细胞。肿瘤可发生于椎管内任何节段，但很少发生在圆锥以下。肿瘤在脊髓的侧方顺沿神经根生长，呈圆形肿块，易入椎间孔，造成邻近椎弓根与椎体的侵蚀。肿瘤一旦达到椎管外，生长十分迅速。

（3）多发神经纤维瘤：常见于神经纤维瘤病，往往同时并有椎管、骨骼内脏方面的异常。部分神经纤维瘤病患者可发生恶变，形成神经纤维肉瘤。

4. 影像学征象

（1）平片：椎弓根侵蚀破坏和椎间孔扩大最常见。有时可见病变相应部位椎体后缘的扇形压迹。有时可见椎管内病理钙化，或椎旁哑铃状软组织肿块。神经纤维瘤病患者可见脊柱侧弯、后凸畸形和缓带状肋骨。

（2）椎管造影：肿瘤侧蛛网膜下腔被肿瘤撑宽或呈三角形，肿瘤对侧之蛛网膜下腔被移位脊髓挤压而变狭窄，同时可见肿瘤侧神经鞘袖抬高、歪斜等移位、变形征象。部分阻塞时，造影剂围绕肿瘤边缘而成充盈缺损；完全阻塞时，阻塞端呈典型的双杯口征。

（3）CT表现。①平扫：肿瘤呈圆形或卵圆形肿块，密度略高于脊髓密度，相应的脊髓受压、移位。增强扫描，肿瘤呈中等均匀强化。肿瘤易向椎间孔方向生长，可引起椎管或神经孔扩大，椎弓根骨质吸收破坏。当肿瘤穿过硬脊膜囊沿神经根鞘向硬脊膜外生长时，可形成哑铃状肿块。②CTM：影像表现与椎管造影表现相似。

（4）MRI 表现。①神经鞘瘤：肿块在 T_1WI 上呈等于或略高于脊髓信号，少数低于脊髓信号，在 T_2WI 上呈高信号。增强扫描，肿块呈均匀强化，合并囊变则呈不均匀强化。②神经纤维瘤：肿块在 T_1WI 上呈低或等信号，在 T_2WI 上呈等或高信号。增强扫描，肿块呈明显强化。"靶征"为其特征表现，即病灶中心在 T_1WI 上和增强 T_1WI 上呈低信号，周边呈环形高信号，其中心低信号为胶原纤维组织，周边高信号为黏液基质成分。

（二）脊膜瘤

脊膜瘤位于椎管内肿瘤的第二位，占 25%。

1. 临床表现

好发于青中年，女性多于男性。临床表现与神经鞘瘤相似。

2. 影像学检查方法

影像学检查方法与神经鞘瘤的影像学检查方法相似。

3. 病理生理基础

脊膜瘤好发于中上胸段，颈段次之，腰段少见。肿瘤常位于脊髓背侧，多呈圆形或卵圆形的实性肿块，质地较硬，可见钙化，包膜上覆盖有较丰富的小血管网。肿瘤基底较宽与硬脊膜粘连较紧。脊髓受压移位、变形，可出现水肿、软化甚至囊变。少数可经椎间孔长入硬脊膜外或椎管外。大多数脊膜瘤生长缓慢，手术切除预后良好，少数可见术后复发，极少数可见恶变。

4. 影像学征象

（1）平片：多数正常，较大肿瘤可显示椎管膨大，少数可见结节状钙化。

（2）椎管造影：与神经鞘瘤等造影所见相似。

（3）CT 表现：①平扫，椭圆形或圆形的肿块，密度略高于脊髓，有时瘤体内可见不规则钙化，有完整包膜，邻近骨质可有增生性改变。增强扫描，肿块呈中度强化。②CTM：与神经鞘瘤等造影所见相似。

（4）MRI 表现。①平扫：肿块多呈卵圆形，在 T_1WI 上多呈等或略低信号，在 T_2WI 上多呈等或略高信号，钙化在 T_1WI、T_2WI 上均呈低信号。肿块以宽基底或无蒂附着在脊髓背侧的硬脊膜上，也可在脊髓的前方和侧后方，很少超过 2 个节段。脊髓常向健侧移位，但很少引起脊髓内水肿。少数恶性脊膜瘤可突破硬脊膜长入硬脊膜外。②增强扫描：肿块呈持久性均匀强化，伴明显钙化或囊变时，呈轻度强化；邻近的硬脊膜可见"尾巴状"线性强化，即脊膜尾征，颇具特征。

5.诊断与鉴别诊断

（1）神经鞘瘤与神经纤维瘤的鉴别：两者从影像表现上鉴别较难，但后者常为多发性，易发生恶变，恶变后常发生骨质破坏。

（2）神经鞘瘤与脊膜瘤的鉴别：前者肿块可呈哑铃形，常有椎间孔扩大、椎弓根吸收破坏；后者肿块内钙化多见，椎间孔扩大少见。

三、脊髓空洞症

脊髓空洞症是一种脊髓慢性进行性疾病，可为先天性和获得性两种，前者多伴有小脑扁桃体延髓联合畸形，后者多伴有外伤、肿瘤、蛛网膜炎等因素。

（一）临床表现

好发于 25~40 岁，男性略多于女性。主要表现为节段性分离性感觉障碍即痛温觉消失、触觉存在；相关肌群的下运动神经元性瘫痪、肌肉萎缩；若锥体束受累则可出现上运动神经元损害后症状。多伴有 Chiari 畸形。未经治疗的脊髓积水空洞症多有渐增大趋势。

（二）影像学检查方法

MR 是脊髓空洞症的首选检查方法，可直接显示脊髓空洞的部位、范围及空洞形成的原因。CT 虽也用于检查该病，但不如 MRI。

（三）病理生理基础

脊髓空洞症分为交通性和非交通性 2 大类。交通性脊髓空洞直接与蛛网膜下腔相连，多为先天性的，常合并 Chiari 畸形、脊髓脊膜膨出、脊髓纵裂等畸形；非交通性脊髓空洞不与蛛网膜下腔直接交通，可因外伤、肿瘤或蛛网膜炎等引起。

脊髓空洞症可发生于脊髓任何节段，颈髓和上胸段脊髓最常见，有时可涉及延髓、下胸髓甚至达脊髓全长。Chiari 畸形伴发的脊髓空洞症常见于颈或颈胸段，肿瘤性空洞多为于颈段，外伤性空洞可发生于所有节段。膨大的脊髓表面有时可见到扩张的畸形血管，空洞内液体呈淡青或微黄透明色，成分与脑脊液相似，镜下空洞壁由星形细胞或室管膜细胞构成，当增生的胶质组织在空洞内形成分隔时，空洞则呈腊肠样或多房性改变。

（四）影像学征象

1. CT 表现

（1）病变区脊髓外形膨大、正常或萎缩，髓内边界清晰的脑脊液样低密度囊腔，占据脊髓的 1/3 或 1/2。当空洞较小或蛋白含量较高时，平扫可能漏诊。伴发脊髓肿瘤时，脊髓不规则膨大，密度不均匀，空洞壁较厚，增强扫描，肿瘤区可呈结节状、斑片状或环形强化。外伤后脊髓空洞常呈偏心性空洞，其内常可见分隔，增强后强化不明显。

（2）CTM 交通性脊髓空洞症可见对比剂进入空洞内；非交通性脊髓空洞症在延迟 24 h 后，对比剂可通过脊髓血管间隙或第四脑室的交通进入空洞，可在脊髓空洞内见到高密度的对比剂。

2. MRI 表现

（1）脊髓中央囊性空洞，在 T_1WI 和 T_2WI 上信号与脑脊液一致，空洞与正常脊髓之间分界清晰光滑。非交通性空洞常为单发，长度、直径均小；交通性空洞由于脑脊液的搏动，可出现脑脊液流空现象即空洞在 T_1WI、T_2WI 上均呈低信号。增强扫描，先天或外伤等良性积水空洞症，病灶区无强化；肿瘤性空洞症，病灶多呈不均匀强化，可清楚辨别肿瘤和空洞。

（2）横断面上，空洞多呈圆形，有时形态不规则或呈双腔形。不同原因的脊髓空洞症，其空洞形态有所不同。①伴有 Chiari 畸形的脊髓空洞多呈节段性囊状或"串珠"样改变。②外伤性脊髓空洞多呈多房性或腊肠样。③肿瘤性脊髓空洞多呈多发、跳跃状，主要与肿瘤发生囊变有关，囊变部分的信号往往比空洞内液为高（图 2-18）。

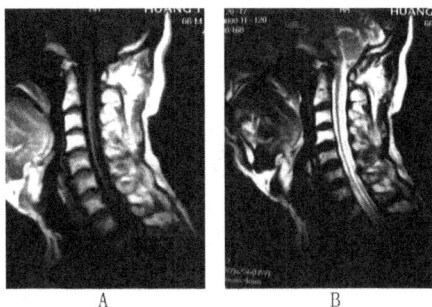

图 2-18　脊髓中央囊性空洞

A. T_1WI；B. T_2WI，示空洞信号与脑脊液一致，空洞与正常脊髓之间分界清晰光滑

第三章

五官部疾病的影像诊断

第一节　眼与眼眶部常见疾病

常见疾病包括眼和眼眶先天性病变、眼球肿瘤、眼眶肿瘤、炎症、外伤和异物等。

一、眼与眶内异物

眼与眶内异物分为金属异物和非金属异物。金属异物包括钢、铁、铜、铅及其合金等，非金属异物包括玻璃、塑料、橡胶、砂石、骨片和木片等。眼与眶内异物可产生眼球破裂、晶状体脱位、眼球固缩、出血及血肿形成、视神经创伤、眼外肌创伤、眼眶骨折、颈动脉海绵窦瘘及眶内动静脉瘘以及感染等较多并发症。

（一）临床表现

根据异物进入眼部的路径、异物存留部位以及异物对眼部结构损伤的程度而有不同的临床表现。眼球内异物的主要表现有视力障碍、眼球疼痛等。眶内异物若损伤视神经则表现为视力障碍，若损伤眼外肌则可出现复视、斜视和眼球运动障碍等。

（二）影像学检查方法

（1）眼眶的 X 线平片广泛用于诊断金属异物。

（2）眼眶 CT 能准确显示高密度或低密度异物并准确定位，与玻璃体密度相近的异物最好选用 MRI 检查。CT 多方位重建图像和 MRI 能够准确定位。

（3）铁磁性金属异物禁用 MRI 检查：铁磁性金属异物在检查时会发生移位，导致眼球壁或眶内结构（视神经等）损伤。

（三）影像学征象

1. X 线平片

可显示不透 X 线异物，细小金属异物或半透 X 线异物不能显示。不能确定异物的具体位置。

2. CT 表现

能够显示大多数异物及异物引起的眼内改变和眶壁骨折，能确定异物的具体位置。

（1）金属异物：异常的高密度影，CT 值在＋2000 HU 以上，其周围有明显的放射状金属伪影。金属伪影对异物大小的测量和准确定位有较大的影响。

（2）非金属异物。①高密度非金属异物：砂石、玻璃和骨片等，CT 值多在＋300 HU 以上，一般无明显伪影。②低密度非金属异物：植物类、塑料类等。木质异物表现为明显低密度影，CT 值为－199～－50 HU，有时与气体很难区分；塑料类异物的 CT 值为0～20 HU。

3. MRI 表现

（1）金属异物伪影较多。

（2）非金属异物：含氢质子较少，在 T_1WI、T_2WI 和质子密度像上均为低信号。眼球内异物在 T_2WI 显示较清楚；球后眶内异物在 T_1WI 显示较好。

（3）较好地显示颅内并发症，如挫裂伤等。

（四）诊断与鉴别诊断

有外伤史，诊断较明确。

二、视网膜母细胞瘤

视网膜母细胞瘤（RB）是婴幼儿最常见的眼球恶性肿瘤，好发于2～5岁，绝大部分患者于4岁前诊断。

（一）临床表现

临床表现与分期有关。早期症状不明显。初诊常表现为斜视与白瞳症。晚期可引起继发性青光眼，球外扩散或视神经受侵时导致眼球突出。

（二）影像学检查方法

（1）HRCT是诊断RB的最佳首选方法。CT显示RB的肿块内钙化很敏感，显示肿瘤的球后扩散较清楚。

（2）MRI（尤以增强MRI）显示肿瘤的球后扩散、视神经和颅内转移以及颅内异位RB优于CT，但显示钙化不如CT。

（3）B超可显示RB的肿块，一般用于筛查。

（三）病理生理基础

肿瘤起源于视网膜，多呈灰白色团块，常有钙化和坏死。RB最具特征性的病理改变为瘤细胞菊花团的形成。内生型RB主要从视网膜内面向玻璃体内生长，肿瘤较大时瘤组织或瘤细胞脱落进入玻璃体内即玻璃体种植；外生型RB从视网膜外表面向脉络膜方向生长，常伴有视网膜脱离；混合生长型最常见，具有上述2型特点，肿瘤所在处视网膜呈实性隆起。肿瘤可沿视神经向颅内或眶内扩散较常见，也可直接蔓延到眼眶、眶骨、颅内等；可有淋巴结转移或血行转移至肺、脑及其他器官。

（四）影像学征象

1.CT表现

（1）内生型和外生型：①圆形或椭圆形肿块，密度不均匀，高于玻璃体密度。约95％患者肿块内可有团块状、片状或斑点状钙化，钙化是本病的特征性表现。②视网膜脱离：常出现，呈新月状或"V"形，与肿瘤密度相似。增强后，脱离的视网膜强化，依靠此征象一般可鉴别肿瘤与视网膜脱离。③玻璃体种植：可出现，表现为玻璃体内多个小圆形或不规则较高密度肿块影。

（2）弥漫型：相对少见，表现为视网膜弥漫性增厚，肿块内一般无钙化。

（3）异位RB可原发于颅内，典型的位于松果体或鞍旁。颅内异位RB一般同时有双侧眼球RB称为三侧性RB。

（4）增强扫描后，肿块轻度至中度的不均匀强化。

（5）周围侵犯常出现眼球外侵犯表现为眼球外不规则肿块；视神经侵犯表现为视神经增粗，视神经管扩大等；进一步可累及视交叉、视束、颅内脑实质甚至对侧视神经。增强后轻至中度强化。

2. MRI 表现

（1）与玻璃体信号相比，RB 的肿块在 T_1WI 上呈轻至中度高信号，在 T_2WI 上呈明显低信号。

（2）与脑实质信号相比，颅内异位 RB（三侧性 RB）呈长 T_1、长 T_2 信号，增强后轻至中度强化。

（3）肿块内钙化，在 T_1WI 上呈低信号；肿瘤内坏死，在 T_2WI 上呈片状高信号。

（4）增强后，肿块呈不均匀的轻至中度强化。

（5）与眼外肌相比，球外扩散的肿块呈略长 T_1、长 T_2 信号，增强后轻至中度强化。

3. 超声表现

玻璃体内球形或不规则形肿块，起自眼底带状强回声，肿块内部回声强弱不均，80% 以上可见钙斑。也可表现为不均匀增厚的眼底强回声带。病变内可见血流信号。

三、脉络膜黑色素瘤

脉络膜黑色素瘤是成年人眼球内最常见的恶性肿瘤，主要发生于 40～70 岁之间的成年人，很少发生于儿童或 70 岁以上老年人。

（一）临床表现

临床表现与肿瘤位置和体积有密切关系。

（1）靠近周边部脉络膜或体积较小的肿瘤，早期症状不明显。

（2）位于眼球后极部或黄斑部的肿瘤，早期就可出现视力下降、视野缺损、玻璃体漂浮物等症状。

（3）伴有广泛视网膜脱离者，视力明显下降甚至失明。

（二）影像学检查方法

（1）MRI 是诊断脉络膜黑色素瘤的最佳方法。对于较大的、不伴有视网膜脱离的脉络膜黑色素瘤首选平扫 MRI。如果肿瘤较小，则选用增强 MRI 和脂肪抑制技术。MRI 显示眼球外扩散优于 CT。

（2）B 超上可以显示高度＜2 mm 的肿瘤，不过 B 超诊断脉络膜黑色素瘤的特异性明显低于 MRI。

（3）目前一般不采用 CT 诊断脉络膜黑色素瘤。

（三）病理生理基础

脉络膜黑色素瘤发生于脉络膜内黑色素细胞或黑色素痣的恶变，主要位于眼球后极部。典型的、体积较小的黑色素瘤表现为结节状、界限清楚的肿块，早期位于 Bruch 膜下生长。随着肿物不断生长，瘤体可穿破 Bruch 膜向视网膜下呈蘑菇状生长，往往引起继发性浆液性视网膜脱离。较大的肿瘤瘤体可充满整个眼球，内可有坏死、出血或囊变。由于瘤体内黑色素含量不等，故肿物外观的黑色素多分布不均，深浅不一。脉络膜黑色素瘤直接蔓延至视网膜和玻璃体，可穿出巩膜侵犯至眼球外，极少数累及视神经。也可血行转移至肝、肺、胸膜、皮下组织、骨和脑。

（四）影像学征象

1.CT 表现

（1）蘑菇状、半球形或平盘状实性肿块，密度高于玻璃体密度，增强后肿块轻或中度强化，如果肿块内有囊变或坏死，则强化不均匀。

（2）继发的视网膜脱离"V"字形的略高密度影（与玻璃体密度相比），增强后无强化。

（3）经巩膜导管播散形成球后不规则的等密度肿块。

2.MRI 表现

由于黑色素瘤含有顺磁性物质——黑色素，可缩短 T_1 和 T_2 弛豫时间，缩短程度与黑色素的多少成比例。

（1）特征性表现：与脑灰质信号相比，在 T_1WI 上呈高信号，在 T_2WI 上呈低信号。增强后肿瘤轻至中度强化，而继发性视网膜脱离不强化。

（2）眼球外扩散：常出现。①经巩膜导管播散：球后不规则的肿块，一般呈长 T_1 长 T_2 信号（与脑灰质信号相比），增强后肿块中度至明显强化。②少数黑色素瘤经视神经扩散：视神经增粗，增强后明显强化。

3. 超声表现

（1）挖空现象肿块前缘回声多增强，向后渐衰减，近眼球壁呈无回声。

（2）脉络膜凹肿块所在脉络膜呈盘状凹陷的无回声区。

（3）CDI 显示肿瘤内血流丰富。

（五）诊断与鉴别诊断

脉络膜黑色素瘤的鉴别诊断。

1. 脉络膜血管瘤

一般呈椭圆形，MRI 表现为 T_1WI 与脑实质相比呈低信号或等信号，T_2WI 与玻璃体信号相比呈等信号或略高信号，增强后强化十分明显。

2. 脉络膜转移瘤

MRI 表现多种多样，主要根据眼底镜表现和全身有无原发恶性肿瘤来鉴别。

3. 视网膜下出血或视网膜脱离

MRI 信号多种多样，增强扫描有助于鉴别，黑色素瘤强化而出血或网脱不强化。

四、海绵状血管瘤

海绵状血管瘤为成人眶内最常见的良性肿瘤，发展缓慢，大多发生于 0～40 岁。

（一）临床表现

缓慢进行性眼球突出。视力一般不受影响，少数海绵状血管瘤压迫视神经，可有相应的视野缺损。

（二）影像学检查方法

MRI 显示海绵状血管瘤的信号以及显示"渐进性强化"征象、

定位诊断准确率和定性诊断均优于 CT。

（三）病理生理基础

海绵状血管瘤不是真正的肿瘤，而是由大小不等的血管腔构成、各腔之间有纤维间隔的静脉畸形。肿块椭圆形或有分叶，境界清楚，呈暗紫红色，外有薄的纤维膜包裹，切面呈海绵状、多孔。

（四）影像学征象

1.CT 表现

（1）大多（约 83%）位于肌锥内，其次位于肌锥外。形态呈圆形或椭圆形，边界清楚，大多数与眼外肌等密度，密度均匀。

（2）肿块呈"渐进性强化"：CT 动态增强扫描与 MR 动态增强扫描的表现相似。

2.MRI 表现

（1）肿块在 T_1WI 上呈均匀的等或略低信号，与眼外肌信号相似。T_2WI 上呈高信号，与玻璃体信号相似，T_2WI 信号随 TE 值升高而升高。

（2）肿块"渐进性强化"增强早期可见肿块边缘有结节状强化，随后强化范围向中央逐渐扩大，最后全部明显均匀强化，10 min 后肿块变为等信号。

（五）诊断与鉴别诊断

海绵状血管瘤与下列疾病的鉴别诊断。

1. 神经鞘瘤

CT 表现肿块密度不均匀，内有囊变或坏死的低密度区，增强后肿瘤立即强化，强化不均匀，内有不强化的低密度区。MRI 更有助于二者的鉴别。

2. 淋巴瘤

肿瘤密度不均匀，边界不清，易累及眼外肌，增强后肿瘤立即强化有助于鉴别，有时与血管瘤很难鉴别。

3. 血管内皮细胞瘤

增强扫描后肿瘤立即强化。

五、特发性眶炎症

特发性眶炎症也称为炎性假瘤，是一种非感染性炎症。无已知的眶内局部原因，也无任何明显的全身性疾病，目前多数学者认为炎性假瘤是一种免疫反应性疾病。

（一）临床表现

症状和体征可快速出现，也可缓慢发生。单侧发病常见，症状与眼眶结构受累部位有关。眼周不适或疼痛、眼球转动受限、眼球突出、球结膜充血水肿、眼睑皮肤红肿、复视和视力下降等是常见表现。皮质激素治疗有效但容易复发。

（二）影像学检查方法的恰当选择

（1）眼眶 CT 能清楚地显示眶内改变及眶壁骨质改变，故为首选。

（2）显示视神经的改变和 Tolosa-Hunt 综合征的海绵窦软组织影，应首选 MRI。

（三）病理生理基础

急性期主要为水肿和轻度炎性浸润，浸润细胞包括淋巴细胞、浆细胞和嗜酸性细胞。亚急性期和慢性期，病变逐渐纤维化，当眶内组织全部纤维化时，眼球完全固定在眶组织内。少数特发性眶炎症在病变开始时就表现为纤维化。一般不产生骨质改变。根据炎症累及的范围可将特发性眶炎症分为眶隔前炎型、肌炎型、泪腺炎型、巩膜周围炎、神经束膜炎及弥漫性炎性假瘤。发生于眶尖的炎症可扩散至海绵窦，产生 Tolosa-Hunt 综合征，表现为海绵窦增大。

（四）影像学征象

1. CT 表现

包括眶内脂肪浸润影、眼球突出、眼外肌增粗、眶尖脂肪浸润影、视神经增粗等。

（1）眶隔前炎型：隔前眼睑组织肿胀增厚。

（2）肌炎型：典型表现为眼外肌肌腹和肌腱同时增粗，单侧上直肌和内直肌受累常见。

（3）巩膜周围炎型：眼球壁增厚，巩膜与视神经结合部的Tendon 间隙内为软组织肿块影充填。

（4）视神经束膜炎型：视神经增粗，边缘模糊。

（5）泪腺炎型：泪腺增大，一般为单侧，也可为双侧。

（6）弥漫型：可累及眶隔前软组织、肌锥内外、眼外肌、泪腺以及视神经等。①患侧眶内低密度脂肪密度影为软组织密度影取代。②眼外肌增粗，眼外肌与肌锥内软组织影无明确分界。③泪腺增大。④视神经可不受累而被眶内脂肪浸润影包绕，增强后浸润影强化而视神经不强化。

2.MRI 表现

病变在 T_1WI 上呈中低信号，在 T_2WI 上呈中高信号，增强后呈中度强化。

六、格氏眼病

格氏眼病又称为突眼性甲状腺肿，是突眼的常见原因之一。

（一）临床表现

双侧无痛性突眼，上睑回缩，眼肌麻痹，突眼程度与临床表现、实验室检查结果可不符合。

（二）影像学检查方法

（1）眼眶 CT 能清楚地显示眶内改变及眶壁骨质改变，故最常用。

（2）显示眶尖区域视神经的改变应选用眼眶 MRI。

（三）病理生理基础

主要病理改变为眼外肌肥厚及眶内脂肪增多。眼外肌间质炎性水肿和淋巴细胞浸润。

（四）影像学征象

1.CT 表现

（1）两侧眼外肌肌腹增粗而附着于眼球壁的肌腱不增粗，以双侧下直肌、上直肌、内直肌受累最常见。增强扫描，受累眼外肌强化。

（2）眶后脂肪增加，内无条索影。

2. MRI 表现

在 T_1WI 和 T_2WI 上一般均呈低信号，增强后中度至明显强化。

（五）诊断与鉴别诊断

格氏眼病应与下列疾病进行鉴别。

1. 肌炎型炎性假瘤

眼外肌肌腹和肌腱同时增粗，上直肌和内直肌最易受累，眶壁骨膜与眼外肌之间的低密度脂肪间隙为炎性组织取代而消失。

2. 动静脉瘘（主要为颈动脉海绵窦瘘）

常有多条眼外肌增粗，眼上静脉增粗，增强后增粗的眼上静脉增强尤为明显，一般容易鉴别，如在 CT 上鉴别困难，可行 DSA 确诊。

3. 眼外肌转移瘤

眼外肌呈结节状增粗并可突入眶内脂肪内，如果表现不典型，需行活检鉴别。

4. 淋巴瘤

眼外肌肌腹和肌腱均受累，一般上直肌或提上睑肌较易受累，常需行活检鉴别。

第二节 耳部常见疾病

耳部常见病有中耳乳突炎、良恶性肿瘤、先天性畸形及外伤等。

一、中耳乳突炎

中耳乳突炎多见于儿童。分为急性和慢性中耳乳突炎。

（一）临床表现

1. 急性化脓性中耳乳突炎

（1）急剧发作的耳痛，多为跳痛；体温略有升高，也可升至

40 ℃；鼓膜穿破后，外耳道有分泌物流出即耳漏。

（2）早期仅有轻度听力减退，鼓室积液时加重；低频耳鸣；炎症影响到迷路可出现眩晕。

2. 慢性化脓性中耳炎

长期耳流脓、听力减退（以传导性聋或混合性聋常见）、可伴有耳鸣、眩晕等为主要临床表现。

（二）影像学检查方法

（1）急性化脓性中耳乳突炎经过抗生素治疗后大都可治愈，一般不用影像学检查。

（2）HRCT 是显示中耳乳突炎的最佳方法，平片不再使用。MRI 主要用于显示颅内并发症（脑膜炎、脓肿、静脉窦血栓形成等）、鉴别胆脂瘤、肉芽肿与鼓室球瘤。

（三）病理生理基础

肺炎链球菌、流感嗜血杆菌和化脓链球菌是常见的致病细菌，细菌从鼻咽部通过咽鼓管进入中耳。急性中耳乳突炎指与中耳相关的炎性表现急性发生，可见咽鼓管、鼓室、鼓窦及乳突小房黏膜肿胀、渗出、积脓，小房破坏后形成乳突脓肿。慢性中耳乳突炎指中耳积液持续存在 3 个月，慢性化脓性中耳炎指耳漏持续至少 6 周。慢性化脓性中耳炎根据病理及临床表现分为单纯型、肉芽肿型及胆脂瘤型。单纯型可见鼓室、鼓窦黏膜增厚粘连，鼓膜穿孔；肉芽肿型可见鼓室、鼓窦黏膜增厚，听骨及乳突窦周围骨质破坏，同时有肉芽组织形成。胆脂瘤型可见鼓室、鼓窦、乳突小房明显的骨质破坏，上皮呈葱皮样堆积形成胆脂瘤。

（四）影像学征象

1.CT 表现

（1）急性中耳乳突炎：鼓室和乳突小房内透亮度减低，常伴有液平面，但乳突分隔、听小骨及乳突骨皮质完整。

（2）单纯型：中耳异常软组织影呈网状或弥漫性分布，部分及全部听骨链被包绕；听小骨部分破坏；鼓膜穿孔、增厚、凹陷或钙化。

（3）骨疡型：乳突分隔模糊或破坏，可伴乳突骨皮质破坏

（4）胆脂瘤型。①松弛部胆脂瘤型：Prussak 间隙内软组织影，向后通过窦入口可累及乳突窦；Prussak 间隙增宽；窦入口可扩大；鼓室盾板破坏；听小骨向内侧移位；砧骨长脚破坏最常见，砧骨体和锤骨头也可破坏。②紧张部胆脂瘤型：早期为位于中鼓室后部鼓室窦和面隐窝的软组织影，听小骨向外轻微移位并可有轻微的侵蚀。较大者充满了中耳腔，向后通过窦入口可累及乳突窦，听小骨破坏常见，特别是砧骨长脚、镫骨细微结构和锤骨柄更常见，常可发生鼓室天盖的破坏。

2.MRI 表现

炎症部分在 T_2WI 上呈高信号，肉芽及胆脂瘤在 T_1WI 上呈略低信号，在 T_2WI 上呈高信号。

（五）诊断与鉴别诊断

慢性中耳炎与中耳癌的鉴别：后者病变范围广，骨质破坏及听小骨破坏明显。

二、先天畸形

（一）外中耳畸形

外耳畸形主要包括耳廓畸形和外耳道畸形，外耳畸形常伴有中耳畸形。外耳道骨性闭锁较为多见。

1.临床表现

绝大多数患者有耳廓发育畸形、小鼓膜及听力下降，听力下降可导致语读发育迟缓、智力低下等。听力下降一般为传导性聋，少数伴内耳畸形的患者可为混合性聋。

2.影像学检查方法

HRCT 是显示中耳畸形的最佳方法，平片不再使用。MRI 一般也不使用。

3.影像学征象

外耳道骨性闭锁的 HRCT 表现。

（1）没有骨性外耳道，在外耳道区可见骨性闭锁板，骨性闭

锁板的厚度不一，厚度的测量方法是在外耳道层面测量骨性闭锁板外缘至鼓室外缘的距离。

（2）伴有中耳畸形与面神经管走行异常。①中耳畸形：鼓室腔小，听小骨畸形。听小骨畸形包括听小骨形态发育不良、体积变小、旋转、异位、融合、与鼓室外壁融合，甚至听小骨完全未发育，其中以锤砧骨融合、与上鼓室外壁融合和镫骨畸形多见。②面神经管走行异常：面神经管前位最常见，表现为蜗窗或其前方见到面神经管乳突段；其次为面神经管低位，表现为前庭窗或其下方见到面神经管鼓室段。

（3）垂直外耳道：部分外耳道骨性闭锁患者可见鼓室外下壁局部骨质缺损，形成一个骨性管道，呈喇叭状，上宽下窄，管道内充满软组织影。

（二）内耳畸形

通常孤立存在，也可合并外耳和中耳畸形。

1. 临床表现

多表现为双侧感音性耳聋。

2. 影像学检查方法

HRCT 显示骨迷路、内听道、前庭水管及中外耳有无畸形，MRI 用来显示膜迷路、内淋巴管与内淋巴囊及听神经与面神经。HRCT 和高分辨率 MRI 的 T_2WI 显示半规管畸形较好。

3. 影像学征象

内耳畸形有多种，影像学表现各有特点。

（1）耳蜗畸形。①Michel 畸形：所有耳蜗和前庭结构完全缺如。HRCT 表现为内耳迷路完全是致密骨质，耳蜗和前庭结构缺如，可伴双侧内听道未发育或前庭蜗神经未发育。②耳蜗未发育：双侧或单侧耳蜗完全缺如。HRCT 表现为在内听道前耳蜗区没有耳蜗结构，而是致密骨质。前庭和半规管可正常、扩张或发育不良，面神经管迷路段位置常靠前。③共腔畸形：有一个代表耳蜗和前庭的囊腔，但耳蜗和前庭内没有任何结构。CT 表现为内听道底均有骨质缺损，但高分辨率 MRI 显示腔与内听道之间有膜将它们隔开。一般不伴有前庭水管扩大。④耳蜗发育不良：耳蜗和前庭已彼此分开，但耳蜗较正常的小，常伴有前庭、半规管缺如或发育不良，不伴有前庭水管扩大，内听道正常或狭窄。⑤鼓阶间隔发育不全Ⅰ型（IP-Ⅰ型）：整个耳蜗为囊腔，内无蜗轴和骨嵴，常伴有大的囊性前庭，常伴有内听道扩大和大前庭，但不伴有前庭水管扩大。IP-Ⅰ型与共腔畸形不同，耳蜗和前庭是分开的。⑥鼓阶间隔发育不全Ⅱ型（Mondini 畸形）：耳蜗和前庭直径正常，基底圈和基底蜗轴存在，但耳蜗只有 1.5 圈，中间圈和顶圈没有鼓阶间隔，而是融合成一个囊腔；可伴有大前庭、半规管畸形、前庭水管扩大。此型畸形是最常见的内耳畸形。

（2）半规管畸形：包括半规管缺如、半规管发育不良和半规管扩大，以外半规管畸形最常见。HRCT 表现为半规管未发育、狭窄或短而粗。

（3）前庭畸形：前庭畸形常与其他内耳畸形同时发生，最常见的是外半规管全部或部分与前庭融合。

（4）内听道畸形：包括内听道缺如、内听道闭锁、内听道狭窄和内听道扩大。高分辨率 MRI 的 T_2WI 在桥小脑角和迷路内液体之间未见脑脊液高信号是内听道闭锁的可靠征象。CT 显示内听道的直径＜2 mm 为内听道狭窄。

（5）前庭水管缺如或扩大以及耳蜗水管扩大。

三、颞骨副神经节瘤

副神经节瘤是起源于副神经节化学感受器细胞的真正肿瘤。根据肿瘤部位分为：鼓室球瘤（10％）、颈静脉球鼓室球瘤（40％）和颈静脉球瘤（50％）。颞骨副神经节瘤可单发或多发，也可为家族遗传性。神经纤维瘤病和 Hippel－Lindau 综合征可同时发生副神经节瘤。女性发病率明显多于男性，好发于50～60 岁。

（一）临床表现

传导性、神经性或混合性耳聋，搏动性耳鸣为常见临床症状。耳镜的典型表现为紫红色鼓膜或蓝色鼓膜。

（二）影像学检查方法

（1）CT 对术前显示颞骨诸结构的情况、骨质破坏情况显示较好，是术前制订手术入路不可缺少的依据。

（2）使用脂肪抑制技术和增强 MRI 可明确肿瘤的大小、范围和颅内结构受累情况，与中耳炎、胆固醇肉芽肿等进行鉴别，尤其适于伴有中耳炎的患者。MRV 和 DSA 可帮助鉴别部分血流缓慢的颈内静脉。

（3）DSA 有助于鉴别复发的肿瘤与术后改变，而 MRI 则需进行多次检查后对比变化才有可能鉴别。

（三）病理生理基础

颞骨副神经节瘤为富血管性肿瘤，呈球形或结节性生长。多数肿瘤以上皮样细胞巢为主，少数肿瘤为很多扩张的血管和梭形细胞构成肿瘤基质。肿瘤常通过中耳腔破坏鼓膜扩散至外耳道。颞骨副神经节瘤呈缓慢的侵袭性生长，侵犯邻近软组织，造成广泛性骨质破坏。肿瘤常通过阻力较小的孔道、神经血管间隙等扩散，但很少发生转移。

（四）影像学征象

1. CT 表现

（1）鼓室球瘤：类圆形软组织影位于鼓岬外侧下鼓室，听小骨可正常。较大的肿瘤可累及到上鼓室、前鼓室、外耳道，导致乳突蜂房、乳突窦积液，表现为透亮度减低、外耳道软组织影。

（2）颈静脉鼓室球瘤：鼓室和颈静脉窝软组织影，鼓室后下壁（颈静脉窝上壁）骨质破坏。较大的肿瘤可广泛破坏中、外、内耳、岩尖和内听道骨质结构，肿瘤累及颅内。

（3）颈静脉球瘤：颈静脉孔区软组织影，颈静脉窝扩大，鼓室下壁未见破坏，鼓室内无肿瘤。

2. MRI 表现

（1）较小的肿瘤（<2 cm）：类圆形长 T_1 长 T_2 信号影，信号略不均匀，隐约可见较小的点状信号流空影，增强后肿瘤明显强化。

（2）＞2 cm 的肿瘤：平扫时呈特征性的"椒盐征"，"椒"指管状的呈信号流空的血管影，"盐"指亚急性出血，增强后肿瘤呈明显不均匀强化。

（3）MRV：颈静脉鼓室球瘤和颈静脉球瘤患者的患侧颈内静脉完全未显影或管腔变细，而健侧颈内静脉显影清楚。

3.DSA 表现

显示肿瘤的供血动脉（具体的供血动脉详见病理表现）、肿瘤染色等情况，并且可进行栓塞治疗，减少术中出血，有助于彻底切除肿瘤。

（五）诊断与鉴别诊断

（1）鼓室球瘤应与胆脂瘤、胆固醇肉芽肿、中耳炎等鉴别：鼓室球瘤 MRI 增强呈明显强化，有助于鉴别。

（2）颈静脉球鼓室球瘤应与中、内耳或内淋巴囊恶性肿瘤的鉴别：较小时各种肿瘤的中心部位有助于鉴别，较大时，MRV 或 DSA 显示颈内静脉腔是否存在有助于鉴别。

（3）颈静脉球瘤应与桥小脑角脑膜瘤、胆脂瘤、颅神经的神经瘤等鉴别：肿瘤的信号、增强表现、发病部位、颈内静脉腔是否正常等有助于鉴别。

（4）颈静脉球瘤应与颈静脉窝高位、血流缓慢的颈内静脉等鉴别：颈内静脉腔的信号流空影、MRV 或 DSA 显示颈内静脉腔存在是鉴别要点。

第三节　鼻与鼻窦常见疾病

鼻腔和鼻窦常见疾病包括炎症、良恶性肿瘤、外伤及先天性病变。

一、化脓性鼻窦炎

化脓性鼻窦炎为鼻科临床最常见的炎症，分为急性和慢性

2类。以上颌窦最多见，筛窦次之，额窦和蝶窦较少。

（一）临床表现

急性期有发烧、畏寒、头痛、鼻塞与脓涕等。慢性期则为长期鼻阻、脓涕等。部分患者可出现嗅觉减退或消失，部分视力受影响。

（二）影像学检查方法

（1）华氏位、柯氏位平片用于检查鼻窦炎症。

（2）CT平扫及3D重组是鼻窦炎症最常用的检查方法。

（三）病理生理基础

急性化脓性鼻窦炎多继发于急性鼻炎，鼻旁窦黏膜明显充血、水肿，黏液脓性分泌物多。慢性化脓性鼻窦炎除窦腔黏膜水肿增厚外，可伴发息肉、囊肿、纤维化等改变。

（四）影像学征象

1. 鼻甲肥大，鼻窦黏膜增厚

CT平扫呈低密度，增强后明显强化。MRI在T_1WI呈低信号，T_2WI呈高信号。

2. 窦内分泌物潴留，可出现液气平面

CT表现为窦腔内低密度。MRI表现为T_1WI呈低信号，T_2WI呈高信号。

3. 黏膜囊肿或息肉

（1）黏膜囊肿：CT表现为边缘规则囊性病变，MRI在T_1WI上呈低信号，T_2WI呈高信号。

（2）息肉：CT多表现为低密度病变内可有多个高密度灶，病变边缘多规则。MRI在T_1WI中等信号，在T_2WI呈高信号。

4. 窦壁骨质增厚

常见于慢性化脓性鼻窦炎，但无骨质破坏。

二、鼻窦囊肿

鼻窦囊肿常见的有鼻窦黏液囊肿及黏膜下囊肿。

（一）临床表现

早期可无症状，肿物增大后可出现压迫症状（头痛等）。

（二）影像学检查方法

CT平扫及3D重组是鼻窦囊肿最常用的检查方法。MRI可作为补充检查方法。

（三）病理生理基础

黏液囊肿多发生于筛窦，其次是额窦，上颌窦较少见。黏膜下囊肿多见于上颌窦，额窦和蝶窦次之。

（四）影像学征象

1.CT表现

（1）黏液囊肿：鼻窦腔膨大，窦壁变薄外凸，窦腔内均匀低密度影，增强后囊壁可有线形增强，囊液无明显强化。如合并感染，则病变密度不均匀，囊壁增厚，并可见窦腔壁毛糙，有骨质硬化或吸收变薄。

（2）黏膜下囊肿：窦腔内均匀低密度软组织肿块，边缘光滑、锐利。增强后囊肿无明显强化。

2.MRI表现

黏液囊肿与黏膜下囊肿的内容物信号差异很大，与囊肿内蛋白质和水的含量有关。一般在 T_1WI 呈边缘规则的中等或低信号，在 T_2WI 呈高信号。包膜薄且均匀。

三、内翻性乳头状瘤

内翻性乳头状瘤是一种少见良性上皮性肿瘤，占鼻腔鼻窦黏膜肿瘤的3%，手术后容易复发，术前准确定位、定性，明确肿瘤的范围，术中完整切除肿瘤是减少复发的关键。

（一）临床表现

常为单侧进行性鼻塞、流黏液脓涕或血涕。临床检查可见鼻腔外侧壁息肉样肿块，表面不平，基底宽或有蒂。

（二）影像学检查方法

CT平扫及3D重组是内翻性乳头状瘤最常用的检查方法。

（三）影像学征象

（1）病变部位：多位于鼻腔外侧壁，常沿中鼻甲长轴生长，且多位于鼻腔中后部。

（2）病变形态、边缘及密度（信号改变）肿瘤呈长柱状，边缘规则，CT平扫呈较均匀软组织密度，可有小低密度区，增强后肿瘤呈轻度强化。在 MRI 的 T_1WI 呈中等或低信号，与肌肉信号强度相仿，在 T_2WI 上呈高信号，增强后肿瘤信号有强化。

（3）周围骨质可见外压性改变。

（4）恶变后，肿物形态多不规则，明显侵犯周围结构，常伴有明显骨质破坏。

四、鼻腔、鼻窦恶性肿瘤

鼻腔和鼻窦的恶性肿瘤较多见，约占全身肿瘤的 $1\%\sim2\%$，好发部位依次为鼻腔、上颌窦、筛窦、额窦和蝶窦。

（一）临床表现

鼻腔和鼻窦恶性肿瘤的临床表现多无特征性。肿瘤侵犯鼻腔可引起鼻塞、涕中带血。肿瘤侵入眶内，可引起眼球突出、眼部运动障碍、视力减退、复视等。肿瘤侵及口腔，可致牙齿疼痛、松动、脱落、牙龈肿胀溃烂。肿瘤侵及周围神经或颅内时可产生相应的神经症状。

（二）影像学检查方法

平扫及增强 CT、MRI 均可用于检查鼻腔和鼻窦恶性肿瘤，但MRI 显示肿瘤的范围与周围重要结构的关系、鉴别肿瘤复发与治疗后纤维化好于 CT。定性诊断主要依靠镜检或手术后病理诊断。

（三）病理生理基础

鼻腔和鼻窦来源于黏膜上皮的恶性肿瘤有鳞癌、腺癌、未分化癌等，以鳞癌最多见；来源于小涎腺恶性肿瘤有腺样囊性癌、黏液表皮样癌、腺泡细胞癌等。非上皮来源肿瘤发病率低，有淋巴瘤、嗅神经母细胞瘤、恶性黑色素瘤、横纹肌肉瘤等。

（四）影像学征象

1. 鼻腔、鼻窦癌

（1）CT 表现：①鼻腔、鼻窦内不均匀的软组织密度肿物，内部可有低密度坏死，增强扫描呈不均匀强化，边缘多不规则。②周围侵犯：常有同侧或对侧鼻腔、上颌窦、筛窦、眶内、颅内受侵；鼻腔、上颌窦恶性肿瘤向后易侵犯翼腭窝并经与其相连的管道往周围结构浸润。③溶骨性骨质破坏：尤以上颌窦内侧壁多见。

（2）MRI 表现：肿块在 T_1WI、T_2WI 上呈均为低至中等信号，信号多不均匀，增强后肿瘤呈轻至中度强化。

2. 非霍奇金氏淋巴瘤

（1）病变好发于鼻腔前部，常伴有相邻鼻背部及颜面部皮肤增厚、皮下脂肪消失。

（2）骨质破坏少见，多为鼻甲或其周围骨质被环绕，少部分有局部骨质侵蚀变薄。

（3）CT 表现为软组织密度肿块。MRI 表现为肿块在 T_1WI 上呈中低信号，与肌肉信号相仿，在 T_2WI 上呈中高信号，高于肌肉但低于鼻窦黏膜的信号，增强扫描呈中等强化。

3. 嗅神经母细胞瘤

（1）一般发生于嗅上皮分布的部位（鼻腔顶、筛板、上鼻甲、和鼻中隔的上部等），也可发生于鼻腔、筛窦和上颌窦等。

（2）CT 表现为局限于上鼻腔和筛窦内的边缘规则、密度大致均匀的肿物，增强后可有明显强化。MRI 表现为肿块在 T_1WI 上呈低信号，在 T_2WI 上呈高信号，增强后肿瘤呈中度至明显强化，可均匀或不均匀。

4. 横纹肌肉瘤

很少见，主要发生在儿童和青少年。CT 表现为鼻腔、鼻窦内边缘不规则的软组织密度肿物，增强后可有明显强化。MRI 表现为长 T_1 长 T_2 信号的肿块，信号可均匀或不均匀，增强后肿瘤呈中度至明显强化，强化可均匀或不均匀。

第四章

呼吸系统疾病的影像诊断

第一节 肺结核

肺结核是由结核杆菌引起的肺部感染性疾病，是慢性传染病。

一、临床表现

低热、盗汗、乏力等为常见的全身症状，咳嗽、咯血、胸痛等为常见的呼吸系统症状。全身中毒症状表现为高热、寒战、咳嗽、神志不清等，见于急性血行播散型肺结核。结核菌素试验、痰检结核菌阳性。

二、结核病分类

（一）原发性肺结核（Ⅰ型）

包括原发综合征及支气管淋巴结结核。

（二）血行播散性肺结核（Ⅱ型）

包括急性血行播散性肺结核（即急性粟粒型肺结核）及亚急性、慢性血行播散性肺结核。

（三）继发性肺结核（Ⅲ型）

包括浸润性、纤维空洞及干酪性肺炎等，可以出现增殖、浸润、干酪病变或坏死、空洞等多种病理改变。

（四）结核性胸膜炎（Ⅳ型）

临床上已排除其他原因引起的胸膜炎。

（五）其他肺外结核（Ⅴ型）

按部位及脏器命名。

三、影像学检查方法

X线胸像是肺结核的常用影像学检查方法之一，胸部 CT、HRCT 能显示肺结核的细微征象，常用于诊断与鉴别诊断。

四、病理生理基础

渗出、增生、干酪样坏死是肺结核的基本病理改变，肺结核好转的病理改变可以是吸收、纤维化、钙化，恶化进展的病理改变可以是液化、空洞形成、血行或支气管播散。但 AIDS、糖尿病患者等并发肺结核常有不典型的临床与影像表现。

五、影像学征象

（一）原发性肺结核

常见于儿童和青少年。

1. 原发综合征

具有 3 个典型影像征象。

（1）斑片状或大片实变：多位于中上肺野，邻近胸膜，常呈云絮样，边缘模糊。为结核菌引起的肺泡炎，病理改变以渗出为主，是原发病灶。

（2）肺门、纵隔淋巴结肿大：为结核性淋巴结炎。

（3）不规则索条影：位于斑片状实变与肺门之间，较难见到，为结核性淋巴管炎。

2. 淋巴结结核

指当原发病灶很轻微或吸收后，影像检查只见肺门、纵隔淋巴结肿大（图 4-1）。淋巴结内可见低密度区（坏死或液化）、钙化，周围常有浸润。

（二）血行播散型肺结核

指结核菌经肺动脉、支气管动脉、体静脉系统血行播散的肺结核。

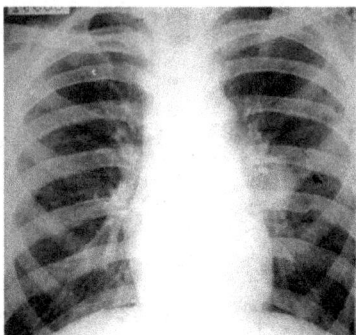

图 4-1　胸内淋巴结结核

正位胸片，示左肺门肿块，边界光滑

1. 急性血行播散型肺结核（急性粟粒型肺结核）

（1）双肺弥漫性粟粒样（1～3 mm）结节：病理改变为干酪病灶伴周围炎。

（2）三均特点：结节分布均匀、大小均匀、密度均匀（图 4-2）。

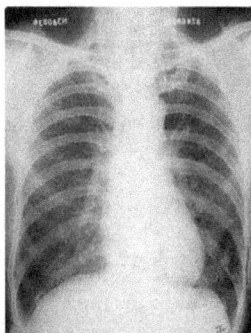

图 4-2　急性血行播散型肺结核

正位胸片，示双肺弥漫性粟粒样结节，结节分布均匀、大小均匀、密度均匀

2. 亚急性、慢性血行播散型肺结核

常为分布不均（多见于上中肺野）、大小不等、密度不均（软组织密度与钙化均可见）的双肺结节，有时可见纤维索条、胸膜增厚。

（三）继发性肺结核

1. 浸润性肺结核

指外源性再感染结核菌或体内潜伏的病灶活动进展，引起的肺结核。X 线与 CT 表现多种多样，可以多种征象并存。根据影像学征象可以初步判定浸润性结核是否具有活动性。

（1）活动的浸润性肺结核常见征象。①斑片状实变：边缘模糊，好发于上叶尖后段、下叶背段。病理改变为渗出。②肺段或肺叶实变：边缘模糊，密度不均，可见支气管充气征或（和）空洞，常见于干酪性肺炎。病理改变为渗出与干酪样坏死。③结核性空洞：引流支气管呈索条轨道影与空洞相连。④支气管播散：沿支气管分布的斑点、斑片实变，病变可融合。为干酪样物质经支气管引流时，沿支气管播散。

（2）稳定的浸润性肺结核常见征象。①间质结节：常排列成"花瓣样"，是肺结核的典型表现。病理改变为增殖。②结核球：边界清晰的类圆形结节，密度较高，内常有钙化、裂隙样或新月样空洞，周围可见卫星灶（图 4-3）。病理改变为纤维组织包绕的局限性干酪样肺炎。

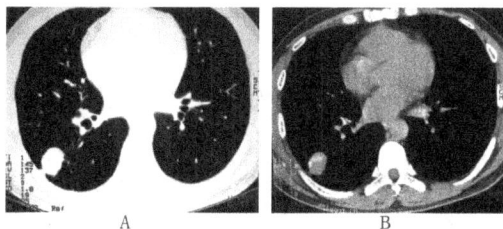

图 4-3　结核球

A. CT 肺窗；B. CT 纵隔窗，示边界清晰的类圆形结节，密度较高，内有钙化，可见胸膜粘连

若上述病灶在随访中出现形态、大小、密度的变化，从影像学诊断角度视病灶为活动性。

（3）结核病灶愈合的常见征象：钙化、纤维索条。

2. 慢性纤维空洞性肺结核

浸润性肺结核长期迁延不愈，形成以空洞伴明显纤维病变为主的慢性肺结核。

（1）纤维空洞：多位于中上肺野，空洞内壁较光整，周围有大量纤维索条、斑片状实变、小结节、钙化。

（2）病变肺叶萎缩，肺门上移，后前位胸像示肺纹理呈垂柳状。

（3）患侧胸膜增厚粘连。

（4）邻近胸廓塌陷，肋间隙变窄。

（5）健肺代偿性肺气肿。

（6）支气管播散：常见。

（四）结核性胸膜炎

结核菌及代谢产物引起胸膜变态反应性炎症。分为干性胸膜炎、渗出性胸膜炎。

1. 干性胸膜炎

无异常表现，或仅表现为肋膈角变钝，膈肌活动受限。

2. 渗出性胸膜炎

表现为胸腔积液，胸膜增厚、钙化。

（五）诊断与鉴别诊断

（1）支气管淋巴结结核与下列疾病均可出现胸内淋巴结肿大，需进行鉴别诊断，有时确诊需依靠病理学诊断（表4-1）。

表 4-1　引起胸内淋巴结肿大的常见疾病的鉴别诊断

	支气管淋巴结结核	恶性淋巴瘤	结节病	转移性淋巴结
肺门淋巴结肿大	单侧	双侧	双侧，常不对称	原发灶侧为主
纵隔淋巴结肿大	多位于气管旁	多位于血管前间隙，主动脉弓上	对位于上腔静脉后，主动脉弓旁，隆突下	多位于气管旁、隆突下
淋巴结钙化	多见	少见	少见	少见
淋巴结内低密度	多见	少见	少见	少见

	支气管淋巴结结核	恶性淋巴瘤	结节病	转移性淋巴结
CT 增强扫描	周边环状强化	肿瘤包绕血管	环状或均匀强化	均匀强化
结核菌素试验、痰检结核菌	阳性	阴性	阴性	阴性
好发年龄	儿童、青少年	青少年、老年	中青年	中老年

（2）急性血行播散型肺结核与下列疾病均可表现为肺内弥漫小结节，需进行鉴别诊断（表 4-2）。

表 4-2　肺内弥漫小结节性疾病的鉴别诊断

	急性粟粒型肺结核	结节病	癌性淋巴管炎	肺血行转移瘤
分布	均匀	不均匀（胸膜下、支气管血管束周围）	不均匀（胸膜下、支气管血管束周围）	不均匀（肺外周多见）
密度	均匀	均匀	均匀	均匀
大小	一致	不一致	不一致	不一致
肺间质病变	无	有	小叶间隔增厚呈串珠样	无
胸内淋巴结肿大	无	有	可有	无
原发肿瘤	无	无	有	有

（3）结核性胸膜炎与胸膜恶性间皮瘤、胸膜转移瘤均可表现为胸腔积液、胸膜增厚，但后两者常表现为结节状或肿块状胸膜增厚伴大量胸腔积液。结核性胸腔积液的糖、氯化合物较低，淋巴细胞占优势，腺苷脱氨酶（ADA）升高，IFN-γ、TNF-α 常显著高于恶性胸腔积液。

第二节　肺肿瘤

一、原发性支气管肺癌

原发性支气管肺癌（简称为肺癌）是最常见的肺部恶性肿瘤，本病绝大多数起源于支气管黏膜上皮和腺上皮，亦有少数类型可能起源于肺泡Ⅱ型上皮细胞。肺部恶性肿瘤常见于原发性支气管癌和全身其他脏器的恶性肿瘤转移至肺部者，以原发性支气管癌占绝大多数。

（一）临床表现

临床症状、体征与肺癌的发生部位、病理组织类型、分期密切相关。

（1）早期肺癌无症状，往往在 X 线胸像体检时偶然被发现。中央型肺癌出现临床症状稍早于周围型肺癌。

（2）呛咳、无痰或偶有少量白色黏液痰是最常见的症状。间断性出现的痰中带有少量血丝为早期肺癌的常见表现。

（3）副肿瘤综合征：见于少数肺癌患者。内分泌紊乱症状（如库欣综合征、甲状腺机能亢进等）、神经副肿瘤综合征多由肺小细胞癌引起；肺性骨关节病等多见于肺鳞癌。

（4）肿瘤累及周围组织、器官出现多种症状和体征：①肿瘤累及胸膜、胸壁、肋骨、肋间神经等，可引起憋气、呼吸困难和胸痛。累及心包，可引起心悸、胸闷。②肿瘤累及上腔静脉，可引起上腔静脉阻塞综合征（出现气短、头颈部浮肿和颈静脉怒张等）。③肿瘤累及喉返神经、臂丛神经、迷走神经等，出现相应的症状；肿瘤累及颈交感神经，可产生 Horner 综合征（Horner'ssyndrome）。

（5）肿瘤出现远处转移时，可出现相应症状和定位体征。

（二）病理生理基础

1. 组织学类型

（1）大多数支气管肺癌起源于各级支气管黏膜上皮，少数起源于肺泡上皮及支气管腺体。

（2）鳞状细胞癌、小细胞癌、腺癌、大细胞癌是4种常见的组织学类型，细支气管肺泡癌是腺癌的特殊类型。鳞状细胞癌最常见，腺癌、小细胞癌次之，大细胞癌较少。

2. 大体病理类型

分为中央型、周围型和弥漫型。

1）中央型肺癌发生于肺叶或肺段以上的支气管，主要为鳞状细胞癌、小细胞癌和大细胞癌。

（1）肿瘤的生长方式：肿瘤向支气管腔内生长，沿支气管壁浸润生长，都可引起支气管壁增厚、狭窄或阻塞。若肿瘤穿破支气管外膜向腔外生长，则可形成肺门区域支气管周围肿块。中、晚期的肺癌可有上述多种生长方式。

（2）气道阻塞性改变：①阻塞性肺气肿为支气管活瓣性阻塞的结果。②阻塞性肺炎是因支气管狭窄而继发的肺感染。③阻塞性支气管扩张为肿瘤远端支气管内黏液潴留及内径增宽。④阻塞性肺不张为支气管阻塞后肺内气体吸收所致。

2）周围型肺癌指发生于肺段以下的支气管，见于各种组织学类型的肺癌。大体病理形态为肺内结节或肿块。肺上沟瘤（肺尖癌）：即肺尖癌，指发生在肺尖部的周围型肺癌。

3）弥漫型肺癌癌组织沿肺泡管、肺泡弥漫性生长，主要为细支气管肺泡癌及腺癌。大体病理形态可为多发结节、斑片，或为一叶、数叶及两肺多发的肺实变。

3. 肺癌的扩散途径

（1）转移。①淋巴转移：最常见，先转移到支气管肺淋巴结，再至肺门、纵隔淋巴结等，常引起淋巴结肿大。②血行转移：常转移至脑、肾上腺、骨、肝等。肺癌转移到肺内形成单发或多发结节。

（2）直接蔓延：肺癌侵犯纵隔、血管、胸膜、胸壁等。

（三）影像学检查方法

（1）正侧位 X 线胸片（包括 DR、CR 胸像）用于初步筛查肺癌。

（2）胸部 CT 是诊断肺癌的首选影像检查方法。应用薄层 CT 和 HRCT 观察肺癌的细微结构，螺旋 CT 的 MPR、3DCT 多方位观察肺癌，CTVE 用于初步观察中央型肺癌的气管、支气管病变，CT 引导肺穿刺活检可用于周围型肺癌的定性诊断。增强 CT 用于鉴别肺门周围的肺结节与血管断面、判断淋巴结转移及大血管受累情况。CTA 也用于判断大血管受累情况。动态增强 CT 用于难以定性肺结节的鉴别诊断。

（3）胸部 MRI 一般不用于筛查、诊断肺癌。

（4）PET 应用较少，可用于肺癌的鉴别诊断、疗效评估与复发判断。

（5）DSA 目前用于原发性肺癌做支气管动脉灌注化疗。

（6）体检筛查肺癌可选用正侧位 X 线胸片（包括 DR、CR 胸像）、胸部低剂量 CT。

（四）影像学征象

1. 中央型肺癌的影像表现

（1）X 线、CT 及 MRI 表现。①早期中央型肺癌：X 线胸片常无异常表现，胸部 CT 能够显示支气管管腔或管壁的异常。②阻塞性改变：不具有特征性。X 线胸片及胸部 CT 能够显示阻塞性肺气肿、阻塞性肺炎、阻塞性肺膨胀不全或不张等，而胸部 MRI 显示不佳。③肺门肿块：肿瘤向管壁外生长，与转移的肺门淋巴结均可在肺门区形成肿块。X 线胸片、胸部 CT 及 MRI 均能够显示。X 线胸片上，右肺门肿块与右上叶不张相连构成反"S"征，见于右上叶支气管肺癌。④支气管管腔内肿块、管壁增厚、壁外肿块、管腔狭窄或闭塞：胸部 CT 显示清晰，而 X 线胸片、胸部 MRI 显示不佳。⑤纵隔淋巴结转移与纵隔结构浸润：纵隔淋巴结＞15 mm 常提示转移。纵隔结构浸润的胸部 CT 显示为肿瘤与纵隔间脂肪间隙消失、肿瘤与纵隔结构分界不清，胸部 MRI 显示为纵隔结构周围薄层高信号带消失。腔静脉瘤栓的胸部 MRI 显示为结节状中等信号。

（2）DSA 表现：肺癌的血供主要是支气管动脉。各种组织类型的肺癌的支气管动脉 DSA 与肺动脉 DSA 的征象无明显差异。①供血血管主干增粗。②分支增多，包绕肿瘤并有细小分支伸入肿瘤边缘，瘤内血管少见，实质期染色不明显。也可表现为瘤内血管分支明显增多，实质期肿瘤染色。③粗细不均的肿瘤血管分布紊乱，呈簇状或网状。④支气管动脉向肺动脉分流。⑤部分血管分支狭窄、截断、闭塞或被推移。⑥肺门、纵隔淋巴结转移则在相应部位出现肿瘤血管、肿瘤染色。

2. 周围型肺癌的影像表现

（1）X 线、CT 及 MRI 表现：周围型肺癌多表现为肺内结节或肿块，部分结节呈磨玻璃样不透光区（GGO），少数表现为浸润阴影或条索状阴影。常合并肺门、纵隔淋巴结肿大。肺内结节、肿块可部分具有以下征象，但这些征象不一定是肺癌所特有的。①形态：类圆形或不规则形。②边缘：细小深分叶、浓密的细短毛刺常可见。③月晕征：结节周围环以磨玻璃样影。病理为出血性肺梗死、肿瘤细胞浸润。④支气管充气征。⑤癌性空洞：可见壁结节。⑥钙化：1%～14% 的肺结节出现。⑦血管集束征。⑧病灶的胸壁侧小片状浸润。⑨胸膜凹陷征：腺癌和细支气管肺泡癌多见。⑩CT 及 MRI 增强后，肺结节呈轻、中度均匀或不均匀强化（增强后密度比平扫时增加 5～20 HU），部分结节呈内缘不规则的环状强化。

（2）DSA 表现：与中央型肺癌的征象相似。

3. 细支气管肺泡癌

分为孤立结节型、阶段型、弥漫型。

（1）孤立结节型：轮廓清晰的类圆形或星状肺结节，密度不均匀，常可见毛刺征、支气管充气征、胸膜凹陷征（图 4-4）。

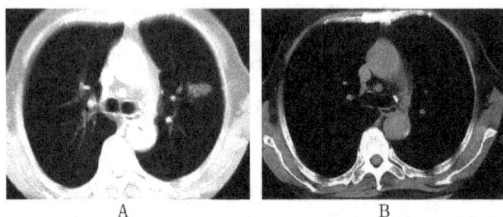

图 4-4 孤立结节型细支气管肺泡癌

A.CT 肺窗，示轮廓清晰的类圆形肺结节，密度不均匀，
可见毛刺征和胸膜凹陷征；B.CT 纵隔窗，未见该结节

（2）阶段型：密度较低或呈磨玻璃样的肺叶、段实变，内可见不规则的、似枯树枝样的支气管充气征。增强后，在实变内可见血管分支影。

（3）弥漫型：下列征象可单独出现，也可同时出现。①网状结节影，蜂窝征。②多发结节、斑片或实变。

（五）诊断与鉴别诊断

1. 中央型肺癌的鉴别诊断

中央型肺癌与下列疾病具有相似的影像学征象，需进行鉴别诊断，必要时行经支气管镜组织活检以确诊（表 4-3）。

表 4-3 中央型肺癌及相关疾病的鉴别诊断

	相似征象	鉴别要点
中央型肺癌	支气管内壁不光滑，官腔狭窄或闭塞，可引起支气管阻塞性改变等	病变累及范围局限，常有管腔外壁肿块，常有肺门、纵隔淋巴结肿大。抗炎治疗效果不佳
支气管结核	支气管内壁不光滑，管腔狭窄或闭塞，可引起支气管阻塞性改变等	病变累及范围大，无管腔外壁肿块，无肺门、纵隔淋巴结肿大
浸润型肺结核	大片肺实变	常合并空洞、索条、钙化、卫星灶，肺段支气管通畅，无肺门、纵隔淋巴结肿大。抗炎治疗无效
肺段肺炎	大片肺实变	肺段支气管通畅，无肺门、纵隔淋巴结肿大。抗炎治疗有效
支气管腺瘤	支气管腔内息肉样肿块，管腔狭窄或闭塞，可引起支气管阻塞性改变	肿块边缘光滑，管壁增厚与壁外肿块较少见

2. 周围型肺癌的鉴别诊断

周围型肺癌与下列疾病均可表现为肺内结节，需进行鉴别诊断，有时需要依靠病理检查以确诊（表4-4）。

表 4-4　肺内结节性病变的鉴别诊断

	肺癌	结核球	炎性假瘤	肺错构瘤	肺局灶机化性肺炎
形态	类圆形	类圆形	类圆形	类圆形	多边形或楔形
边缘	不规则	边缘整齐	边缘光滑	边缘光滑	锯齿状
分叶状	有	少	无	无	无
毛刺	细短毛刺	长毛刺	无	无	粗长毛刺
密度	均匀	不均匀	均匀	不均匀，有脂肪样低密度	不均匀，支气管充气征
钙化	少	斑块状或弧形	少	斑点状、爆米花状	少
结节周围	胸壁侧小片状浸润	卫星灶	清晰	清晰	索条
胸膜病变	胸膜皱缩征	无	无	增厚粘连	
肺门、纵膈淋巴结肿大	有	无	无	无	无
增强 CT	轻度强化	无强化	均匀强化	强化	不均匀强化
随诊观察	增长较快	很少变化	缓慢增长	很少变化	很少变化

二、肺及气管、支气管良性肿瘤

（一）临床表现

肺及气管良性肿瘤占肺孤立性病变的 8%～15%，目前多按肿瘤来源分类，原发气管肿瘤少见。

1. 上皮细胞肿瘤

（1）乳头状瘤：发生于儿童，可多发，偶可弥漫性生长。

（2）息肉：类似上呼吸道炎性息肉样变，为鳞状上皮化生、柱状上皮或肉芽组织。

2. 中胚层肿瘤

（1）脉管瘤：包括血管瘤、淋巴管肌瘤病、动静脉瘘、硬化型血管瘤。

（2）支气管肿瘤：包括纤维瘤、软骨瘤及骨软骨瘤。

3. 神经源性肿瘤

少见，包括神经瘤、神经纤维瘤及神经鞘瘤。

4. 发育性肿瘤及未知起源的肿瘤

（1）肺错构瘤，起源于支气管的胚基，是正常组织的不正常组合，生长缓慢，一般无症状。

（2）肺内畸胎瘤极少且多为良性。

（3）化学感受器瘤为非嗜铬性副神经节瘤，多为良性，恶性者表现为粟粒样浸润，诊断靠病理检变。

（4）胸腺瘤偶可位于肺内，可伴有肌无力。

（二）影像表现

1. X 线表现

错构瘤：①肺内型。肿瘤早孤立的圆形、密度均匀的块状阴影，直径约 2～3 cm。肿块外形整齐，边缘光滑。但常可呈分叶状，与周围肺组织分界明显。约有 1/2 的病例肿瘤中的软骨成分可钙化，钙化软骨呈小点状，有的呈斑片状钙化，中心区钙化形如"爆米花"状，对错构瘤诊断具有重要意义。②支气管内型。可造成所属肺段、肺叶不张或肺气肿，也可反复出现阻塞性肺炎。

2. CT 表现

（1）软骨瘤起源于气管软骨环，肿块位于黏膜下，基底宽，轮廓完整，常见散在钙化点。

（2）乳头状瘤可多发或单发，起源于黏膜，轮廓毛糙，甚至可呈菜花样，可以带蒂。气管壁无增厚，增强扫描肿块钙化不显著。

（3）平滑肌瘤位于气管黏膜下，轮廓完整，密度均匀，增强扫描尚有明显强化。

（4）血管类肿瘤位于黏膜下，呈圆形或类圆形，也可为不规则形，外缘轮廓光滑，增强常有轻度强化，少数可同时显示颈部或纵隔其他血管性疾病，气管壁增厚。

（三）诊断与鉴别诊断

依据影像学表现，结合临床特点可提示诊断，最后确诊往往依靠手术后病理。气管、支气管病变可经纤维支气管镜诊断。气管内良性肿瘤主要与恶性肿瘤相鉴别。

三、肺部转移性肿瘤

人体许多部位的恶性肿瘤可以经血行、淋巴或由邻近器官直接蔓延等途径转移至肺部。所以在恶性肿瘤的诊断与治疗中，肺部 X 线检查被列为常规。发生在肺部转移的肿瘤依次为绒癌、乳癌、肝癌、胃癌、骨肉瘤、甲状腺癌、肾癌、前列腺癌、睾丸癌及肾胚胎瘤等。

（一）影像学表现

1. X 线表现

（1）血道转移常显示为大小不一的多发性圆形致密阴影，密度均匀，病灶轮廓大都清楚，以两肺中下部较多见。单个病灶通常轮廓清楚，比较光滑，可有分叶征象。颗粒性转移较少见，为一次大量的或短期内多次癌细胞播散所致，多见于血供丰富的原发肿瘤。

（2）淋巴性转移典型 X 线表现为肺门与气管、支气管淋巴结肿大，肺纹理呈网状增多，沿纹理有细微的串珠状阴影和细小的结节状阴影。其病理基础是淤积扩大的淋巴管和淋巴管内的癌结节。间隔线在淋巴性转移时经常出现，它反映了间隔的淋巴淤积、水肿和增厚。另外，有病例除了上述淋巴转移表现外，同时伴有血行转移病变。

2. CT 表现

（1）结节型又分为多发结节型和单发结节型，两中下肺野外1/3 带或胸膜下弥漫分布的多发小结节影。大小从几毫米到几厘米不等，密度，一般均匀，边缘光滑，呈球形，与周围肺组织分界清楚。

（2）肿块型或肺炎型类似于原发性肺癌或肺炎，肿块型通常为孤立病灶，但也有多发的，边缘光整或不规则，密度均匀，边缘可有分叶，毛刺少见。肺炎型边缘模糊，往往局限于一肺叶，也可为散在多发斑片状模糊影。

（3）淋巴管型为淋巴管转移性肺癌的常见表现，常伴肺门淋巴结肿大，并可见自肺门向肺野作放射状分布的树枝状或索条状影。高分辨率 CT 上呈网状结节影，通常沿支气管及分支分布。

（4）粟粒播散型两侧肺野可见无数细小结节，呈粟粒样，大小为 2~5 mm 不等，边缘清楚。

（5）肺门纵隔肿块型为肺门区或纵隔淋巴结肿块影，边缘光滑有分叶。

（6）混合型指上述 2 种以上类型同时存在。

（二）诊断与鉴别诊断

如有明确的原发病灶，诊断较易。其他转移瘤的肺内 X 线表现提示肿瘤的来源，有利于寻找原发灶。

第三节 胸膜肿瘤

一、胸膜间皮瘤

胸膜间皮瘤从胸膜间皮发生，病理上为胸膜间皮细胞的瘤样增生。胸膜间皮瘤分为良性的局限型间皮瘤和恶性的弥漫型间皮瘤。局限型间皮瘤无明显临床症状。弥漫型间皮瘤有胸闷、气短及胸痛，进行性加重。

影像学表现：局限型间皮瘤呈扁丘形或球形，位于胸膜下。有蒂的间皮瘤可随体位变化而移位。从肺叶间发生的间皮瘤可呈核形，CT 增强扫描有强化。弥漫型间皮瘤有广泛的胸膜增厚，胸膜有多发结节及肿块。胸膜增厚可超过 1 肋，引起胸廓变窄、胸椎侧弯。有的病例表现为胸腔积液，多为大量积液，且液体增长较快。胸腔积液常合并胸膜肿块，可合并肋骨破坏。

二、胸膜转移瘤

有些恶性肿瘤如乳癌、肺癌、淋巴瘤可转移到胸膜。临床表现为胸痛、进行性加重的胸闷和气短。X线和CT主要表现为胸腔积液，积液增长快。纵隔胸膜增厚明显，胸膜厚度多在1 cm以上，胸膜上有多发结节，可合并胸壁肿块和肋骨破坏。

三、胸膜其他肿瘤

（一）临床概述

胸膜其他肿瘤为胸膜间皮以外结缔组织发生的肿瘤，比较少见，良性肿瘤包括纤维瘤、脂肪瘤、血管瘤、神经鞘瘤等，恶性肿瘤包括脂肪肉瘤、纤维肉瘤、横纹肌肉瘤及恶性淋巴瘤。胸膜良性肿瘤无临床症状，较大的良性肿瘤可有压迫症状，如胸部不适、胸闷，甚至胸痛及气短。恶性肿瘤者临床症状明显，以胸痛为主要临床症状。有的疼痛较重，病变发展较快，累及胸膜出现胸腔积液可有不同程度气短，还可发生肺转移。发生肺转移时可有咯血和呼吸困难，有时可触及胸壁肿块。

（二）影像学表现

胸膜其他肿瘤在胸片上表现为从胸膜凸向肺内半球形或扁丘状边缘光滑清楚影像，具有胸膜外征，其胸片表现与胸膜间皮瘤、包裹性积液鉴别困难。胸部CT检查有助于胸膜脂肪瘤、血管瘤、囊肿诊断。胸膜脂肪瘤CT值在 -50 HU以下（图4-5），血管瘤明显强化；囊肿CT值 ±20 HU或更高。若发现肿物部位肋骨边缘清楚缺损可考虑神经源性肿瘤（图4-6）。

一般肿块较大，形状不规则，可见肋骨破坏，肿物并突向胸壁软组织内。胸部CT检查有助于观察肿物累及周围组织范围，根据CT值可推断含脂肪成分肿瘤，肿瘤坏死，恶性肿瘤不均匀强化居多。

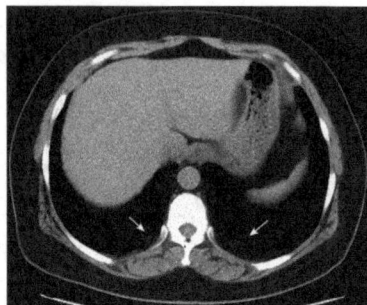

图 4-5　右侧胸膜脂肪瘤

双侧后胸壁示凸向肺野的丘状软组织密度影像，
具有胸膜外征，边缘光滑，CT 值为 -123 HU

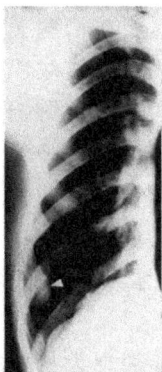

图 4-6　右侧肋间神经鞘瘤

右侧第七肋间胸膜下见具有胸膜外征的扁丘状阴影，边缘光滑，胸膜转移瘤

（三）诊断与鉴别诊断

胸膜肿瘤有时与从胸膜下肺组织发生的肿瘤鉴别困难。特别是恶性肿瘤与周围型肺癌侵犯胸膜和胸膜下组织鉴别尤为困难。胸部 CT 检查及磁共振有时对于鉴别诊断有帮助。CT 平扫与增强比较，根据 CT 值和增强效果有时可鉴别肺与胸膜病变。磁共振有时可补充 CT 的不足。CT 和磁共振在鉴别脂肪瘤、血管瘤均有价值。脂肪瘤的 CT 值在 -50 HU 以下，磁共振成像 T_1 加权像及 T_2 加权像均为高信号。CT 增强扫描血管瘤明显增强。磁共振成像

T_1 加权像为等或低信号，T_2 加权像为高信号。

（四）比较影像学

胸膜肿瘤多为胸片检查发现，CT 对于胸膜肿瘤定位和定性诊断是有价值的影像检查方法。胸部磁共振成像在少数病例诊断有困难时可作为补充检查方法。

第四节　肺部炎症

肺炎是肺部常见的感染性疾病，按病变的解剖分布分为大叶肺炎、小叶肺炎、间质肺炎。

一、大叶肺炎

（一）临床表现

多见于青壮年，突发的高热，咳嗽，胸痛，咳铁锈色痰是大叶肺炎的典型症状。白细胞计数及中性粒细胞分类明显增高。

（二）影像学检查方法

X 线胸像是大叶肺炎最常用的影像学检查方法，胸部 CT 用于鉴别诊断。

（三）病理生理基础

肺炎链球菌等引起，病变始于肺泡，迅速扩展至肺叶段的纤维素性炎。典型的病理变化分为充血期、红色肝变期、灰色肝变期、消散期。病变一般在 2 周内吸收。近年来，因抗生素的广泛应用，典型的大叶肺炎少见而阶段性肺炎较常见，表现为急性渗出炎症。

（四）影像学征象

1. 充血期

（1）X 线胸像检查常无阳性征象或仅表现为局限性肺纹理增粗。

（2）CT 表现为边缘模糊的磨玻璃样阴影。

2. 红色肝变期和灰色肝变期（实变期）

X线与CT表现为大片肺实变，内可见支气管充气征。肺叶实变以叶间裂为界，边缘清楚（图4-7，图4-8）。

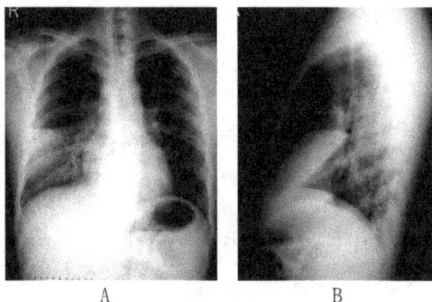

图4-7 右中叶大叶肺炎

A. 正位胸片；B. 侧位胸片，示右中叶大片肺实变，以叶间裂为界，边缘清楚

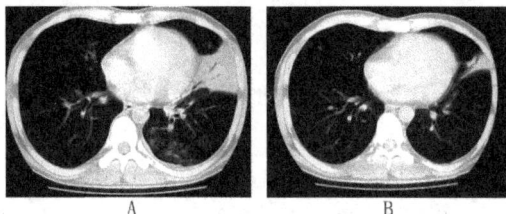

图4-8 左舌叶大叶肺炎

A.CT肺窗，示大片肺实变，边缘清楚，内可见支气管充气征；B. 抗炎治疗后复查CT，肺实变明显吸收

3. 消散期

X线与CT表现为肺实变密度减低，且密度不均匀，呈散在的斑片状实变。每个肺叶的大叶肺炎在X线胸像上各有特点（图4-9）。

二、支气管肺炎

支气管肺炎又称为小叶肺炎。

（一）临床表现

多见于婴幼儿和老年人，常表现为高热，咳嗽，咳泡沫痰或脓痰，常伴有呼吸困难。

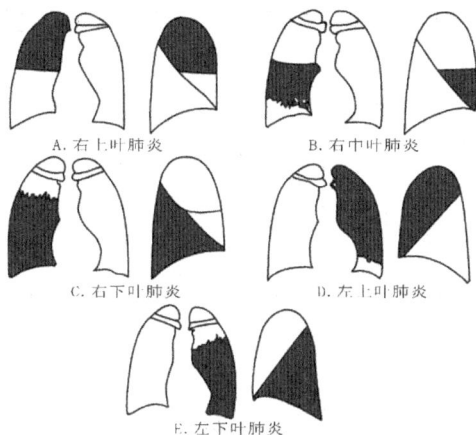

图 4-9　大叶肺炎示意图

（二）影像学检查方法

X 线胸像是肺炎最常用的影像学检查方法，胸部 CT 用于鉴别诊断。

（三）病理生理基础

肺炎链球菌、金黄色葡萄球菌或链球菌等引起，病变常始细支气管，形成以细支气管为中心、灶状散布的化脓性炎，多见于肺下叶。病变一般在 2 周内吸收。

（四）影像学征象

1.X 线表现

（1）肺纹理增厚、模糊。

（2）常可见散在、密度不均匀、大小 1～2 cm 的斑片状实变沿着增厚的肺纹理分布，斑片能够融合成大片。

（3）邻近的肺野可见代偿性肺气肿。

（4）好发于双肺中下肺野的中内带。

（5）空洞与肺气囊：常见于金黄色葡萄球菌支气管肺炎。肺气囊表现为斑片影内的薄壁类圆形透亮阴影。

2.CT 表现

与 X 线表现相似，斑片状实变内常可见支气管充气征。

三、间质肺炎

（一）临床表现

多见于婴幼儿，继发于麻疹等急性传染病，出现为发热、咳嗽、气急。白细胞总数变化不明显。

（二）影像学检查方法

X 线胸像是肺炎最常用的影像学检查方法，胸部 CT 用于鉴别诊断。

（三）病理生理基础

间质肺炎的主要是病毒或细菌所致。炎症从支气管开始，发展至肺间质。

（四）影像学征象

1.X 线表现

好发于双侧中下肺野的中内带。常可见肺纹理增粗、模糊，网状影或网状小结节阴影；肺门影常增大、模糊；不同于正常肺纹理的、密度增高的、僵直的细索条也可见。

2.CT 表现

支气管血管束增粗，双肺磨玻璃样阴影，严重者常伴有小斑片。肺门、纵隔淋巴结可肿大。

四、支原体肺炎

（一）临床表现

支原体肺炎好发于青壮年，临床症状轻，常表现为发热，咳嗽。白细胞总数正常或略低。痰、鼻和喉拭子培养可获得支原体。血清学检查：红细胞冷凝集试验≥1：32，补体结合试验≥1：16，间接凝血试验≥1：32，间接荧光试验≥1：16。

（二）影像学检查方法

X 线胸像是肺炎最常用的影像学检查方法，胸部 CT 用于鉴别诊断。

（三）病理生理基础

肺炎支原体感染引起急性间质性肺炎及支气管炎。多数病变呈自限性，1～2周吸收。

（四）影像学征象

（1）早期病变：X线与CT表现为肺纹理增强，细网状或小结节阴影。

（2）病变发展后：X线与CT表现为节段性或小斑片状肺实变，单发或多发。

（3）胸腔积液、肺门纵隔淋巴结肿大少见。

（五）诊断与鉴别诊断

（1）大叶肺炎与肺肿瘤的阻塞性肺炎、浸润型肺结核鉴别。

（2）支原体肺炎与下列疾病的影像学征象相似，进行鉴别诊断时，需要结合临床表现、实验室检查，有时要依靠病原学检查（表4-5）。

表 4-5　肺实变性疾病的鉴别诊断

	相似征象	鉴别要点
支原体肺炎	肺纹理增强，网状或网状小结节阴影，小斑片或大片肺实变	临床表现轻，白细胞总数正常或略低，红细胞冷凝集试验≥1：32。病变自限性
间质肺炎	肺纹理增强，网状阴影或网状小结节阴影	临床表现重，白细胞总数变化不明显。确诊需病原学检查
大叶肺炎	大片肺实变	临床表现重，白细胞计数及中性粒细胞分类明显增高。抗炎治疗有效
支气管肺炎	小斑片状肺实变	临床表现重，白细胞计数及中性粒细胞分类明显增高。抗炎治疗有效
原发综合征	小斑片或大片肺实变	结核病的临床表现，结核菌素试验、痰检结核菌阳性。抗结核治疗有效。肺门、纵膈淋巴结肿大常见
浸润型肺结核	小斑片或大片肺实变	结核病的临床表现，结核菌素试验、痰检结核菌阳性。抗结核治疗有效。肺实变内可见虫蚀样空洞

第五节　气管、支气管疾病

一、支气管扩张症

支气管扩张症是指支气管内径呈不同程度异常增宽。少数为先天性，多数为后天性，男女发病无明显差异，好发于儿童及青壮年。

（一）临床表现

慢性咳嗽，咯脓痰、反复咯血是常见的症状。白细胞计数可增高。

（二）影像学检查方法

胸部 CT，特别是 HRCT 是诊断支气管扩张最常用的影像学检查方法。X 线胸像应用较少。

（三）病理生理基础

支气管扩张的发病机制是：支气管壁的炎性损伤和支气管阻塞，两者互为因果。支气管壁的平滑肌、弹力纤维、软骨等有不同程度的破坏，纤维组织增生，逐渐纤维化、瘢痕化，导致支气管腔扩张。支气管扩张按形态分为：①柱状支气管扩张。②囊状支气管扩张。③曲张型支气管扩张。

（四）影像学征象

1. X 线表现

（1）特征性表现：小囊状或蜂窝状阴影，囊内可有液平。

（2）非特异性征象：常伴有肺纹理粗乱、肺内小斑片、肺不张等。

2. CT 表现

（1）柱状支气管扩张：多发生于 3～5 级支气管，表现为支气管的内径＞伴随肺动脉的直径，支气管从近端向远端不是逐渐变细。当柱状扩张的支气管平行扫描层面时，呈"轨道征"；垂直时，呈圆形透亮影，与伴行的肺动脉形成"戒面征"（图 4-10）。

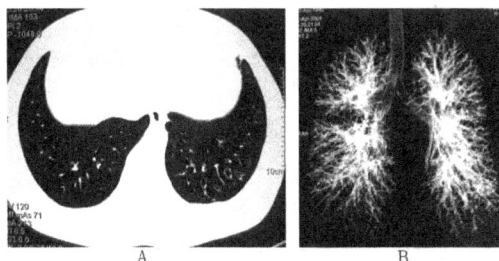

图 4-10 柱状支气管扩张

A. CT 肺窗，示左下肺小支气管柱状扩张；

B. 支气管树 VRT，示左下肺小支气管扩张

（2）曲张型支气管扩张：多发生于 4～5 级支气管。扩张的支气管平行扫描层面时，呈串珠状，垂直时呈粗细不均的囊柱状扩张。

（3）囊状支气管扩张多见于 5～6 级以下或末端支气管，表现为薄壁或厚壁囊腔。合并感染时，其内可出现气液平面（图 4-11）。串状囊腔、簇状囊腔可呈葡萄串样，称为葡萄串征。

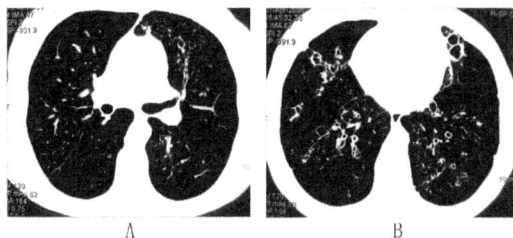

图 4-11 囊状支气管扩张合并感染

A. B. CT 肺窗，示支气管扩张，呈柱状或薄壁或厚壁囊腔，部分囊腔内可见气液平面

（4）常见伴发征象。①指套征：表现为扩张的支气管内气体消失，而呈 Y 形或 V 形高密度影，为分泌物潴留于支气管内形成支气管内黏液栓。②肺实变：支气管感染波及到周围的肺泡、呼吸性细支气管。③肺段性肺不张：表现为支气管并拢，相邻肺叶代偿性肺气肿，为支气管周围纤维化引起瘢痕性不张。

（五）诊断与鉴别诊断

胸部 CT，特别是 HRCT 诊断支气管扩张的特异性较高。

二、慢性支气管炎

（一）病因病理

慢性支气管炎的病理改变有支气管黏液腺体增生、肥大、腺体增宽。黏液分泌亢进、细支气管阻塞及其周围炎和阻塞性肺气肿是本症的影像学基础。本病常合并肺内炎症、肺气肿、肺大泡及继发肺源性心脏病。

（二）临床表现

临床上以咳嗽、咳痰为主，可伴有不同程度的气短。痰血少见，多数患者有呼吸困难，冬季发病较多。易发生急性呼吸道感染，使咳嗽及呼吸困难加重。

（三）影像学表现

1. 胸片

影像学检查在诊断慢性支气管炎的作用有限。总的来说，慢性支气管炎的平片（对此 CT 也是）表现没有特异性，由于研究资料缺乏，也没有很好地总结出特征。简单地说，其中一个困难是慢性支气管炎的定义依据临床表现。另一个重要的问题是没有任何分析时排除共存肺气肿患者的历史性的系列研究。在被认为患慢性支气管炎患者的研究中，明显充气过度表现的可能解释是可能包括共存肺气肿患者。

大部分慢性支气管炎患者的普通放射线摄影未显示异常。在那些有异常放射线摄影表现的患者，支气管壁增厚和总的感觉肺纹理增多（在过去的报告中，有时被称作"脏"或"杂乱"的肺）是常见表现（图 4-12），然而这些放射线摄影特征的准确病理学意义难以预示。

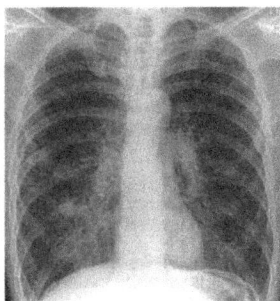

图 4-12　慢性支气管炎

慢性支气管炎患者的胸片显示肺下带肺纹理总
体增多和支气管壁增厚。右肺下带见的一个边
界模糊的病变，随后证明是支气管源肺癌

2. CT

支气管壁增厚在高分辨率 CT 上很容易发现，但是这个表现完全没有特异性（图 4-13）。在 Remy-Jardi 等的一项研究中，1/3 的吸烟者有支气管壁增厚的证据，然而<20％的正常对照组也有存在厚壁支气管的证据。在一些吸烟者中，有小气道受累表现为空气捕捉的征象。

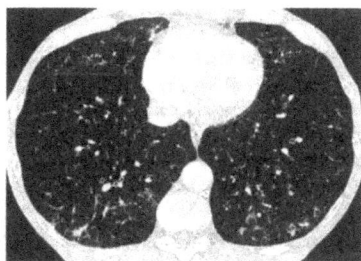

图 4-13　慢性支气管炎

高分辨率 CT 显示双肺下叶厚壁（但也是无支气管扩张）亚段气道

三、支气管哮喘

支气管哮喘是由多种细胞及细胞组织参与的慢性气道炎症，此种炎症常伴随引起气道反应性增高，导致反复发作的喘息、气

促、胸闷和（或）咳嗽等症状，多在夜间和（或）凌晨发生，此类症状常伴有广泛而多变的气流阻塞，可以自行或通过治疗而逆转。

（一）影像表现

1. X线

（1）哮喘发作少或间歇期者无明显X线表现。发作期表现为肺透过度增加的过度充气状态。

（2）慢性发作史者表现为肺气肿，肺透过度增加。横膈低平，肋膈角钝，并发支气管炎者见肺纹理增粗、增多、紊乱。

2. 核医学

ECT通气显像可见肺叶或肺段的放射性减低或缺损，轻者用扩张剂后重复显像可恢复正常，可显示支气管痉挛的部位、范围以及观察治疗效果。纤毛运动显像其运动速度变慢。

（二）诊断与鉴别诊断

支气管哮喘的诊断可以分为非特异性诊断与特异性诊断2类。非特异性诊断亦即不要求明确病因的一般病种诊断，最主要是通过肺功能检查结合临床表现确定，而支气管哮喘的特异性诊断则是属于病因性诊断，最主要是通过变态反应检查确定。

四、慢性阻塞性肺气肿

肺气肿不是一种独立的疾病，而是一个解剖/结构术语，是慢性支气管炎或其他慢性肺部疾患发展的结果。主要是肺组织终末支气管远端部分包括呼吸性细支气管、肺泡管、肺泡囊和肺泡的膨胀和过度充气，导致肺组织弹力减退，容积增大。由于其发病缓慢，病程较长，故称为慢性阻塞性肺气肿。在我国的发病率大约在0.6%～4.3%之间。

（一）影像表现

（1）X线表现胸廓扩张，肋间隙增宽，肋骨平行，活动减弱，膈下降且变平。两肺野透亮度增加，有时可见局限性透光度增高，表现为局限性肺气肿或肺大泡。肺血管纹理外带纤细、稀疏和变直，内带血管纹理可增粗和紊乱。心脏呈垂直位，心影狭长。

（2）CT扫描有利于显示早期肺气肿及提高肺大泡的检出率。

（二）诊断与鉴别诊断

根据病史及肺气肿的临床、X线胸部表现及呼吸功能测定可诊断。应与代偿性肺气肿、老年性肺气肿鉴别。

第六节　肺动脉栓塞

一、定义

急性肺动脉栓塞是指内源性或外源性栓子堵塞肺动脉引起肺循环障碍的临床和病理生理综合征，发病率、死亡率及误诊率均颇高，急性肺栓塞有$1\%\sim5\%$发展成慢性肺动脉高压。

二、主要病理学表现

常见的栓子是血栓，其余为少见的新生物细胞、脂肪滴，气泡、静脉输入的药物颗粒甚至导管头端引起的肺血管阻断。由于肺组织受支气管动脉和肺动脉双重血供，而且肺组织和肺泡间也可直接进行气体交换，所以大多数肺栓塞不一定引起肺梗死。急性肺栓塞时常见PaO_2降低，通气/血流比值失调可能是其主要机制，局部支气管收缩，肺不张和肺水肿为其解剖基础。可引起肺动脉压、肺血管阻力显著增加，心脏指数降低和急性肺心病。反复肺栓塞产生持久性肺动脉高压和慢性肺心病。

三、主要临床表现与症状

肺栓塞的临床表现可从无症状到突然死亡。常见的症状为呼吸困难和胸痛，发生率均达80%以上。胸膜性疼痛为邻近的胸膜纤维素炎症所致，突然发生者常提示肺梗死。膈胸膜受累可向肩或腹部放射。

四、主要实验室检查

白细胞数增多，但很少超过$1.5\times10^9/L$，血沉可增快，血清胆红素升高，谷草转氨酶正常或轻度升高，乳酸脱氢酶升高和磷酸肌酸激酶升高。

五、影像学表现

X线片可见区域性肺纹理稀疏、纤细、肺透过度增加。并发肺梗死者，可见肺内楔形的阴影（图 4-14，图 4-15）。

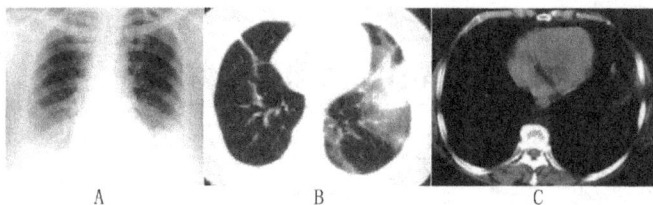

图 4-14　肺梗死

A. 胸片显示左下肺密度增高影，膈肌及肋膈角被遮盖无法显示；B. CT 扫描显示左下肺楔形高密度影及片状磨玻璃样高密度影；C. 纵隔窗显示双侧胸腔无胸腔积液

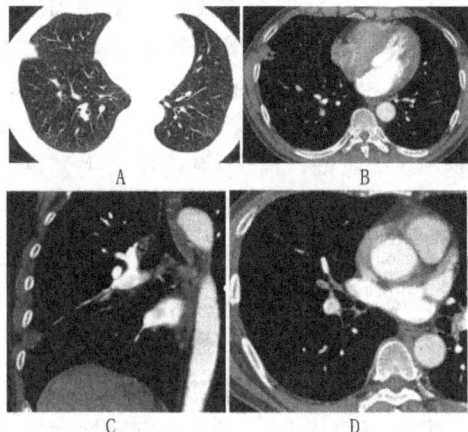

图 4-15　肺梗死

A. CT 肺窗显示右肺胸膜下三角形阴影；B. 纵隔窗显示病变内密度不均，可见分支状充气影；C. 多面重建显示该病变供血血管内充盈缺损，周围可见细线样造影剂包绕（即轨道征）；D. 横断面呈"环"形征

螺旋CT增强肺动脉造影可显示如下表现。

（1）肺动脉腔内偏心性或类圆形充盈缺损或管腔闭塞（图4-16，图4-17），充盈缺损位于管腔中央即出现"轨道征"或环形征（图4-15）。

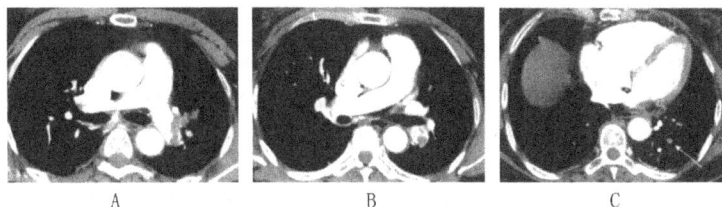

图 4-16　肺梗死

A. 螺旋CT增强显示左肺动脉下缘及左肺上叶肺动脉腔内充盈缺损，导致管腔不同程度狭窄；B. 左肺下叶肺动脉增宽，密度不均，可见多发充盈缺损；C. 左下肺外周动脉增粗（箭头），其内无造影剂充填，少量胸腔积液

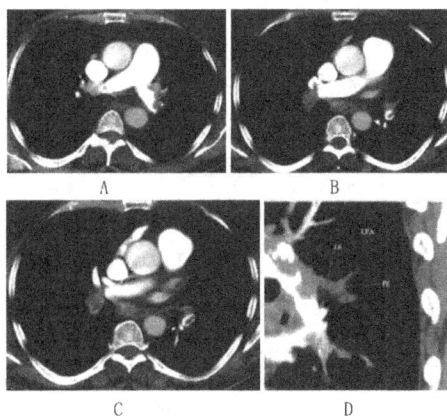

图 4-17　肺梗死

螺旋CT增强显示右肺动脉主干腔内类圆形充盈缺损，左肺动脉主干偏心性不规则充盈缺损（A）；左肺下叶肺动可见"C"形征（B）和"环"形征（C）；肺动脉主管增宽（A～C），MIP（D）显示左肺动脉第6支及其分支管腔不规则增宽，内无造影剂充填

（2）附壁性充盈缺损，致管腔不同程度狭窄（图 4-16）或"C"形征（图 4-17）。

（3）间接征象包括主肺动脉增宽（图 4-16）、局限性肺纹理稀疏、肺梗死和胸腔积液（图 4-17）。

三维增强磁共振肺动脉造影可以显示肺段和部分亚段一级的肺动脉分支、并通过肺动脉腔内充盈缺损和分支截断等征象确定肺动脉栓塞的部位和范围，对于肺段以上的大分支还可显示狭窄的程度。主要征象的特点与肺动脉造影相似。

第七节　结节病

一、定义

结节病是一种不明原因的多系统肉芽肿性病变，受累器官内非干酪性肉芽肿为其特征。最常累及肺、纵隔和肺门淋巴结组织。

二、主要病理学表现

早期病变为单核细胞浸润并伴有纤维细胞增生，是一种非特异性肺泡炎；进一步发展形成肉芽肿，主要位于支气管、血管周围间质内和胸膜下、外周肺组织，表现为无干酪坏死的类上皮细胞结节，周围有少数淋巴细胞；晚期在肉芽肿周围可形成薄层纤维包膜，病变愈合及瘢痕化可引起蜂窝肺、肺大疱及肺空洞。

三、主要临床表现与症状

常常发现肺部受累（90%），主要症状为干咳、呼吸困难与胸痛（30%～50%）。

四、主要实验室检查

活动期结节病抗原试验（Kveim 试验）阳性率高，有重要参考价值。DLCO 减低为最早期的功能改变，而肺容积正常。随着疾病的进展，可见出现限制性通气障碍。

五、影像学表现

HRCT 或者容积 HRCT 主要表现为边界清楚的小结节影，沿支气管血管束、脏层胸膜下及叶间裂分布。支气管血管周围间质增厚。典型者表现肺门与纵隔淋巴结肿大，为双侧对称，不仅为肺门，也还见于右侧气管旁间隙、隆突下间隙与主动脉肺动脉窗内。肿大的淋巴结内可见斑点状钙化。晚期可见不规则线状影，以及由此引起的牵拉性支气管扩张（图 4-18）。

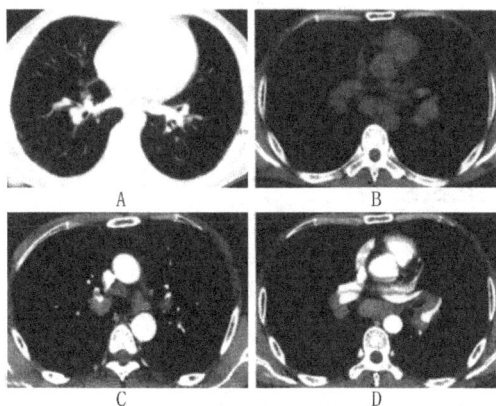

图 4-18　结节病Ⅱ期

肺窗（A）示两肺胸膜下多发边界清楚的小结节影，下淋巴结对称性增大肺窗平扫（B）增强（C、D）显示肺门、气管旁及隆突下淋巴结对称性增大

六、主要鉴别诊断

需要与结节病鉴别的疾病包括：①淋巴管癌病。②硅沉着病。③淋巴细胞性间质性肺炎等。

第五章

心血管系统疾病的影像诊断

第一节　先天性心血管病

一、房间隔缺损

单发的房间隔缺损（ASD）是最常见的先天性心脏病之一，约占先心病的 20%～26%。男女发病比例为 1：1.6。

（一）临床表现

1. 临床症状

一般出现较晚，多为查体时被发现。部分患者可有劳累后心悸、气短，易患呼吸道感染等。出现肺动脉高压后，症状逐渐加重。若房水平出现右向左分流，则可有发绀等。

2. 体征

常于胸骨左缘 2～3 肋间闻及 2～3 级收缩期吹风样杂音，肺动脉第二音分裂，部分有亢进，多无震颤。

3. 心电图

多为不完全右束支传导阻滞，少数为右室肥厚；一孔型 ASD 可有 I°房室传导阻滞、P-R 间期延长等。

（二）影像学检查方法

（1）X 线胸片为常规的影像学检查方法。

（2）超声心动图是最佳的影像学检查方法。ME 能够显示心容量负荷情况；2DE 可直接显示缺损，并可测量缺损的大小；

D-Echo可定性和定量反映ASD的房水平分流，右房、室及肺循环血流量等血流动力学状况；TEE能非常明确地显示各部位缺损的数量、大小、缺损边缘宽度和厚度以及有无合并其他畸形等；对比超声心动图有助于判定房水平出现的双向分流甚至右向左分流。

（3）EBCT、增强螺旋CT、MRI主要用于明确或除外肺动静脉、主动脉及腔静脉的合并畸形。三者均可显示缺损，右房、室和肺动脉的扩张情况以及有无合并肺静脉畸形引流等；MRI检查ASD较常用心电门控SE序列横轴位、左室长轴和短轴成像技术；梯度回波的MRI电影可显示房水平出现的分流。

（4）心血管造影及右心导管检查仅用于检查合并肺动脉高压或其他畸形的疑难ASD及ASD介入治疗。小的ASD右心导管检查仍受限，但对合并肺动脉高压的ASD帮助较大；心血管造影一般采用四腔位（左前斜位45°＋足头位30°～40°）右上肺静脉造影，可清楚地显示ASD的部位及大小。

（三）病理生理基础

1. 分型

ASD包括二孔型，亦称继发孔型和一孔型，亦称原发孔型。

1）二孔型是ASD的常见类型。

（1）胚胎时期，第一房间隔吸收过度，残留较大心房间孔，在以后的发育过程中未能被第二房间隔完全遮盖，就形成了二孔型ASD。常为直径约1～4 cm、椭圆形的单一大缺损，少数可见多发缺损或缺损呈筛孔状。

（2）根据缺损部位不同可分为4型。①中央型（卵圆窝型）：占全部二孔型ASD的76%，缺损位于房间隔中心卵圆窝处，其四周房间隔组织基本完整。②下腔型：占12%，缺损位于房间隔后下方下腔静脉入口处，其下缘完全缺如与下腔静脉入口相连或残留少许边缘，主要由左房后壁构成缺损后缘。③上腔型（静脉窦型）：占3.5%，缺损位于房间隔后上方上腔静脉入口下方，没有后缘，与上腔静脉口界限不清，上腔静脉血可直接流入两侧心房，常合并右上肺静脉畸形引流。④混合型，占0.5%，上述缺损有

2 种以上同时存在，常为巨大缺损。

（3）二孔型 ASD 多为单发，也可与其他心血管畸形并发。

2）一孔型：因心内膜垫发育障碍所致，缺损位于房间隔下部。

2. 血液动力学改变

一般情况下，左房的压力高于右心房压力。当有 ASD 时，左心房的血液分流入右房，使右房、室及肺血流量增加，加重了小循环负担。可引起右房、室肥厚和扩张，久之可导致肺动脉高压，严重时出现心房水平双向分流或右向左分流。

（四）影像学征象

1. X 线平片表现

（1）典型 ASD：肺血增多，心脏呈"二尖瓣"型，肺动脉段凸出，右房、室增大，主动脉结缩小或正常（图 5-1）。

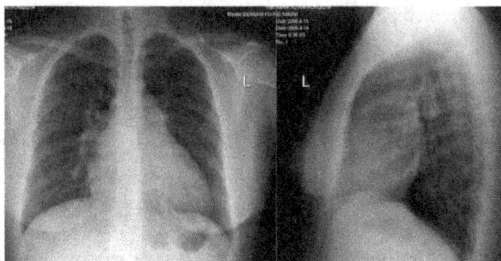

图 5-1　房间隔缺损

后前位片及侧位片，示双肺血增多，肺动脉段凸，主动脉结小，心脏呈"二尖瓣"型；手术证实房间隔缺损，缺损直径为 3 cm，大量左向右分流

（2）小 ASD：X 线平片表现可大致正常或仅有轻度变化。

2. 电子束 CT 和增强螺旋 CT 表现

左、右心房间有对比剂连通，可出现右房、室和肺动脉的扩张。

3. MRI 表现

（1）左室长轴和短轴成像：以右房中部为中心，向上、下各扫 2～3 层,在相邻层面可见房间隔组织连续中断、缺失。

(2)梯度回波的 MRI 电影:可见左向右分流的血流喷射。两心房显示血流高信号,低或低至无信号血流束起自缺损处。

4. 血管介入检查表现

(1)右心导管:导管经右房直接进入左心房,可提示两房之间有交通,常需与卵圆孔未闭相鉴别。右房血氧饱和度高于上、下腔静脉 9%,提示心房水平左向右分流。

(2)心血管造影:一般采用四腔位右上肺静脉造影可见对比剂沿房间隔下行,在左房体部尚未充盈时,对比剂即已通过缺损进入右房。

5. 超声心动图

(1)ME:右心容量负荷增加。

(2)2DE:房间隔回声中断(图 5-2)。

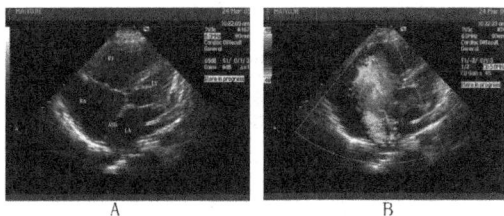

图 5-2 房间隔缺损

A. 四腔心切面,示房间隔回声脱失,右房室扩大;

B. 彩色多普勒,示房间隔水平五彩镶嵌色过隔血流束

(3)TEE:卵圆窝处无间隔组织回声。

(4)多普勒检查:右房、室及肺循环血流量增加,严重的肺动脉高压可见房水平双向分流或右向左分流(图 5-2,图 5-3)。

(5)C-Echo:ASD 合并重度肺动脉高压时,可见对比剂回声从右房通过缺损进入左心房。

(五)诊断与鉴别诊断

小 ASD 应与卵圆孔未闭鉴别(表 5-1)。

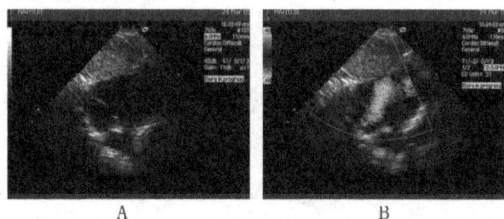

图 5-3　房间隔缺损

A. 剑突下双心房切面，示 ASD 与上、下腔静脉的关系；

B. 彩色多普勒，示房间隔水平五彩镶嵌色过隔血流束

表 5-1　小 ASD 与卵圆孔未闭的超声心动图的鉴别诊断

	小 ASD	卵圆孔未闭
右房、室内径	正常或轻度增大	正常
缺损直径	通常>5 mm	通常<5 mm
D-Echo/C-Echo	房水平左向右分流	房水平右向左分流（Valsalva 试验）
TEE	卵圆窝处无间隔组织回声	卵圆窝处回声呈两层，中间有斜行缝隙

二、室间隔缺损

单纯室间隔缺损（VSD）为常见的先天性心脏病之一，其发病率居先天性心脏病的首位，约为 20%。

（一）临床表现

1. 临床症状

小 VSD 的患者可无症状，部分可自然闭合；大 VSD 的患儿发育较差，可有心悸、气短、易感冒及肺部感染等，严重者活动后口唇发绀。

2. 体征

胸骨左缘第 3~4 肋间可闻及 3 级收缩期杂音，常可触及收缩期震颤。产生肺动脉高压后，肺动脉第二音亢进，严重者可有杵状指、趾。

3. 心电图

小 VSD，心电图正常；中至大 VSD，多见左室或双心室肥厚；

若有明显肺动脉高压后，则出现右心室肥厚。

（二）影像学检查方法

（1）X线平片用于 VSD 的初步或筛选诊断。具有 VSD 典型 X 线征象者，胸片多可提示诊断，但对小的 VSD 或伴有重度肺动脉高压者，X 线检查则有相当限度。

（2）2DE、D-Echo 和 C-Echo 为诊断 VSD 首选和普遍应用的影像学方法。2DE、D-Echo 可观察 VSD 的大小、部位和血流动力学变化，同时还可显示并发畸形；C-Echo 则有助于 VSD 和右向左分流的诊断。

（3）EBCT、螺旋 CT 增强扫描、MRI 可作为 VSD 的辅助检查手段。EBCT、螺旋 CT 增强扫描更适于观察各部位的 VSD；EBCT 应用流量式扫描，快速团注对比剂即可显示 VSD 的部位、大小、形态及血流动态变化；MRI 心电门控 SE 序列、GRE 序列快速成像可显示 VSD 部位、大小，发现并发畸形；MRI 电影可计算 VSD 的分流量。

（4）右心导管检查和心血管造影虽仍为 VSD 诊断的可靠方法，但目前主要应用于合并重度肺动脉高压、复杂或复合畸形的 VSD 诊断及介入治疗患者。心血管造影多采用四腔位左室造影，根据右室充盈的密度、对比剂通过室间隔的宽度、部位、喷射方向及右室最早充盈的位置，可以准确地判断 VSD 的解剖部位、大小、数量以及缺损上缘距主动脉瓣的距离。

（三）病理生理基础

1. 病理解剖分型

根据缺损部位的不同分为 3 型。

（1）膜周部：占 VSD 的 80% 左右，又分为单纯膜部型、嵴下型及隔瓣下型。

（2）漏斗部：占 10% 左右，又分为干下型及嵴内型，前者亦称肺动脉瓣下型，缺损位于肺动脉瓣下。

（3）肌部：占 10% 左右，缺损多靠近心尖部的肌部室间隔，也可发生于心肌梗死后室间隔穿孔及外伤性室间隔破裂。

2. 血液动力学改变

正常生理状态下左室收缩压高于右室。当有 VSD 时，左室的血流经 VSD 进入右室，通过肺循环进入左房，因此可引起左房、室及右室容量负荷增加，心腔扩大。肺循环的血流量增多，肺血管内阻力增加，继之血管内膜及中层增厚，部分管腔逐渐狭窄，右室的压力随之增高。当右室的压力接近左室，左向右的分流量减少。当右室的压力高于左室，出现右向左分流时，患者可出现发绀，即艾森曼格综合征。

（四）影像学征象

1. X 线平片

（1）典型 VSD：指中至大量左向右分流或已有中等左右肺动脉高压的 VSD。①心影呈二尖瓣型，中至高度增大。主要累及左、右室，多以左室更显著，或伴有轻度左房增大（图 5-4）。②肺血增多，肺门动脉扩张，肺动脉段中至高度凸出。部分患者可见外围肺血管纹理扭曲、变细等肺动脉高压征象（图 5-5）。③主动脉结正常或缩小。

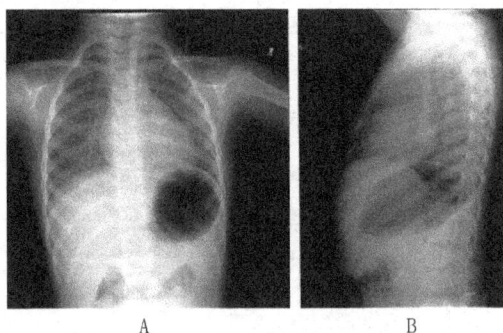

图 5-4　典型 VSD

A. 心脏远达正位片；B. 侧位片，示双肺血增多，左右室均大，肺动脉段轻凸；手术证实为膜部 VSD，直径约 8 mm

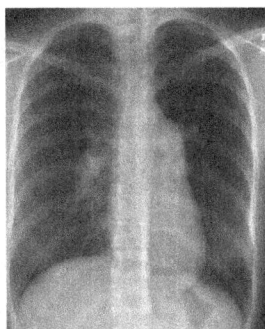

图 5-5 室间隔缺损 Eisenmenger 综合征期

胸片，示外围肺血减少，肺动脉高度凸出，心脏不大，结合
临床发绀，考虑为右向左分流为主，属 Eisenmenger 综合征

（2）少量左向右分流的 VSD：心影及心室轻度增大，以左室
为主；肺血轻度增多；肺动脉段不凸；主动脉结多正常。

（3）Roger 病：指少数小 VSD 心肺 X 线平片所见属正常范围，
但临床体征典型。

（4）VSD 合并重度肺动脉高压：心脏增大多不明显，但右室
增大较突出，并有右房增大；肺血减少征象；主动脉结多缩小。

2.CT 表现

左、右室间有对比剂连通，可出现左、右室增大和肺动脉的
扩张。

3.MRI 表现

连续横断面图像可见室间隔组织连续中断、缺失。

4. 血管介入检查表现

（1）心导管：右室血氧饱和度高于右房 5%，提示心室水平左
向右分流。

（2）心血管造影：多采用四腔位左室造影。左室充盈后对比
剂立即进入右室，为心室水平左向右分流的确凿征象。根据右室
充盈的密度、对比剂通过室间隔的宽度、部位、喷射方向及右室
最早充盈的位置，可以准确地判断 VSD 的解剖部位、大小、数量
以及缺损上缘距主动脉瓣的距离（图 5-6）。

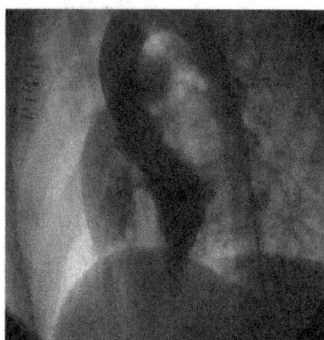

图 5-6　室间隔缺损

左室造影，示室间隔上部过隔分流束，右室及肺动脉
也相继显影，手术证实为膜周部 VSD，直径 5 mm

5．超声心动图表现

（1）ME：可见左室增大，右室流出道增宽、室间隔及左室后壁运动增强等左心容量负荷增加表现。若伴有肺动脉高压，则肺动脉瓣运动曲线 a 波消失，开放呈 V 字或 W 型。

（2）2DE：可见室间隔回声脱失，断端回声一般较强；左房室增大，左室流出道增宽等左心容量负荷增加表现。

（3）D-Echo：不伴有肺动脉高压时，室间隔的右室面可见红五彩镶嵌色的高速湍流性分流血流；伴有肺动脉高压时，于缺损部位可见右向左的蓝色分流血流；大的 VSD，彩色的分流束基本呈层流状态，左向右的分流呈纯红色，右向左的分流呈纯蓝色。

（五）诊断与鉴别诊断

VSD 应与主动脉窦瘤破入右室鉴别（表 5-2）。

表 5-2　VSD 与主动脉窦瘤破入右室的超声心动图的鉴别诊断

	VSD	主动脉窦瘤破入右心室
MD	主动脉壁正常	主动脉前壁下方回声不完整受累窦扩张
2DE	主动脉窦正常	受累主动脉窦扩张，多呈囊袋状
D-Echo	室水平左向右分流 （收缩期）	主动脉窦破口，左向右分流 （持续性，舒张期为主）

三、动脉导管未闭

动脉导管未闭（PDA）是最常见的先天性心脏病之一，占先心病的 0% 左右，发病率女多于男，约为 3：1。

（一）临床表现

1. 临床症状

少量分流时，PDA 患者可无症状；较大分流时，患者可出现活动后心悸、气短、反复呼吸道感染；大量分流时，患者早期可发生左心衰竭；重度肺动脉高压时，患者可出现发绀，往往下肢重于上肢，称为分界性发绀。

2. 体征

大多数患者于胸骨左缘 2～3 肋间可闻及双期连续性机器样杂音，伴震颤，可有周围血管征；细小的 PDA 及合并重度肺动脉高压者杂音常不典型，或仅有收缩期杂音，甚至无明确杂音，但后者肺动脉区第二音明显亢进。

3. 心电图

多正常或左室肥厚，出现双室肥厚或右室肥厚则提示有相应程度的肺动脉高压。

（二）影像学检查方法

（1）X 线平片用于对 PDA 初步或筛选诊断。能够定性诊断典型的 PDA 和分析继发肺动脉高压，但不能直接显示本身。

（2）2DE 结合 D-Echo 为目前常用而有效的无创性检查。2DE 能显示 PDA，并可测量管腔的粗细、长短及 PDA 的类型。彩色多普勒可探查异常管道中出现的异常血流束，并可测定 PDA 的内径。一般情况下可作为 PDA 手术前诊断的依据，尤其对细小的 PDA 多普勒技术帮助大。但对合并重度肺动脉高压的 PDA，有时因主动脉与肺动脉压力相近，彩色多普勒技术受到一定限制。

（3）心血管造影结合导管检查目前仍为 PDA 形态和血流动力学诊断的"金标准"。主要应用于疑难病例或并发复杂畸形的 PDA 诊断，特别有助于发现细小 PDA 及合并重度肺动脉高压的判定。

实际上造影检查现已成为 PDA 介入治疗的组成部分。

（4）EBCT 及 MRI 对单纯 PDA 临床应用甚少。

（三）病理生理基础

动脉导管由左侧第六主动脉弓的背侧部分演变而来，连接于左右肺动脉分叉处与主动脉弓之间，是构成胎儿期血液循环的主要通道。生后肺膨胀肺循环阻力减低，右心室的血液直接进入肺循环。因动脉血氧含量升高，促进动脉导管收缩逐渐由功能的闭缩（生后 48 h）导致解剖的闭锁（生后 4 周），生后持续不闭者则形成 PDA。

1. 病理解剖分型

PDA 按其形态基本分为 3 型（图 5-7）。

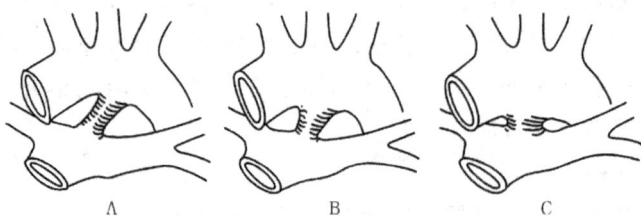

图 5-7　PDA 形态分类示意图
A. 管型；B. 漏斗型；C. 窗型

（1）圆柱形：也称管状型，导管的主动脉与肺动脉端粗细相仿，状如圆柱。

（2）漏斗形：此型最多见，导管的主动脉端较粗，肺动脉端较细，状如漏斗。

（3）窗形：此型最少见，导管短而粗，形似间隔缺损，又称缺损型。

另外，尚有较少见的"牙签"型及不规则型。

2. 血液动力学改变

通常情况下，主、肺动脉压力在整个心动周期相差悬殊，一部分血液从主动脉经未闭的导管持续进入肺动脉，引起连续性左向右分流，导致体循环的血流量减低，肺循环及左心的血流量增加，加重左心的负荷，可使左室扩张肥厚。同时，由于肺动脉的血流量增加，逐渐引起肺小动脉的功能性以至器质性损害，阻力升高从而导致不同程度的肺动脉高压，右室排血阻力和负荷加重，肺动脉高压接近或超过体动脉水平者可导致双向或以右向左为主的分流。

（四）影像学征象

1. X线平片表现

（1）典型PDIA：①肺血增多。②左室增大。③90％病例主动脉结增宽。④近半数可见"漏斗征"：指正位片上主动脉弓降部呈漏斗状膨凸，其下方降主动脉在与肺动脉段相交处骤然内收（图5-8）。

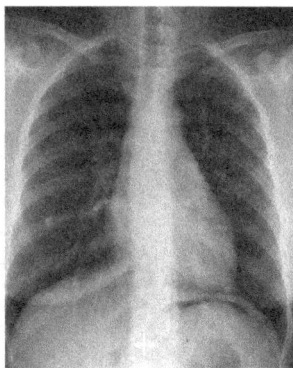

图 5-8　PDA

心脏远达片（后前位），示双肺血增多，左室轻度增大，心脏呈"主动脉"型，主动脉结增宽，降主动脉近段内收，形成"漏斗征"（箭头所示）

（2）细小的PDA：肺血正常或轻度增多，心脏大小多在正常范围。

（3）合并肺动脉高压的PDA：出现肺动脉段不同程度的凸出，肺门动脉扩张，外周肺血管纹理扭曲、变细，双心室增大甚至以右心房、室增大为主，提示肺动脉高压。

2. EBCT 或增强螺旋 CT 表现

在横断面表现为连通左肺动脉与降主动脉之间的管道。

3. MRI 表现

于横轴位（升主动脉－左肺动脉层面）表现为左肺动脉于降主动脉之间的异常管道，呈无或低信号。

4. 血管介入检查表现

（1）右心导管检查：肺动脉血氧饱和度高于右心室 3％，可提示心底部有左向右分流；在多数病例导管可由肺动脉直接通过未闭的动脉导管进入降主动脉。

（2）心血管造影。①一般做主动脉弓降部左侧位造影为宜：主动脉弓降部对比剂充盈后，主肺动脉立即充盈为主要征象（图 5-9）。若降主动脉上端有对比剂的稀释征象，则为肺动脉水平有右向左分流的佐证。②主肺动脉造影：若降主动脉提前充盈，亦提示该水平有明确的右向左分流。

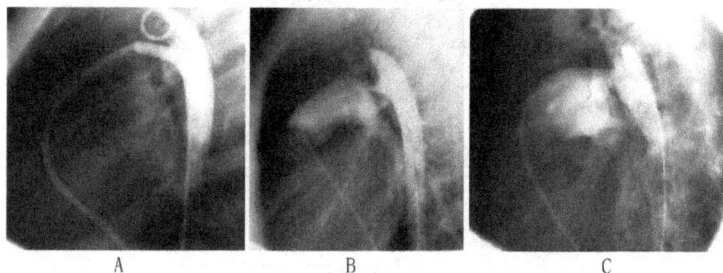

图 5-9　各型 PDA 的造影表现
A. 管型；B. 漏斗型；C. 窗型

5. 超声心动图

（1）ME 示左心容量负荷增加的表现。

（2）2DE 于大动脉短轴能显示主、肺动脉间的异常管道。

（3）彩色多普勒可探查到主肺动脉与降主动脉间异常管道中出现的红五彩镶嵌的异常血流束。

（4）连续多普勒可获得高速血流频谱。

（五）诊断与鉴别诊断

PDA 应与其他心底部分流畸形相鉴别，如冠状动脉瘘、主动脉窦瘤破裂，尤其是主动脉－肺动脉间隔缺损：超声心动图及心血管造影有助于确诊（表5-3）。

表 5-3　PDA 与主动脉－肺动脉间隔缺损的心血管造影的鉴别诊断

	PDF	主动脉－肺动脉间隔缺损
导管经路	自肺动脉进入降主动脉	自肺动脉进入升主动脉
肺动脉高压	无或有	有且多为重度
对比剂的显影顺序	降主动脉充盈后主肺动脉显影	升主动脉充盈后主肺动脉显影
形状	多为漏斗状	窗型

四、法洛四联症

法洛四联症（TOF）居发绀先天性心脏病的首位，约占 $30\%\sim50\%$。

（一）临床表现

1. 临床症状

TOF 患者发育较迟缓，常有发绀，多于生后 4～6 个月内出现，久之，可有杵状指、趾，易气短、喜蹲踞或缺氧性晕厥等。

2. 体征

于胸骨左缘 2～4 肋间闻及较响的收缩期杂音，多可触及震颤。

3. 心电图

示右室肥厚。

（二）影像学检查方法

（1）X 线胸片用于对 TOF 术前的初步和筛选诊断，是临床常规检查方法。其"定性"诊断的准确率达 90% 以上，而且根据心脏大小和肺血管改变等可大致估计病变程度。

（2）超声心动图是 TOF 的首选影像学检查方法。ME 可准确显示 TOF 解剖畸形；2DE 除显示 TOF 解剖畸形外，可显示肺动脉瓣情况，还可测得主动脉骑跨程度、VSD 的部位和大小和肺动脉内径；D-Echo 可观察到心室水平右向左分流或以右向左分流为主的双向分流，并可探及合并较大 ASD 的房水平分流，但对合并小的 ASD 或卵圆孔未闭 D-Echo 则有一定限度；C-Echo 有助于小ASD 及卵圆孔未闭的检出。但超声心动图对肺动脉的观察限度较大。

（3）MRI 是 TOF 的重要的辅助检查方法。SE 序列横轴位结合矢状位或长、短轴位可显示主肺动脉瓣环和漏斗部狭窄及其程度和范围，但对显示肺动脉瓣狭窄尚有一定限度；应用 GRE 序列MRI 电影可观察肺动脉瓣膜狭窄及瓣膜运动状况；横轴位可明确显示升主动脉与主肺动脉的相对大小关系以及左、右肺动脉的发育状态；横轴位或/和矢状（或短轴）位可显示 VSD 大小和部位，但对鉴别干下和穿嵴型 VSD 及小的肌部缺损有一定困难；垂直于室间隔的短轴位可观察主动脉骑跨及其程度；横轴位或佐以短轴（或矢状）位可显示主动脉骑跨及其程度、右室肥厚和心腔扩张。MRI 对左、右动脉的观察优于超声心动图。EBCT 与 MRI 效用相似，特别对显示主肺动脉及其左、右分支的发育状况以及冠脉异常帮助颇大，但需对比增强。

（4）心血管造影目前仍为 TOF 形态诊断的"金标准"，其显示肺动脉及其分支发育情况、有无体肺侧支形成等良好，现主要用于疑难病例的诊断、鉴别诊断及外科术前排除合并畸形或体肺侧支形成。

（三）病理生理基础

1. 病理解剖分型

TOF 包括 4 种畸形：肺动脉狭窄、室间隔缺损、主动脉骑跨和右室肥厚，其中以肺动脉狭窄和室间隔缺损为主要畸形。

TOF 常并发卵圆孔未闭，可高达80%；TOF 并发房间隔缺损者，称为"五联症"；20%～30%TOF 合并右位主动脉弓，以及双上腔静脉和动脉导管未闭等。

（1）肺动脉狭窄：以漏斗部或漏斗部＋肺动脉或/和瓣狭窄最为常见，约有半数以上为二瓣畸形。

（2）室间隔缺损有 3 种类型：①膜周部缺损，又称为嵴下型缺损。②干下型缺损又称为嵴上型缺损。③漏斗部肌性缺损，又称为肌内或穿嵴型缺损。

（3）主动脉骑跨：一般为轻至中度。

2. 血液动力学改变

一般 TOF 的 VSD 较大，使左、右室和主动脉的压力接近，故肺动脉狭窄所形成的阻力起主要作用。狭窄越重，右室射血阻力越大，通过 VSD 的右向左的分流量也就越多；体动脉血氧饱和度降低，肺动脉血流量减少，缺氧加重，从而引起发绀、红细胞增多等一系列变化。

（四）影像学征象

1. X 线平片表现

典型 TOF 表现为肺血减少，两肺门动脉细小；主动脉升弓部多不同程度的增宽、凸出；肺动脉段－心腰部凹陷，心尖圆隆、上翘，心脏近似靴形（图 5-10）。近 30％的病例合并右位主动脉弓，几乎均为"镜面型"。

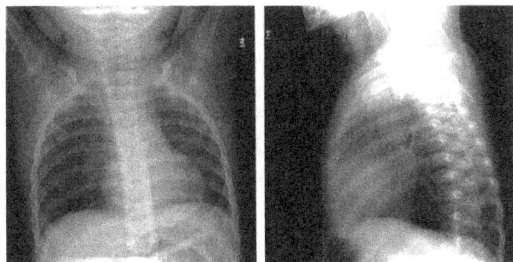

图 5-10　TOF
心脏远达片示双肺血少，肺动脉段凹，右室增大，心尖
上翘、圆钝，心影呈"靴形"，经手术证实为 TOF

2. EBCT 或增强螺旋 CT 表现

于横断面可显示右室漏斗部狭窄、主和左、右肺动脉的发育情况、VSD 及右室肥厚等。

3. MRI 表现

（1）SE 序列横轴位结合矢状位或长、短轴位：可显示主肺动脉瓣环和漏斗部狭窄及其程度和范围，但显示肺动脉瓣狭窄尚有一定限度；可显示 VSD 大小和部位，但对鉴别干下和穿嵴型 VSD 及小的肌部缺损有一定困难；可显示右室肥厚和心腔扩张。

（2）横轴位：可明确显示升主动脉与主肺动脉的相对大小关系以及左、右肺动脉的发育状态。

（3）短轴位：可观察主动脉骑跨及其程度。

（4）GRE 序列 MRI 电影：通过狭窄瓣口的快速血液湍流在肺动脉根部呈无信号区；在心室收缩期，肺动脉瓣呈鱼口样或幕状突向肺动脉腔，即"圆顶征"。

4. 血管介入检查表现

1）右心导管：单纯右心导管不用于 TOF 的诊断，常与心血管造影同时进行。若导管进入肺动脉，可根据肺动脉到右室的压力曲线，判断肺动脉瓣 漏斗部的狭窄程度。另外，还可根据导管走行观察有无房间交通、左上腔静脉及主动脉骑跨等。

2）心血管造影：多采用双向正侧位右室造影为宜，正位可加轻度左前斜（7°）及半坐位（25°~0°）。对疑有体肺侧支形成者应行主动脉弓降部及选择性体肺侧支造影。

（1）右室、肺动脉充盈时，左室和升主动脉几乎或稍后提早显影，反映心室水平右向左分流和升主动脉骑跨，为 TOF 最常见的具有"定性"诊断价值的异常征象（图 5-11）。

（2）漏斗部狭窄：程度轻重不等，狭窄范围多较长，呈管道状，一般在心室舒张和收缩期无任何变化。若为跨瓣口 1 至数厘米的局限狭窄，其远端与瓣口之间可形成第三心室。

（3）肺动脉瓣狭窄：在心室收缩期可见圆顶征；在对比剂注入早期，可见含对比剂的血柱自瓣口射出，即"喷射征"；约半数以上病例，瓣口深长，呈"袖口"状凸向肺动脉，提示为二瓣畸形。

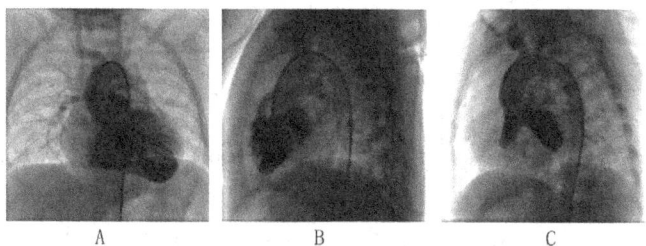

图 5-11 TOF

A. 右室正位造影，示右室腔扩大，肺动脉瓣及瓣下流出道狭窄，左右肺动脉发育较细；B. 右室侧位造影，示室间隔缺损位于主动脉瓣下，主动脉骑跨约 50%；C. 左室造影长轴斜位（左前斜 60°＋足头 20°），示 VSD 位置及与主动脉的关系，左室发育尚可

（4）主肺动脉及左、右肺动脉分支常有不同程度的细小。

（5）膜周部 VSD 多见，常较大，一般为单发。若导管经房间交通进入左房而又到达左室，可佐以长轴斜位或四腔位左室造影，有助于发现多发 VSD（常合并肌部间隔缺损）。

（6）升主动脉骑跨和扩张，前者多为轻至中度。

（7）右室肥厚，右心房和上、下腔静脉可有不同程度的扩张。

5. 超声心动图表现

（1）ME：可见右室增大、前壁增厚，主动脉前壁右移（前移），于室间隔的连续性中断，主动脉骑跨于室间隔之上。右室流出道变窄，而肺动脉瓣较难探及。

（2）2DE：除观察 M 型所见外，还可见肺动脉瓣增厚、开放受限，肺动脉内径变窄。

（3）D-Echo：可观察到心室水平右向左分流或以右向左分流为主的双向分流；并可探及合并较大 ASD 的房水平分流。

第二节 高血压所致心血管改变

高血压是危害人类健康的常见多发病，成人高血压患病率为

8%～18%。高血压按病因分为原发性高血压和继发性高血压，前者约占全部高血压患者的 90%以上。

一、临床表现

头痛、头晕、失眠为高血压的常见症状；部分患者可有心悸、气短、乏力、记忆和视力减退等。凡收缩压≥140 mmHg 和（或）舒张压≥90 mmHg 的成年人均可诊断为高血压，并根据血压水平、危险因素及靶器官的损害将其分为 3 级。心电图示左室高电压、肥厚，也可出现 ST-T 的左室劳损改变。

二、影像学检查方法

（1）X 线胸片对观察心脏、大血管及肺循环改变有其优势；对原发性高血压的分级、某些继发性高血压的病因诊断以及预后估计也有较大帮助。

（2）超声心动图在测量心室肥厚、扩张及其程度以及射血分数等方面为首选的方法。应用经胸骨上窝途径 2DE 检查，有助于部分先天性主动脉缩窄病变的显示，但难以观察其全貌，尤其是侧支循环，诊断限度较大。2DE 还可用于肾及肾上腺病变的诊断和鉴别诊断。

（3）CT 或 MRI 检查一般不用于诊断高血压心脏病。EBCT、螺旋 CT 及 MRI 对高血压所致脑病损及主动脉夹层等靶器官病损的诊治中占有重要地位；对先天性主动脉缩窄及各种原因引起的肾动脉狭窄等继发性高血压的诊断也有重要价值。

（4）血管造影一般不用于检查原发性高血压，仅用于继发性高血压的病原及解剖诊断，有助于手术及介入治疗的选择。

（5）放射性核素检查对肾、肾上腺和肾血管性病变引起的继发性高血压的原发病因有一定的价值。

三、病理生理基础

（一）病因

1. 原发性高血压

目前尚未找到明确的病因，多与体重、膳食遗传、精神心理、社会职业及神经内分泌失调等有关。

2. 继发性高血压

主要病原疾患有慢性肾炎、肾盂肾炎、先天性多囊肾等肾脏疾患以及引起肾缺血的各种肾血管病；嗜铬细胞瘤，原发性醛固酮增多症，柯兴综合征等内分泌异常；先天性主动脉缩窄及侵犯胸主动脉和腹主动脉上段的大动脉炎所致的主动脉缩窄综合征等。

（二）血液动力学改变

原发性高血压日久不治，可对动脉系统、心、脑、肾等器官造成损害。因外围血管阻力增加，久之则引起左室肥厚以至左室腔扩张，进一步可影响左房导致肺淤血，严重者可波及右侧心腔引起右心乃至全心衰竭。

四、影像学征象

（一）X线胸片表现

（1）因高血压的程度和时间长短不同而表现各异轻者肺血管纹理正常，心脏不大或左心室圆隆；重者可有不同程度的肺淤血及间质性肺水肿等，心脏左心室增大，主动脉迂曲、延长及扩张（图 5-12）。

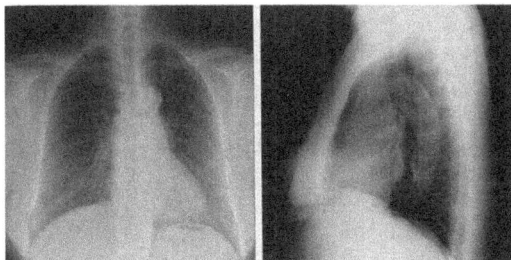

图 5-12 高血压病主动脉型心脏

患者有高血压病史 5 年，血压 150/110 mmHg。胸片，示双肺血正常，主动脉结宽，左室圆隆，心胸比 0.51

（2）应注意观察有无反映先天性主动脉缩窄、大动脉炎及胸内嗜铬细胞瘤的异常 X 线征象。

（二）CT 表现

CT 和 EBCT 可以显示心腔大小、室间隔及心室壁的厚度；CTA 可显示主动脉、大动脉及病变的全貌；CT 可显示两肾大小、肾肿块病变及肾上腺肿瘤等；电影检查可以观察心室运动功能，有助于高血压分级判定。

（三）MRI 表现

心电门控左室长、短轴成像观察室间隔、室壁厚度及心腔扩张程度；SE 序列矢状、斜位、冠状位并结合横轴位可显示胸主动脉病变的内腔、管壁及与左锁骨下动脉、周围软组织结构的关系等形态变化；GRE 快速成像有助于除外并发畸形和观察侧支血管情况。

（四）心血管造影表现

一般仅用于肾血管性高血压、先天性主动脉缩窄及大动脉炎所致的主动脉缩窄综合征等的诊断。

（五）超声心动图表现

常可见室间隔及左室各室壁呈对称性肥厚。2DE 可用于部分先天性主动脉缩窄、肾及肾上腺病变的诊断和鉴别诊断。

五、诊断与鉴别诊断

高血压所致的心脏大血管改变需与肥厚型心肌病鉴别：超声心动图检查有助于鉴别。高血压引起的室间隔及左室各室壁呈对称性肥厚，心肌回声通常正常。肥厚型非梗阻性心肌病表现为左室壁及间隔普遍肥厚，心肌回声呈颗粒状，回声紊乱；非对称性间隔肥厚型心肌病表现为室间隔明显增厚，与左室后壁厚度的比值＞1.5 心肌回声增强，呈斑点状。另外，尚应密切结合病史及高血压程度等综合分析。

第三节 冠状动脉粥样硬化性心脏病

冠状动脉粥样硬化性心脏病简称冠心病（CHD）是一种严重

危害人民健康的常见病、多发病。随着我国膳食结构的改变，动物性脂肪摄入增加，冠心病的发病率有逐渐增高的趋势。

一、临床表现

(一) 临床症状

患者常有阵发性胸痛，多为胸骨后区，亦可累及心前区或放射至左臂，常与劳累、情绪变化有关；一般疼痛持续 30 s 至 15 min，静息 2～5 min 或舌下含硝酸甘油后几分钟缓解。一旦发生左心衰竭，可有呼吸困难、咳嗽、咯血及夜间不能平卧等。严重者可发生猝死。

(二) 体征

心绞痛未发作时，患者一般无异常体征。心绞痛发作时，可闻及第三心音或第四心音；若有室间隔破裂或乳头肌功能不全时，可于胸骨左缘 3～4 肋间或心尖部闻及粗糙的收缩期杂音。

(三) 心电图

ST 段压低或升高或/和 T 波倒置，亦可为室性早搏、左束支和左前分支阻滞或心肌梗死等改变。

二、影像学检查方法

(1) X 线平片一般不用于检查冠心病，但对左心衰竭、心室壁瘤、室间隔破裂或/和乳头肌断裂、功能失调的诊断及心肌梗死病情和愈后的估计都有一定的价值。

(2) EBCT、多层螺旋 CT 用于冠心病的筛选诊断。两者均可测定冠状动脉钙化；多层螺旋 CTA 能够显示冠状动脉斑块的形态、管腔异常，判断冠状动脉搭桥术 (CABG) 后桥血管以及冠状动脉介入治疗 (PCI) 后的开通情况；对比增强电影扫描可用于分析左室整体和节段功能，包括左室收缩/舒张末期容积、射血分数以及心肌重量等均可作定量分析。

(3) 超声心动图是冠心病的辅助检查方法。其能够直接显示冠状动脉异常、心肌缺血和心肌梗死的异常变化，还可动态、反复地评价冠心病患者的心功能变化；血管内超声成像 (IVUS) 可了解冠状动脉斑块的形态、结构和与管腔的关系并直接测定冠状动脉血流，显示管壁和管腔的病变，还可分析粥样斑块性质。TEE 能准确地评价冠状动脉左主干的狭窄程度及血流梗阻情况，且能清楚地显示心尖部室壁瘤等。

（4）MRI 检查临床应用较少。SE 脉冲序列横轴位和短轴位像，可全面显示心肌梗死病理改变，急性心肌梗死可进行 Gd-DTPA 增强以提高病变的显示率；MRI 电影可用于评价心功能，室壁运动状态，显示室壁瘤或室间隔破裂等并发症；造影增强结合快速扫描技术可评价心绞痛的患者心肌血流灌注和鉴别心肌活力；采用静息 MRI 药物负荷或运动试验可显示心肌缺血；冠状动脉 MRA 能够显示冠状动脉三主支的近中段。

（5）冠状动脉造影至今仍是明确冠状动脉狭窄程度、部位和范围的首选检查方法。主要用于：冠心病外科和介入治疗适应证的选择；不典型心绞痛需进一步明确诊断而决定治疗方针者；50 岁以上拟行心脏瓣膜替换术及主动脉病变手术等或疑有心绞痛需除外冠心病者；其他冠状动脉病变或畸形，如冠状动脉瘘、某些复杂先天性心脏病根治术前需了解冠状动脉起源或分布异常等；可为 PTCA 和 CABG 的治疗提供重要信息。

（6）SPECT 心肌灌注显像负荷试验对冠心病心肌缺血、梗死的检测、愈后评估及治疗方案的选择均有一定的临床价值。其可以动态观察左心室心肌血流的恢复情况以及再狭窄所致的心肌再缺血。

（7）[18]F-脱氧葡萄糖（FDG）PET 心肌代谢显像是鉴别存活心肌与坏死心肌的"金标准"。

三、病理生理基础

动脉粥样硬化性病变主要在内膜，主要分布于心外膜下的大动脉，近端多于远端。动脉粥样硬化斑块引起的冠状动脉狭窄是 CHD 的基本病变，冠状动脉狭窄最常见于前降支，其次为左回旋支、右冠状动脉及左冠状动脉主干。

管腔狭窄程度分为 4 级：管腔狭窄＜25％为Ⅰ级；管腔狭窄 26％～50％为Ⅱ级；管腔狭窄 1％～75％为Ⅲ级；管腔狭窄＞76％ 为Ⅳ级。当狭窄＞50％时，部分患者于运动时可导致心肌缺血；冠状动脉完全闭塞时发生心肌梗死。若缺血或梗死面积较大、累及乳头肌或室间隔时可引起室壁瘤、MI 或室间隔破裂。

四、影像学征象

（一）X 线平片表现

1. 不合并高血压的心绞痛患者

心肺常无异常改变。

2. 冠心病心肌梗死（或继发心室壁瘤）

（1）半数以上的患者心肺无异常改变。

（2）少数患者有心影增大，以左室增大为主；出现不同程度的肺静脉高压－肺淤血、间质或/和肺泡性肺水肿征象，提示左心衰竭。

3. 心室壁瘤

可见左室缘局限性膨凸；左室"不自然"增大；左室缘搏动异常——搏动减弱、消失或反向；左室壁钙化；左室缘纵隔－心包粘连（图 5-13）。

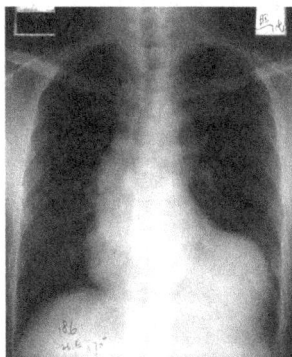

图 5-13 心肌梗死伴室壁瘤形成

后前位胸片，示左室明显扩大，左心缘下方近心尖部可见异常凸起，呈"怪异型"心脏

4. 心肌梗死后室间隔破裂

可见心影短时间内增大，以左室增大最显著；肺血增多或/和肺淤血及肺水肿。

（二）CT 表现

（1）＋130 HU≥2 mm² 诊为钙化，钙化多呈沿冠状动脉走行的斑点状、条索状高密度影，亦可呈不规则轨道形式或整条冠状动脉钙化。可作钙化的定量分析。

（2）增强 CT 假性室壁瘤表现为左室室壁变薄，部分心腔呈囊袋样向外膨出，被心包包裹。

（3）增强 CT 电影，可作左室收缩/舒张末期容积、射血分数以及心肌重量等的定量分析。

（4）冠脉 CTA 可显示冠状动脉及桥血管的立体结构，对诊断、外科治疗和术后复查等都有重要意义。

（三）MRI 表现

1. 心肌梗死

（1）陈旧性心肌梗死：梗死室壁可出现。①阶段性变薄。②心肌信号强度减低，在 T_2WI 上更明显。③收缩期增厚率异常。④运动异常。

（2）急性心肌梗死：梗死区心肌信号增强，在 T_2WI 上更明显；若信号强度变化不明显，增强后，梗死心肌可见强化；梗死室壁阶段性变薄和运动减弱。MRI 心肌灌注显像示梗死区变薄，呈低信号区；延迟扫描，该区域信号增强（图 5-14）。

（3）左室室壁瘤：左室多增大；左室壁阶段性变薄范围大且运动异常；室壁瘤部收缩期增厚率消失且信号异常，并常可见附壁血栓。

2. 冠状动脉狭窄

对＞50％的冠状动脉狭窄可作出判断。

（四）冠状动脉造影表现

1. 冠状动脉粥样硬化

（1）管腔边缘不规则，半圆形"充盈"缺损以及不同程度偏心性狭窄及完全阻塞，为动脉粥样硬化斑块溃疡、龛影形成（复杂斑块）所致。

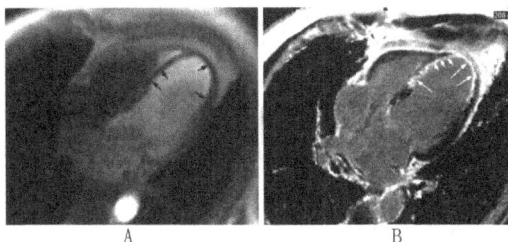

图 5-14　急性前间壁心肌梗死

A. MRI 心肌灌注显像横轴位，示左室心尖部、前室间隔显著变薄，呈低信号区；B. 延迟扫描，示该区域信号增强

（2）冠状动脉痉挛，可见于狭窄的冠状动脉和造影正常的冠状动脉。

（3）冠状动脉瘤样扩张或动脉瘤形成。

（4）冠状动脉血栓、栓塞及阻塞再通。

（5）侧支循环形成。

2. 左心室造影

主要观察左心室运动功能；二尖瓣、主动脉瓣功能；有无室壁瘤、附壁血栓及室间隔破裂等。

（五）超声心动图表现

1. 冠状动脉

管壁回声不均匀、不规则、不对称，常可见斑片状强回声；管腔狭窄或闭塞。

2. 心肌缺血或/和心肌梗死

（1）心肌缺血、心肌梗死均可见局部室壁运动异常（运动减弱、无运动和矛盾运动），前者在症状消失后可恢复正常，后者常可见局部室壁膨出。

（2）心肌缺血、心肌梗死均可见室壁收缩期增厚率减低。

3. 室壁瘤

常发生于心尖部，可见局部室壁膨出、变薄，且回声不均；

膨出的室壁呈矛盾运动。

4. 室间隔破裂

常可见肌部室间隔连续性中断或隧道样缺损。D-Echo 可见左向右分流的高速血流信号。

5. 左室附壁血栓

突向左室腔内的形态不规则的异常团块样不均回声，多位于室壁瘤区。

（六）核素检查表现

1. 心肌缺血

运动负荷试验和再分布或静息心肌灌注呈可逆性灌注缺损。

2. 心肌梗死、心肌顿抑

运动负荷试验和再分布或静息心肌灌注呈不可逆性灌注缺损。

五、诊断与鉴别诊断

冠心病与扩张型心肌病鉴别：心血管造影有助于确诊（表 5-4）。

表 5-4　冠心病与扩张型心肌病的心血管造影的鉴别诊断

	冠心病	扩张型心肌病
冠状动脉病变	狭窄或阻塞	无
心脏房室大小	正常或左心室增大	全心中～重度增大，左心室为主
左室功能	正常或区域性运动功能异常（减弱、消失、矛盾运动等）	运动功能普通减弱
二尖瓣	正常或不同程度的反流	多合并反流

第四节　主动脉夹层

主动脉夹层（AD）为主动脉壁内膜损伤后，腔内的血液通过内膜的破口进入主动脉壁中膜而在两层膜之间形成血肿，即称主动脉夹层。并非主动脉壁的异常扩张，也有别于主动脉瘤，过去称主动脉夹层动脉瘤，现多改称为主动脉夹层血肿，或主动脉夹层分离，简称主动脉夹层，是一种严重危害人类健康的危急病症之一，年自然发病率约 1/10 万，男性多于女性。如治疗不及时，多数病例在起病后数小时至数天内死亡，在开始 24 h 内每小时死亡率为 1%～2%。DeBakey 将主动脉夹层分为 3 型：工型夹层起自升主动脉并延至降主动脉，Ⅱ型局限于升主动脉，Ⅲ型夹层起自降主动脉并向远端延伸。

最常见症状是突发胸部剧痛，呈刀割或撕裂样，并向胸前及背部放射，可延至颈部、腹部或下肢。可伴有心率增快、呼吸困难、恶心呕吐、腹胀、腹泻、黑便及晕厥。主动脉瓣区出现舒张期吹风样杂音，脉压增宽；心包摩擦音、或心包填塞、胸腔积液；原有高血压者，起病后剧痛使血压更增高，血压降低者提示外膜破裂，肢体血压与脉搏可不对称；亦可引起霍纳（Homer）综合征、声嘶、上腔静脉综合征、血尿、尿闭及肾缺血后血压增高。严重者可发生休克、充血性心力衰竭、猝死或脑血管意外和截瘫。

一、影像检查方法的选择

其检查方法应首选无创性检查（超声、CT 和 MRI），胸部 X 线平片仅能提示主动脉夹层的可能，CT 或 MRI 为常用方法。影像诊断应包括：①破裂口位置及内膜片情况。②真假腔及病变累及范围，包括主要分支受累情况。③左室和主动脉功能情况。④有无心包积液和胸腔积液。MSCT 需增强扫描或行 CTA，MRI 可不用对比剂且能全面评价主动脉夹层，心血管造影通常不用于主动脉夹层的诊断，而主要用于介入治疗。

需要注意的是：对 AD 进行影像学检查时，需提示各重要分支的开口处是位于假腔还是真腔，比如主动脉弓上的三支血管开口、腹主动脉的腹腔动脉、肾动脉的开口等，以评估各器官的供血状况。

二、影像诊断

(一) X 线检查

胸部平片见上纵隔增宽或主动脉弓影增大，主动脉外形不规则，有局部隆起。透视下见主动脉搏动减弱或消失。如见主动脉内膜钙化影，可准确测量主动脉壁的厚度。正常为 2～3 mm，增到10 mm时则提示有夹层分离可能性。心影明显扩大时，提示破入心包或有主动脉关闭不全；亦可见胸腔积液，提示破入胸腔。

(二) 超声检查

对诊断升主动脉夹层分离具有重要意义，且易识别并发症（如心包积血、主动脉瓣关闭不全和胸腔积血等）。在 M 型超声中可见主动脉根部扩大，夹层分离处主动脉壁由正常的单条回声带变成两条分离的回声带。在二维超声中可见主动内分离的内膜片呈内膜摆动征，主动脉夹层分离形成主动脉真假双腔征。

有时可见心包或胸腔积液。多普勒超声不仅能检出主动脉夹层分离管壁双重回声之间的异常血流，而且对主动脉夹层的分型、破口定位及主动脉瓣反流的定量分析都具有重要的诊断价值。应用经食管超声心动图，结合实时彩色血流显像技术观察升主动脉夹层分离病变较可靠。对降主动脉夹层也有较高的特异性及敏感性。

(三) CT 检查

1. CT 平扫

可显示病变的主动脉扩张。发现主动脉内膜钙化优于 X 线平片，如果钙化内膜向中央移位则提示主动脉夹层，如向外围移位提示单纯主动脉瘤。还可显示假腔内血栓，以及主动脉夹层血液外渗、纵隔血肿、心包和胸腔积血等。

2. 增强扫描

可显示由于主动脉内膜撕裂所致内膜片，将主动脉夹层分为真腔和假腔，通常真腔窄，充盈对比剂快，而假腔大，充盈对比剂慢（图 5-15）；可显示内膜破口及主要分支血管受累情况，三维重建或虚拟再现可立体显示所累及范围（图 5-16）；亦可观察主动脉瓣和左室功能。

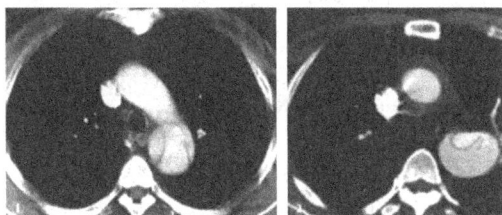

图 5-15 主动脉夹层
降主动脉内的主动脉夹层，密度高者为真腔，真腔较小

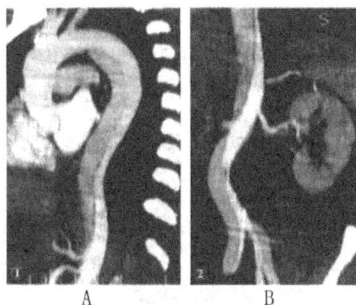

A B

图 5-16 主动脉夹层累及范围
A. MPR 示主动脉弓上各血管开口于真腔，未
受累及；B. 左肾动脉亦开口于真腔

MSCT 的冠矢状重建图像及丰富的图像后处理技术，如 MIP、MPR、VR 及 VE，可以较为全面地评价本病，故为主要检查方法。

（四）MRI 检查

其表现与 CTA 所见相似，尚可提供主动脉夹层形态与功能信息。

（1）能直接显示主动脉夹层的真假腔：信号强度不同，亦可相同，两者之间为线状的内膜片，并沿主动脉长轴延伸，真腔多＜假腔（图 5-17）。

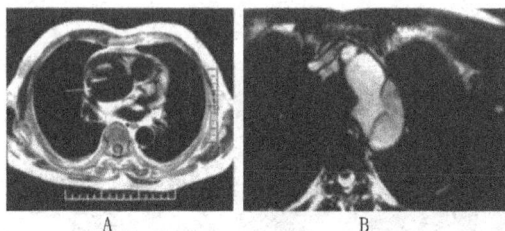

图 5-17　升主动脉起始部的夹层

A. 箭头示为真腔；B. 主动脉弓层面的夹层显示

（2）清楚显示内膜撕裂的位置和剥离的内膜片或血栓：内膜片连续性中断，电影 MR 可见破口处血流往返，或见假腔侧的血流信号喷射现象。

（3）能确定夹层的范围和分型，以及与主动脉分支的关系（图 5-18）。

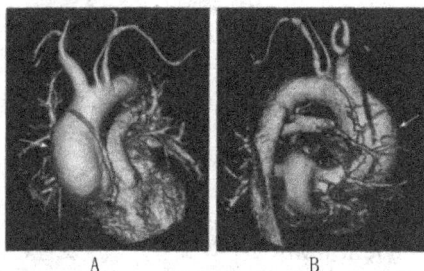

图 5-18　主动脉夹层 DeBakey Ⅱ 型

箭头示意为主动脉夹层，A. 前面观；B. 背面观，
均能显示与主动脉分支的关系：未累及分支

（4）提示相关并发症：包括主动脉关闭不全、左心动能不全、心包积液、胸水、假性动脉瘤等。

（五）主动脉造影

主要用于治疗主动脉夹层的同时行 X 线主动脉造影。

（1）可显示内膜破口位置：多数位于升主动脉或降主动脉弓降部，可见对比剂自真腔进入假腔。

（2）可显示内膜片及主动脉双腔：内膜片表现为双腔间的线

条状影，真假双腔的充盈情况有所差异，通常假腔扩张、显示延迟，充盈排空缓慢；真腔受压狭窄，但显示较快。

（3）可显示主动脉主要分支血管受累情况：受累血管受压变窄，或可开口于假腔，所供血器官灌注减低。

（4）其他征象：对比剂反流，提示主动脉瓣关闭不全；左室增大、收缩功能减低；假腔对比剂外溢时提示假腔破裂或并发假性动脉瘤。

三、鉴别诊断

鉴别诊断主要包括主动脉壁内血肿（IAH）和穿透性动脉硬化溃疡（PAU）。前者表现为环形或新月形主动脉壁增厚，没有内膜片、内膜破口或溃疡，后者是在主动脉粥样硬化基础上形成溃疡，可伴有局限性主动脉壁内血肿。冠心病、肺栓塞和主动脉瘤等可有与本病类似的临床症状或 X 线表现，应注意鉴别。

第六章

消化系统疾病的影像诊断

第一节　急腹症

急腹症是一类以急性腹痛为突出表现，需要早期诊断和紧急处理的腹部疾病，其原因包括：①消化系统急症，如消化系统各脏器的炎症、穿孔、破裂、梗阻、套叠、绞窄等。②泌尿系统急症，如结石、炎症等。③妇科急症，如宫外孕。④腹主动脉疾病等。急腹症的影像诊断一般以普通 X 线检查为基础；B 超能对腹部实质性脏器急症及妇产科急症进行早期诊断；CT 显示的影像学征象更丰富和精细，诊断价值较高；腹部血管造影能对急性出血性病变、动脉血栓形成做出诊断和治疗。

一、肠梗阻

肠梗阻是由于肠粘连、炎症、肿瘤、腹腔手术后等因素所致肠腔部分性或完全性阻塞而引起的肠内容物通过受阻。

（一）临床表现

（1）单纯性肠梗阻的主要临床症状为腹痛、腹胀、呕吐及肛门停止排气，一般在梗阻后 3～5 h 即可出现。

（2）绞窄性肠梗阻是急性肠梗阻的最严重阶段，会导致肠壁坏死、穿孔，进而引起严重的腹腔内感染和全身中毒反应。其主要临床表现为：持续性腹痛伴阵发性加剧，同时可有呕吐、腹胀、无排气及排便，压痛性包块和腹膜刺激征。

（3）麻痹性肠梗阻的主要临床表现为腹胀、便秘，无绞痛，腹部膨隆但无肠型，肠鸣音消失。

（二）影像学检查方法

影像学检查的主要目的是：明确肠梗阻的类型、位置和原因等，判断梗阻是完全性的还是不完全性的。

（1）腹部平片是肠梗阻首选的检查方法，一般常规摄站立位和仰卧位片。站立位片可以确定肠腔内有无异常气体及液体，液平面宽度与分布，仰卧位片易于观察扩张的肠管，鉴别大、小肠。如危重患者不能站立，则除了照仰卧位片外，可采用左侧侧卧水平位投照的腹部平片。腹部平片不能明确肠梗阻的确切部位。

（2）消化道造影检查可以明确肠梗阻的部位，但应注意以下原则：①临床怀疑胃肠道穿孔时，不能行口服硫酸钡造影剂检查，因钡剂的外溢至腹腔会引起不良后果，给手术带来不便。当临床怀疑胃肠道穿孔而 X 线检查为阴性时，可给患者服用有机碘水溶液后，采取右侧卧位约 5 min，用透视或照片观察是否有造影剂外溢到胃肠腔外。②小肠或结肠梗阻，若要了解阻塞部位并确定其性质时可通过引流管注入低浓度的硫酸钡，然后连续观察钡剂走向及钡剂停留部位的变化，这样一般能明确梗阻的性质，从而为临床治疗提供依据。手术前可把被肠液稀释的钡剂吸出，这样不会加重梗阻程度。

（3）立位腹部透视是肠梗阻的常规检查方法之一，能够较粗略地观察有无膈下游离气体、气腹、胃肠道的胀气扩大及积液、液平面的变化情况、腹内包块影及较大的一些钙化影等，同时观察横膈运动。

（三）病理生理基础

1. 主要病理生理变化

梗阻以上的肠内气体和液体通过受阻而淤积，肠壁吸收能力减弱，食物分解增加，导致肠腔内气体和液体聚集，肠管扩大。

2. 分型

肠梗阻一般分为机械性、动力性和血运性 3 类，以机械性肠梗阻最为常见。

（1）机械性肠梗阻分为单纯性和绞窄性肠梗阻2种，前者只有肠道通畅障碍，而无血循环障碍，后者同时伴有血循环障碍。

（2）动力性肠梗阻分为麻痹性肠梗阻与痉挛肠梗阻，是由于各种原因引起交感神经或副交感神经过度兴奋使整个胃肠道动力明显减弱或痉挛所致的肠内容物不能有效运行，肠道本身并无器质性病变。

（3）血运性肠梗阻见于肠系膜血栓形成或栓塞，伴有血循环障碍和肠肌运动功能失调。

3. 根据梗阻部位分型

分为高位小肠梗阻（十二指肠及空肠上段）、低位小肠梗阻（空肠下段和回肠）和结肠梗阻。

（四）影像学征象

1. 单纯性小肠梗阻

1）腹部平片表现：典型X线表现可概括为：梗阻以上肠腔扩大积气积液，立位或水平侧位可见气液平面；梗阻以下肠腔萎陷，无气或仅见少量气体。

（1）阶梯状液面征：是单纯性小肠梗阻的X线特征。在立位腹部平片上表现为梗阻近侧的肠曲胀气扩张，呈弓形、拱门形或倒"U"形，弓形肠曲两端的液面可处于不同高度，多个弓形肠曲液面在腹部自左向右下平行排列成阶梯状（图6-1）。透视下可见液面上下波动，似天平摆动，说明小肠蠕动增强。

（2）大跨度肠襻：通常是低位梗阻，特别是回肠中、下段梗阻的X线征象。在卧位腹部平片上表现为空、回肠胀扩大，充气肠曲跨越距离超过整个腹腔横径一半以上；立位片上表现为高低不等的液平面，液面长度大都在3 cm以上。

（3）鱼肋征：是空肠梗阻的重要X线征象。表现为在扩大的空肠内见到密集排列的线条状或弧线状皱襞，形似鱼肋骨样，为空肠皱襞在气体衬托下显影之故，位置多在上腹或左上腹部。而回肠梗阻则无此征象，梗阻扩张的回肠表现为连贯的均匀透明的肠管，呈腊肠状，其位置多在中下腹部，二者鉴别不难。

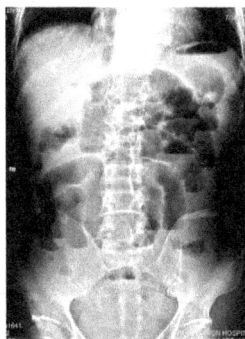

图 6-1 单纯性小肠梗阻

站立位前后位，示小肠扩张胀气，有高低不平气液平，呈阶梯状排列

（4）驼峰征：是蛔虫性小肠梗阻的典型 X 线表现。在立位腹部平片上表现为扩张的肠管内有软组织密度影突出于液平面之上，呈驼峰状，系多条蛔虫盘绕成蛔虫团所致，其内如见到不规则气泡或线条状透光影，为蛔虫吞入的气体，更具特征。

2）碘水造影表现：适用于在腹部平片上仍不能确诊的小肠梗阻及其明确梗阻部位者。一般在口服造影剂后 3 h 之内即可到达梗阻部位且不能通过梗阻点，梗阻上段肠曲扩张。如 6 h 以后造影剂仍未通过梗阻点，提示为完全性梗阻。如在梗阻以下肠曲见少量造影剂显影，提示为不完全性梗阻。

2. 绞窄性小肠梗阻

1）腹部平片表现：既有梗阻以上肠腔扩大积气积液表现，也可出现以下几个较为特征性征象。

（1）假肿瘤征（图 6-2）。

（2）咖啡豆征：是由于气体可以通过近端梗阻点进入，但却不能排出，以致闭襻肠曲明显扩大，闭襻肠曲的内壁因水肿而增厚且相互靠拢，形成一条线状致密影，形似咖啡豆（图 6-3）。如果在 3 d 之内，小肠肠曲扩大直径达 6 cm 以上，则很可能为闭襻。

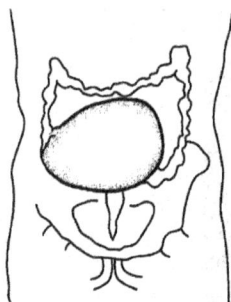

图 6-2 假肿瘤征

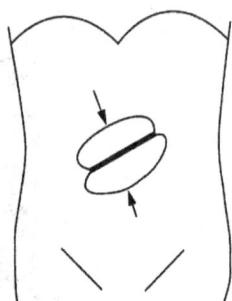

图 6-3 咖啡豆征

（3）小跨度蜷曲肠襻：由于闭襻肠曲的肠系膜充血、水肿、出血造成肠系膜增厚缩短，使闭襻肠曲受牵拉而蜷曲堆挤在一起，多见于由小肠扭转所致的绞窄性肠梗阻，表现为充气扩大的小肠肠曲明显卷曲成"C"形，"8"字形、同心圆状、花瓣状、香蕉状等多种不同形态，跨度较小，不超过腹腔横径的一半。

（4）小肠内长液面征：是由于不完全性绞窄性肠梗阻闭襻的肠张力降低，其内有大量血性液体，在闭襻以上的肠曲也可因反射性肠张力降低，积有多量液体。在站立位腹部平片上表现为扩张的小肠内有几个长的液平面。一般认为液平面愈长愈多，愈支持绞窄性肠梗阻之诊断。

（5）空回肠换位征：见于小肠扭转所致绞窄性肠梗阻（图 6-4）。

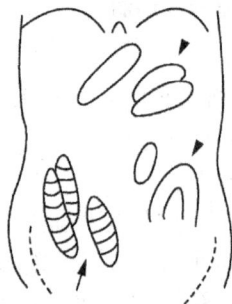

图 6-4 空回肠换位征

↑所指为环状空肠黏膜皱襞，位于右下腹，▲所指为回肠，位于左上腹

2）碘水造影表现：采用碘水造影可发现闭襻，有助于诊断。一般给药 1～3 h 后可达近侧梗阻点，如果 6 h 后碘水仍不能进入蜷曲的闭襻肠曲，则可考虑为完全性绞窄性肠梗阻。

3. 麻痹性肠梗阻

最常见的原因为急性腹膜炎、急性肠炎（特别是急性中毒性肠炎）、腹部手术后、全身麻醉及败血症等。

（1）腹部平片表现：卧位腹部平片上表现为整个胃肠道普遍性扩张，胃、小肠和结肠轻到中度扩大、胀气，尤以结肠胀气较明显；站立位平片上表现为在小肠和结肠内可见宽窄不等的气液平面，分布范围较广。

（2）透视表现：肠管蠕动明显减弱或完全无蠕动。

（3）碘水造影表现：造影剂能够到达盲肠，但通过时间延迟。

4. 结肠梗阻

结肠梗阻也可分为单纯性和绞窄性，多由结肠内肿瘤、炎性狭窄、结肠扭转等所致。结肠梗阻后，小肠内食糜及气体仍将不断涌入结肠，由于回盲瓣的作用，使结肠内产生高压而极度膨胀，是一种闭襻性肠梗阻。

（1）腹部平片表现：①在仰卧位腹部平片上表现为梗阻部位以上结肠充气扩大，被液体所充填，位于腹部周围，可显示出结肠袋借以与小肠区别；在站立片上可见结肠内有宽大的液平。②部分患者由于回盲瓣不能抵抗结肠内的压力，其内气体和液体可反流入小肠内，伴有小肠充气扩大和气液平面，但其扩大程度一般相对较轻。③乙状结肠扭转（参见下述）。

（2）钡剂灌肠表现：可进一步了解结肠梗阻的部位、程度和原因。

二、胃肠道穿孔

胃肠道穿孔是胃肠道溃疡、癌肿、炎症等疾病的严重并发症，在临床上尤以胃及十二指肠溃疡穿孔最为常见。

（一）临床表现

典型临床症状为突发性剧烈腹痛。

（二）影像学检查方法

（1）腹部透视及腹部平片仍是诊断胃肠道穿孔最简单、最有效的方法。一般常规站立位或侧卧位水平投照，可以发现腹腔内游离气体。摄片时应注意，无论那种体位摄片均应在该位置持续5～10 min再曝光，这样对气腹的诊断较为可靠。

（2）在必要的情况下为明确穿孔部位，可使用碘水进行胃肠道造影检查，但不作为常规检查。碘水剂量不宜过少（60％泛影葡胺60～100 mL），最好是在电视监视下多体位连续观察并点片。

（3）CT扫描检测腹腔内的游离气体较平片更为敏感，但一般不作为胃肠道穿孔的首选方法。

（三）影像学征象

1.腹部透视或平片表现

（1）立位腹平片：膈下游离气体为主要X线征象，表现为双侧膈下线条状或新月状透光影，边界清楚，其上缘为光滑整齐的双侧膈肌，下缘分别为肝、脾上缘。大量气腹使双膈位置升高，内脏下移，有时衬托出肝、脾、胃等脏器的外形轮廓（图6-5）。

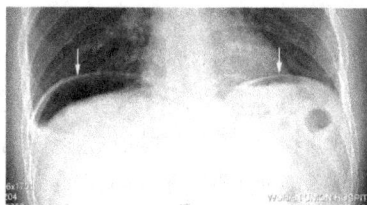

图6-5　膈下游离气体
立位腹像，示双侧膈下新月形气体影

（2）左侧卧位水平片：游离气体聚积在右侧腹壁与肝右叶外缘之间，呈长带状透亮影。

（3）仰卧位平片：十二指肠后壁穿孔时，气体可进入小网膜囊内及右侧肝下间隙内，表现为右上腹肝、胃之间或右肾上方椭圆形或三角形透亮影，位置较固定。

2.CT与MRI表现

CT及MR均可清楚地显示游离气腹，仰卧位CT扫描时，在前腹壁与脏器之间有一带状极低密度或低信号气体层，当气体与液体并存时，可见液气平面。

三、肠套叠

急性肠套叠是指一段肠管套入邻近的肠管内，是常见的急腹症，也是引起肠梗阻的重要原因之一，以婴幼儿发病率最高。

（一）临床表现

主要表现为腹痛、便血、腹部包块三联症。

（二）影像学检查方法

钡剂灌肠检查是诊断肠套叠的首选方法，并可复位。B 超和 CT 可以发现某些肠套叠征象，有助于诊断。

（三）病理生理基础

依病理解剖部位可将其分 3 大类型：小肠型，回结型，结肠型。根据套叠程度可分为单套叠和复套叠两种，前者由三层肠壁组成，后者是在单套叠基础上三层肠壁再一起套入远侧肠管内，使套叠由五层肠壁构成。

（四）影像学征象

1. 钡剂造影表现

1）钡剂灌肠：主要用于诊断结肠套叠。当钡剂到达套叠头部时，钡柱即突然停止前进，在钡柱前端出现杯口状充盈缺损，在适当加压下，钡剂向前推进，杯口加深呈钳状；当钡剂进入套鞘部与套入部之间时，可见到袖套状、平行环状或弹簧状之特征性肠套叠表现，这种征象一般在排钡后摄片最为典型（图 6-6）。

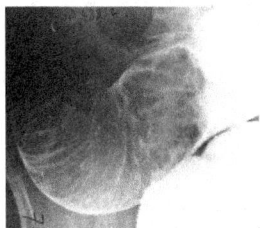

图 6-6 肠套叠

钡灌肠，示弹簧征

2）钡餐造影：适用于小肠型肠套叠。

（1）套叠部位钡剂通过受阻，小肠排空时间延长。

（2）阻塞端肠腔呈鸟嘴状狭窄，并延长呈线条状，为钡剂进入狭窄的套入部肠腔所致。

（3）远端肠腔扩张，并可见平行环状或弹簧状表现，常围绕在狭窄的套入部肠腔周围。

3）气钡灌肠：适用于结肠套叠的复位。

（1）方法：先灌入少量稀钡，待钡头到达套叠处并出现典型套叠表现时，将灌肠器压力控制在 $60 \sim 80$ mmHg，继续注气加压，透视下可见套入部缓慢后移，如果压力不够，可适当增加压力至100 mmHg，当证实钡剂进入小肠后即可结束检查。如果钡剂仍不能进入小肠应终止检查，不得强行继续加压注气，以免导致肠穿孔。

（2）肠套叠气钡灌肠复位成功的标准：①有大量钡剂或气体进入小肠。②盲肠充盈良好。③腹部包块消失。④患者腹痛减轻。⑤血便消失。

（3）肠套叠气钡灌肠复位的禁忌证：①发病超过 48 h。②有发热、脱水、精神萎靡不振及休克等中毒症状。③已出现腹膜刺激征或怀疑有肠坏死者。④腹胀显著且 X 线腹部平片示多个巨大液平。⑤小肠型肠套叠。

2. CT 表现

肠套叠在 CT 上表现为具有 3 层同心圆环的软组织密度影，同心圆的最内层代表套入部的内层，外层为陷入的肠系膜，因其含有脂肪而呈低密度影，最外层是套入部的外层和鞘部。若口服造影剂扫描，则在套入部周围还可见高密度造影剂影。有时 CT 还能明确引起肠套叠的基本病变如肿瘤等（图 6-7)。

3. 超声表现

在肠套叠处可探及肿块回声，其内可见大环套小环的同心圆征或靶环征。在纵切面上可见多层套管状结构，称之为双重"三明治"征。此外尚可见肠腔扩大及液体滞留物等梗阻的声像图表现。

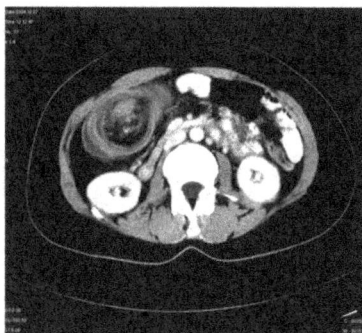

图 6-7　肠套叠

增强 CT，示具有三层同心圆环的软组织密度影，同心圆的
最内层代表套入部的内层，外层为陷入的肠系膜，因其含
有脂肪而呈低密度影，最外层是套入部的外层和鞘部

四、肠扭转

在肠扭转中以小肠扭转居多，占 80% 以上，其次为乙状结肠
扭转，两者均是导致绞窄性肠梗阻的主要原因。

（一）临床表现

小肠扭转在临床上表现为突发性剧烈腹痛，伴频繁呕吐、腹
胀及肛门停止排便排气等肠梗阻症状。乙状结肠扭转表现为左下
腹痛，其压痛和反跳痛亦位于左下腹。

（二）影像学检查方法

X 线平片为小肠扭转的首选方法，可发现空回肠位置的改变；
钡灌肠检查为结肠扭转的首选方法，可明确梗阻的部位。

（三）影像学征象

1. 小肠扭转

（1）仰卧位平片表现：肠曲排列形式的变化，如空回肠易位，
肠曲呈花瓣状或一串香蕉状排列（图 6-8）。

（2）立位平片表现：阶梯状排列的气液平面。

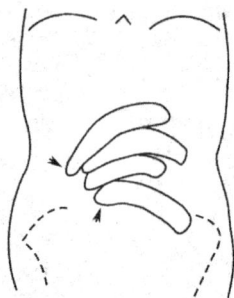

图 6-8   小肠扭转

香蕉状，空肠向箭头所示一端聚拢

2. 乙状结肠扭转

乙状结肠肠扭转多为闭襻型梗阻。

（1）X线平片表现：卧位片上可见乙状结肠高度扩大，直径常超过 10 cm，呈马蹄状肠曲，两肢向下并拢于梗阻点，呈三条白线；站立位可见宽大的气液平面。

（2）钡剂灌肠表现：钡剂通过受阻，梗阻端呈鸟嘴状，有时可见螺旋状黏膜皱襞，这是其特征性表现。在灌肠检查时压力不宜过高，动作应轻柔。如为部分性梗阻，一旦见到造影剂通过梗阻区，应立即停止继续灌钡，以免加重梗阻或导致穿孔（图 6-9）。

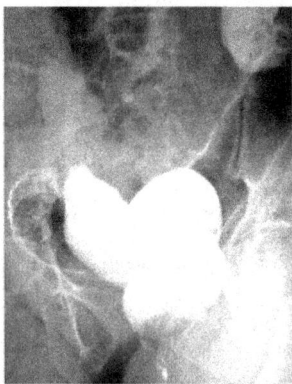

图 6-9   乙状结肠扭转

钡灌肠，示乙状结肠近端呈"鸟嘴"样闭塞

第二节 食管疾病

一、食管异物

食管异物指嵌留于食管内不能通过的外来物质，分为透 X 线异物和不透 X 线异物。

（一）临床表现

一般均有吞食异物病史，钝性异物常引起吞咽梗阻感、作呕或因异物刺激致频繁做吞咽动作。而尖刺状异物出现刺痛感，疼痛位置明确，刺破食管可致出血。

（二）影像学检查方法

（1）显示不透 X 线异物的部位和方向，首选透视和平片。

（2）明确透 X 线异物的部位和（或）大小，首选口服钡餐或钡棉检查。

（3）CT 或 MRI 检查可用于明确异物侵犯食管壁的程度。

（三）病理生理基础

食管异物可嵌留于食管的任何部位，以滞留于食管生理狭窄处常见，尤其见于第一狭窄处，其次为第二狭窄。异物嵌顿时，局部可发生充血、水肿或溃疡形成。尖刺异物穿破食管壁可引起食管周围炎、纵隔炎症及脓肿形成。

（四）影像学征象

1.X 线表现

不透 X 线异物多为金属性异物，呈特殊形态的高密度影。食管内硬币样不透 X 线的异物常呈冠状位，与滞留于气管内呈矢状位不同。

2. 钡餐或钡棉检查表现

（1）圆钝状异物：因异物表面涂抹钡剂而易于显示，有时见钡棉勾挂征象。较小异物可见钡剂或钡棉偏侧通过或绕流；较大嵌顿异物显示钡剂或钡棉通过受阻。

务务务

务务务务务务务务务

（2）尖刺状或条状异物：常见钡棉勾挂征象，口服钡剂可见分流。若细小尖刺一端刺入食管壁，另一端斜行向下，口服钡剂或钡棉检查可无任何异常表现。

3. CT 和 MRI 表现

一般用于了解食管壁损伤、穿孔及其周围情况。

（1）食管壁损伤：CT 显示局部食管壁肿胀、增厚，严重者管腔狭窄；MRI 显示为长 T_1 长 T_2 条状或梭形信号。

（2）食管穿孔：CT、MRI 显示邻近纵隔内边缘模糊的肿块，周围器官受压，食管周围脂肪层消失，纵隔可局限性增宽。如出现气体则提示急性化脓性纵隔炎或脓肿形成，脓肿呈长 T_1 长 T_2 不均匀信号。脓肿增强时脓肿壁强化明显。

（3）食管穿孔出血：CT 显示食管腔内及邻近纵隔内密度较高的血肿；MRI 显示各期血肿呈不同信号。

二、食管静脉曲张

食管静脉曲张是门脉高压症的重要并发症，其发生率约 80%～90%，常见于肝硬化患者。

（一）临床表现

食管黏膜溃疡糜烂或粗糙食物损伤曲张的静脉致血管破裂，引起急性大出血，由于曲张静脉管壁薄弱，缺乏弹性，出血不易自止。临床上出现呕血或柏油样便，严重者出现休克症状或死亡。常合并脾脏肿大及腹水等门脉高压表现。

（二）影像学检查方法

（1）钡餐造影是食管静脉曲张的首选检查方法，可以明确食管静脉曲张的有无及程度。呕血期间应禁止该项检查。

（2）CT 和 MRI 扫描可以显示中晚期食管静脉曲张，增强扫描效果更佳。

（3）血管造影一般用于了解食管静脉曲张的程度及有无出血，必要时行选择性插管栓塞治疗。采用经肠系膜上动脉插管的间接门静脉造影，可显示食管静脉曲张的程度和范围；采用经皮肝穿门静脉造影，并将导管插入胃冠状静脉行介入栓塞治疗。

（三）病理生理基础

在门脉高压情况下，门静脉血流通行受阻，其属支因淤血而不同程度扩张，并开放和形成大量侧支循环。最常见的侧支循环是由胃冠状静脉通向胃底和食管的静脉以及食管周围静脉丛，最后经奇静脉流入上腔静脉。病理表现为食管黏膜下层的静脉丛异常迂曲，呈瘤样扩张。曲张静脉首先出现在食管下段，并向上蔓延累及中上段。

（四）影像学征象

1. 钡餐造影表现

（1）早期表现：食管下段黏膜皱襞增粗或稍显迂曲，管壁柔软，边缘不光整，略呈锯齿状或小凹陷。

（2）中期表现：随着曲张静脉数目的增加和程度加重，食管黏膜皱襞明显增粗、迂曲，呈串珠状或蚯蚓状充盈缺损，管壁边缘凹凸不平呈锯齿状，可波及食管中段。

（3）晚期表现：严重的静脉曲张，透视下食管蠕动减弱，钡剂排空延迟，管径扩大，但管壁仍柔软，伸缩自如，无局部的狭窄和阻塞，一般累及食管上段（图6-10）。

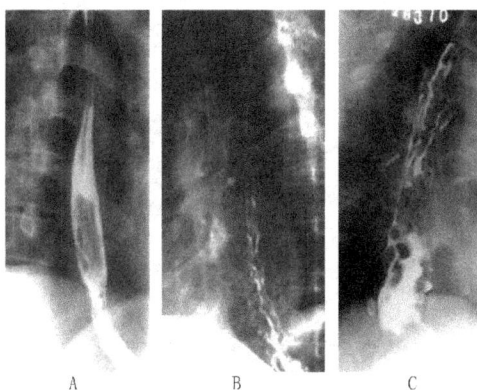

图 6-10　食道静脉曲张
A. 轻度曲张；B. 中度曲张；C. 重度曲张

2.CT 表现

（1）平扫：食管壁增厚或小分叶状腔内软组织肿块，CT 值在 50 HU 左右。病变严重者，突入腔内的曲张静脉表现为簇状、管状、卵圆状及蚯蚓状的单一腔内充盈缺损，可波及食管全层。

（2）增强扫描：延迟扫描显示圆条状、分叶状或蚯蚓状静脉曲张，其强化程度基本与腔静脉同步，邻近可见与之吻合的扩张静脉。

3.MRI 表现

（1）SE 序列平扫示食管壁不规则增厚或局部软组织信号影突入腔内，因血流缓慢，流空效应不明显，可呈花簇状或分叶状，少数可见血管巢。

（2）增强 MR 扫描可见圆条状、蚯蚓状静脉曲张影。

（3）病变严重者用快速 MRA 扫描模式，选择适当的扫描时间和方式，并行 MIP 三维重组，可显示曲张的食管静脉网，其效果近似于血管造影。

4.间接门静脉造影表现

（1）门静脉的显影延迟，主干增粗，肝内分支僵硬如枯树枝状。

（2）胃冠状静脉、胃短静脉、奇静脉出现扩张、迂曲，严重的食管静脉曲张者可显示食管下段周围异常静脉网。

（3）曲张静脉内造影剂排空延迟。合并出血时，见造影剂溢出呈团片状积聚，存留时间较长，弥散慢（图 6-11）。

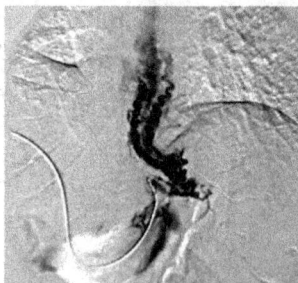

图 6-11　食管静脉曲张

DSA，导管置入胃冠状静脉，示食道静脉增粗，增多，走行迂曲，延伸向上

三、食管贲门失弛缓症

食管贲门失弛缓症是食管神经肌肉障碍性疾病。多发于青壮年，女性多于男性。

（一）临床表现

主要表现为吞咽困难、胸骨后沉重及梗阻感以及纵隔内邻近器官压迫症状。

（二）影像学检查方法

（1）钡餐造影是食管贲门失弛缓症的首选检查方法，可明确诊断和病变程度。

（2）透视或摄片可显示严重的食管贲门失弛缓症，一般不用于本病的诊断。

（3）CT 及 MRI 扫描一般不用于本病的诊断。CT 扫描时，可嘱患者口含低浓度对比剂扫描时咽下；MRI 扫描时，嘱患者适量饮水。

（三）病理生理基础

病因不明，因食管中下段的管壁平滑肌运动受 Auerbach 神经丛支配，一般认为该段神经节细胞发生病变或缺损时，局部肌肉痉挛而致本病。主要病理表现为中下段食管及贲门痉挛狭窄并发食管中上段扩张，食管缺乏蠕动、食管下括约肌高压和对吞咽动作的松弛反应障碍。

（四）影像学征象

1. 透视或平片表现

（1）轻度食管贲门失弛缓症无明显异常。

（2）重度者见食管高度扩张延长，内存大量残留食物，可见气液平面，纵隔影增宽。因气体不能进入胃内，胃底气泡多不明显或消失。

2. 钡餐造影表现

（1）轻度者贲门狭窄，食管稍扩张，钡剂滞留时间延长，管壁光整。

（2）严重者食管极度扩张，当食管内存留大量液体时，钡剂象雪花样分散于液体中，缓慢下沉至狭窄的食管下段，食管下段呈漏斗或鸟嘴状变细进入膈下胃腔内。狭窄段边缘可光滑或稍不规则，管壁尚柔软，黏膜仍存在。

3.CT 表现

（1）食管明显扩张，局部管壁变薄，腔内可见液平面，有时可见食物残渣。

（2）食管下段入胃段移行性狭窄，局部管壁对称性增厚，无充盈缺损，食管外周脂肪层完整，与癌性狭窄不同。

4.MRI 表现

（1）中上段食管扩张，壁变薄，腔内含水，在 T_1WI 上呈低信号，T_2WI 上呈高信号。

（2）食管下端呈漏斗状狭窄，狭窄段呈对称性肥厚，食管腔外脂肪层完整。

四、食管癌

食管癌是消化道最常见的恶性肿瘤之一，患者男多于女，比率约 3～8：1，发病年龄多在 40 岁以上，尤以 60 岁以上者居多。发病一般认为与饮食、饮食习惯、遗传和食管炎有关。

（一）临床表现

早期食管癌的症状不明显，偶有进食阻挡感、胸骨后疼痛。进展期食管癌主要表现为进行性持续性吞咽困难，胸闷或胸背痛，声嘶，呼吸困难或进食呛咳。晚期出现贫血、消瘦及恶病质。

（二）影像学检查方法

（1）钡餐造影是食管癌首选的检查方法，可发现大部分早期食管病变，能确诊中晚期食管癌。早期食管癌主要依靠食道内镜和食管钡剂造影检查。

（2）CT 和 MRI 扫描用于了解食管癌管壁的浸润程度、周围组织器官累及范围和有无淋巴结肿大，为临床手术治疗提供依据。

（3）血管造影仅用于确诊食管癌的血管内介入治疗。

（三）病理生理基础

食管癌起源于食管黏膜，多生长于食管中段，下段次之，上段少见。

1. 组织学分型

有鳞状细胞癌、腺癌、小细胞癌、腺棘皮癌等类型，90%为鳞状细胞癌。腺癌多发生在食管下段。

2. 早期食管癌分型

可分隐伏型、糜烂型、斑块型和乳头状型。

3. 中晚期食管癌分型

（1）髓质型：癌肿在管壁内浸润性生长，累及食管全层，并向腔内外生长，食管壁增厚，僵硬，管腔变窄。

（2）蕈伞型：主要浸润黏膜下层和表浅肌层，肿块呈扁平卵圆形，如蘑菇状突入食管腔内，表面可有糜烂和溃疡。

（3）溃疡型：肿瘤表面形成溃疡，深达肌层，大而深，边缘隆起不规则，底部凹凸不平。穿透肌层侵及邻近组织和器官可形成瘘管，以气管食管瘘多见。

（4）缩窄型：癌肿在管壁内呈环形浸润生长，累及食管全周，形成明显的环形狭窄，近端食管腔明显扩张。上述各型中以髓质型多见。

（四）影像学征象

1. 钡餐造影表现

1）早期食管癌。

（1）食管黏膜皱襞的改变：病变部位黏膜皱襞增粗迂曲，部分黏膜中断，边缘毛糙。

（2）小溃疡：增粗的黏膜面上出现大小不等、多少不一的小龛影，一般直径<0.5 cm，局部管壁出现轻度痉挛。

（3）小充盈缺损：为向腔内隆起的小结节，直径约0.5~2 cm，黏膜毛糙不规则，局部黏膜紊乱。

（4）局部功能异常：局部管壁舒张度减低，偏侧性管壁僵硬，蠕动减慢，钡剂滞留等。

2）中晚期食管癌：典型表现为局部黏膜皱襞中断、破坏、至消失，腔内锥形或半月形龛影和充盈缺损，病变管壁僵硬和蠕动消失（图 6-12）。

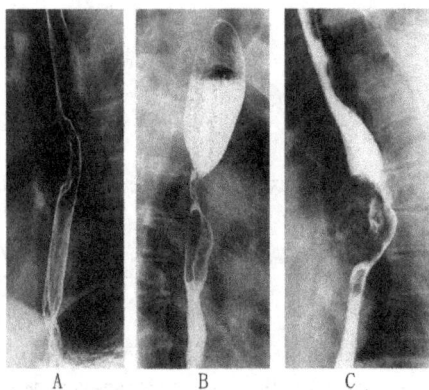

图 6-12　食管癌

增生型癌，A. 食管造影，示食管中段局限性不规则充盈缺损，粘膜破坏；浸润型癌：B. 食管造影，示食管中段局限性环形狭窄，边界不规整，上方食管扩张；溃病型癌：C. 食管造影，示食管中下段不规则充盈缺损内有一与食管纵轴一致的长条状不规则龛影

（1）髓质型：管腔内较大的充盈缺损，病变段管腔高度或中度狭窄，壁僵硬，上部食管明显扩张。癌肿向腔外生长，平片可显示局部纵隔增宽。

（2）蕈伞型：管腔内较低平的充盈缺损，边缘不整，病变中部常显示表浅溃疡，晚期才出现管腔偏侧性狭窄。

（3）溃疡型：显示为大小和形态不同的腔内龛影，边缘不光整，部分龛影底部超出食管轮廓。溃疡沿食管长轴破溃伴边缘隆起时，出现"半月征"，周围绕以不规则环堤。

（4）缩窄型：病变食管呈环状对称性狭窄或漏斗状梗阻，病变长约 2～3 cm，管壁僵硬，边缘多较光整，上部食管显著扩张。

2.CT 表现

主要介绍中晚期食管癌的 CT 表现。

（1）平扫。①食管壁改变：食管壁全周环形或不规则状增厚或局部增厚，相应平面管腔变窄。②食管腔内肿块：圆形或卵圆形，多呈广基底状，有时其表面可见龛影。③食管周围脂肪层模糊，消失：提示食管癌已外侵。④周围组织器官受累：最多见者为气管和支气管，常形成食管一气管瘘，其次为心包，主动脉等。⑤转移：以纵隔，肺门及颈部淋巴结转移多见，少数逆行性转移至上腹部淋巴结，肺部转移少见。

（2）增强扫描：瘤体轻度强化。较大瘤体强化不均匀，常合并低密度的坏死灶，较小瘤体强化均匀。

3.MRI表现

多与 CT 表现相似，但平扫时瘤体呈等 T_1 长 T_2 信号；增强扫描时肿瘤明显强化。

第三节　胃肠疾病

一、消化性溃疡病

消化性溃疡病是常见的慢性消化系统疾病。胃肠道与胃酸接触的任何部位均可发生溃疡，如食道下段、胃、十二指肠、胃肠吻合口及有异位胃黏膜的 Meckel 憩室。溃疡与糜烂不同，后者为局限性黏膜缺损，不累及黏膜肌，愈合后遗留瘢痕。

（一）临床表现

胃溃疡与十二指肠溃疡发病之比为 1：4，十二指肠溃疡病男性明显多于女性，为（3～10）：1。胃溃疡病发病无性别差异。两者发病年龄以青壮年居多。临床上两者的共同表现为疼痛。十二指肠溃疡以饥饿性疼痛为主，有节律性，表现为疼痛一进食一缓解，疼痛在夏季多缓解，疼痛部位较固定和局限。胃溃疡则多表现为餐后疼痛，常发生在餐后半小时，疼痛部位常与溃疡发生部位和程度有关，如穿通性胃溃疡累及胰腺可产生背部疼痛。十二指肠溃疡患者食欲正常，体重常无明显改变，胃溃疡者则有明显体重减轻，这与患者因疼痛影响进食量有关，病程较长者常伴有营养不良和贫血。

（二）影像学检查方法

胃肠道钡餐造影是溃疡病的最常用的影像学诊断方法，可显示溃疡的直接与间接 X 线征象，显示黏膜面的浅小、细微病变，了解胃的排空功能。但不如胃肠内镜直观、准确。此外，用 CT 及 MRI 仿真内镜技术来显示胃肠道的溃疡病变亦在探索之中。

（三）病理生理基础

1. 十二指肠溃疡

（1）部位 90% 以上发生在壶腹部，前壁和后壁的发病率大致相等。5% 的十二指肠溃疡发生在十二指肠的第二部，第三、四部的溃疡多见于 Zollinger-Ellison 综合征的患者。

（2）十二指肠溃疡多为单发，亦可同时发生于前、后壁，称相对面溃疡。少数患者可出现复合性胃和十二指肠溃疡，但胃溃疡多位于胃窦部。

（3）形态：十二指肠溃疡多呈圆形，直径 1 cm 左右，少数可呈线形，溃疡周边可充血水肿，底部为程度不等的纤维组织和瘢痕组织。

（4）溃疡愈合时形成瘢痕组织，严重时可形成狭窄，伴憩室形成可使壶腹部呈三叶草样变形。溃疡具有慢性穿透特性，腐蚀血管可致消化道大出血。

2. 胃溃疡

（1）形态：轮廓清晰，边界清楚，直径变异在 0.5～10 cm 之间，大多数为 2 cm 左右，溃疡周边可有黏膜水肿，底部为纤维瘢痕组织。

（2）胼胝性溃疡：指慢性溃疡经久不愈可使其周边及底部大量瘢痕组织形成，十分坚硬。

（四）影像学征象

1. 胃溃疡

1）钡餐造影表现。

（1）良性龛影：是胃溃疡的直接征象，龛影位于胃轮廓之外，边界清楚。

（2）黏膜水肿带：是龛影口部一圈黏膜水肿造成的透明带，是良性溃疡的重要特征。它有以下 3 种表现形式。①黏膜线：为龛影口部一宽约 1～2 mm 光滑透明线。②项圈征：为龛影口部宽约 0.5～1 cm 透明带，形如一项圈而得名。③狭颈征：为龛影口部上下端明显狭小、对称光滑透明影，形如颈状。

（3）黏膜纠集无中断。

（4）其他间接征象。①痉挛切迹：为小弯溃疡在大弯壁上相对应处出现一光滑凹陷。②胃液分泌增多致空腹大量潴留液，钡剂涂布差。③胃蠕增强或减弱致胃排空加快或减慢。④胃变形和狭窄，因瘢痕收缩所致，表现为"蜗牛胃""葫芦胃"或"B 型胃"和幽门狭窄、梗阻。

2）胃特殊类型溃疡。

（1）穿透性溃疡：龛影深而大，深度多超过 1 cm 以上，口部有较宽大透亮带。

（2）穿孔性溃疡：龛影大，如囊袋状，可见气钡二层或气、液、钡三层现象。

（3）胼胝性溃疡：龛影大，但直径不超过 2 cm，而深度不超过1 cm，有较宽透明带伴黏膜纠集。

（4）多发性溃疡：指胃内发生二个以上的溃疡，可在同一部位或相距较远。

（5）复合性溃疡：指胃及十二指肠同时发生溃疡。

3）胃溃疡恶变的 X 线征象。

（1）龛影周围出现小结节状充盈缺损，指压征或尖角征。

（2）龛影周围黏膜皱襞杵状增粗、中断、破坏。

（3）治疗中龛影增大，变为不规则。

（4）胃溃疡恶变的后期与溃疡型胃癌 X 线表现一样，难以鉴别时统称为恶性溃疡。

2. 十二指肠溃疡

钡餐造影表现。

（1）良性龛影：是球部溃疡的直接征象，充盈加压像可见龛影周围有一圈光滑的透亮带，或见放射状黏膜纠集（图6-13）。

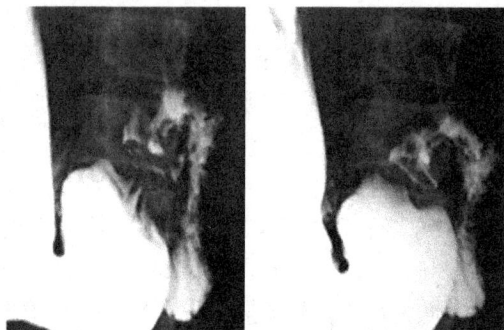

图6-13 十二指肠球部溃疡

上消化道造影，示球部可见黄豆大小龛影，十二指肠球部粘膜向龛影纠集

（2）球部变形：是诊断球部溃疡的重要征象。由瘢痕收缩、黏膜水肿、痉挛引起，表现为山字形、三叶状、花瓣状或葫芦形或假性憩室形成，恒定存在。

（3）间接征象。①激惹征：为炎症刺激引起，表现为钡剂迅速通过球部不易停留，迅速排空。②球部有固定压痛。③胃分泌增多，蠕动增加或减弱。④并发症有出血、穿孔、梗阻、瘘管形成。

二、胃癌

胃内恶性肿瘤以胃癌为最多见，是我国主要的恶性肿瘤之一，其死亡率较高。胃内其他少见的恶性肿瘤还有胃肉瘤（血管肉瘤、平滑肌肉瘤）和恶性淋巴瘤等。胃癌的组织学类型为腺癌、黏液腺癌、印戒细胞癌、低分化腺癌和未分化癌。

（一）临床表现

胃癌患者早期可毫无症状，因而被忽略，以后可出现胃痛症状，表现为上腹不适，膨胀感，隐痛感等而被误认为胃炎、溃疡病等。胃癌患者疼痛多无节律，进食不能缓解，常伴有食欲减退、消瘦、乏力。频繁呕吐多因胃窦部肿瘤致幽门梗阻而发生。胃癌患者很早可出现血便，胃癌早期或出血量少大便潜血阳性，出血量大时可出现呕血或黑便。当肿瘤进一步发展，可在上腹部扪及肿块，触及区域肿大淋巴结，如锁骨上淋巴结。由于胃癌早期发病隐匿，故临床就诊时，Ⅰ、Ⅱ期胃癌仅占 0% 左右，Ⅲ、Ⅳ期者高达 90%。

（二）影像学检查方法

（1）胃癌和早期胃癌影像学检查多以钡餐造影检查为主。胃双重对比造影对早期胃癌的发现和诊断更有价值，可显示黏膜面的细微结构的破坏；单、双重对比造影对中晚期胃癌的诊断都有很大价值。但定性诊断还需结合内镜活检。

（2）CT 和 MRI 检查的重要价值在于直接观察癌肿侵犯胃壁、周围邻近组织及远处淋巴结转移情况和癌肿的分期与手术切除可能性评估及术后随访。

（3）CT 仿真胃内镜（CTVG）对胃恶性肿瘤、溃疡、息肉样病变、静脉曲张等有较高的检出率，将会有取代钡剂检查的可能。

（4）血管造影检查主要用于消化道出血和胃癌的介入治疗。

（5）USG 在胃癌的术前分期和黏膜下肿瘤的判断方面有价值，与 CT 检查有互补作用。核素检查和 PET 检查在胃恶性肿瘤的诊治有应用，但作用有限。

（三）病理生理基础

胃癌多发生于幽门区，约占一半左右，其次为贲门区、胃体区及广泛区。

1. 早期胃癌

指病变仅局限于黏膜及黏膜下层，无论病灶大小及有无局部淋巴结或远处转移。根据形态可分成 3 种亚型。

（1）隆起型-Ⅰ型：病变呈结节状向胃腔内不规则隆起，直径约 2 cm 以上，隆起高于胃黏膜 2 倍以上，本型占早期胃癌 10% 左右。

（2）浅表型-Ⅱ型：癌肿沿黏膜浸润，呈较平坦的斑块样糜烂，形状不规则，边界不清楚，根据形成可分为 3 型。①浅表隆起型

（Ⅱa）：隆起低于胃黏膜2倍。②浅表平坦型（Ⅱb）：癌灶与周围黏膜几乎同高，既不隆起也不凹陷。③浅表凹陷型（Ⅱc）：癌灶较周围黏膜稍凹陷，其深度不超过黏膜厚度。

（3）凹陷型：癌肿表面明显凹陷，不规则，其凹陷超过胃黏膜2倍以上，周边可见黏膜中断。

（4）混合型：以上3型可同时存在。

2.中晚期胃癌（Borr mann分类）

（1）肿块型-Ⅰ型：亦称菜花型或蕈伞型。肿块向腔内生长，表面粗糙，呈乳头状或结节状，可有溃疡形成。

（2）溃疡型-Ⅱ型：肿瘤向胃壁生长，形成溃疡，边缘隆起呈堤岸状，周边黏膜中断破坏。

（3）浸润溃疡型-Ⅲ型：肿瘤有较大溃疡，边缘隆起和破坏并存，肿瘤黏膜下浸润＞肉眼所见的肿瘤部分，本型约占胃癌患者的一半。

（4）浸润型-Ⅳ型：先累及黏膜下结缔组织，可累及胃的一部或大部，使胃壁增厚，变硬，胃腔变窄。累及全胃时，则整个胃壁僵硬，形成皮革胃。本型恶性度最高，早期即可发生转移。

3.胃癌发展

（1）直接蔓延：可累及横结肠系膜、胰腺、腹膜、大网膜及肝。

（2）淋巴结转移：胃淋巴结可为3组。第1组为肿块胃壁旁的浅淋巴结。第2组是引流浅组的深组淋巴结，如脾门、脾动脉、肝总、胃左及胰十二指肠动脉后的淋巴结。第3组包括腹腔动脉旁、腹主动脉、肠系膜根部及结肠中动脉周围的淋巴结。如第三组淋巴结被侵及，一般而言，胃癌多半失去根治机会。淋巴结远处转移多见于锁骨上淋巴结。

（3）血行转移：常见转移至肝、肺、骨、肾及中枢神经系统。

（4）种植转移：种植于腹腔及盆腔，有时在胃癌很小时即可发生。

（四）影像学征象

1. 钡餐造影表现

1）早期胃癌。

（1）隆起型（Ⅰ型）：表现为小而不规则的充盈缺损，高度超过 5 mm，边界清楚。

（2）表浅型（Ⅱ型）：表现为胃小沟、胃小区破坏呈不规则颗粒状，轻微凹陷小龛影，僵硬、界限尚清。①表浅隆起型（Ⅱa 型）：癌肿突出高度不超过 5 mm。②表浅平坦型（Ⅱb 型）：病灶几乎无隆起和凹陷。③表浅凹陷型（Ⅱc 型）：病灶轻度凹陷不超过 5 mm。

（3）凹陷型（Ⅲ型）：表现为形态不规整，边界明显的龛影，深度超过 5 mm，可见黏膜皱襞中断杵状或融合。

但早期胃癌的诊断还有赖于胃镜活检。

2）中晚期胃癌。

（1）蕈伞型癌：多表现为不规则分叶状的充盈缺损，与正常胃界限清楚。也可表现为胃腔狭窄，胃壁僵硬。

（2）浸润型癌：多表现为胃腔狭窄，胃壁僵硬。胃广泛受累时形成"皮革袋状胃"。

（3）溃疡型癌：多表现为恶性龛影，常有下列征象。①指压征：指因黏膜及黏膜下层癌结节浸润使龛影口部有向龛影隆起的不规则的弧形压迹，如手指压迫样，加压后显示清晰。②裂隙征：指在两指压征之间指向口部的尖角，为溃疡周围的破裂痕迹或两个癌结节间的凹陷。③环堤征：指在正位上环绕龛影的宽窄不一的不规则透明带，切线位呈半弧形，为肿瘤破溃后留下的隆起边缘。④半月综合征：为龛影位于轮廓内、龛影周围环堤及龛影大而浅的综合征象，呈半月形，切线位加压投照时显示清晰。

（4）黏膜皱襞破坏、中断、消失或黏膜皱襞结节状或杵状增粗，癌肿区胃蠕动消失。

3）特殊部位的胃癌。

（1）贲门癌：胃底贲门区肿块突入胃腔，食道下端不规则狭窄，钡剂入胃时绕肿块分流，黏膜破坏，局部胃壁僵硬。

（2）胃窦癌：胃窦区不规则狭窄，可见不规则腔内龛影，黏膜破坏，胃壁僵硬，蠕动消失，钡剂排空受阻。

2. CT 表现

（1）蕈伞型可见突向胃腔内的息肉状的软组织肿块密度影；浸润型为胃壁增厚，其范围依局限型与弥漫型而定；溃疡型表现为肿块表面有不规则的凹陷。

（2）不规则增厚的胃壁，有不同程度的强化。

（3）胃周围脂肪线消失提示癌肿已突破胃壁。

（五）诊断与鉴别诊断

1. 良恶性胃溃疡鉴别要点（表 6-1）。

表 6-1　胃良、恶性溃疡的 X 线鉴别诊断

	良性溃疡	恶性溃疡
龛影形状	圆形或乳头状、边缘光整	大而浅、不规则、尖角样
龛影位置	突出于胃轮廓外	位于胃轮廓内
龛影边缘	光滑	不规则
龛影大小	直径<1 cm	直径>2 cm
龛影口部及周围情况	黏膜线、项圈征、狭窄征、月晕征、黏膜皱襞纠集	环堤征、半月征、指压征、裂隙征、黏膜皱襞破坏、中断
邻近胃壁	柔软、有蠕动波	僵硬、蠕动消失

2. 胃窦良、恶性狭窄的 X 线鉴别诊断（表 6-2）。

表 6-2　胃窦良、恶性狭窄的 X 线鉴别诊断

	良性狭窄	恶性狭窄
狭窄段形态	整齐，形态可变	不规整，漏斗状
腔内肿块	无	有
病变与正常分界	无明显分界	分界清晰
黏膜破坏、中断	无	有
胃壁形态	柔软，蠕动良好	僵硬，蠕动消失

三、胃肠间质瘤

（一）临床病理和表现

胃肠间质瘤属于消化管黏膜下肿瘤。既往的平滑肌瘤和平滑肌肉瘤、神经组织来源性肿瘤属于此类。肿瘤可发生在消化道的任何部位。较小的肿瘤多是圆球状，随即可以向分叶状或更不规则形态发展。肿瘤的生长方式为：或将黏膜顶起向管腔内生长；或突出浆膜，长在管壁外；也可以向管腔内、外同时扩展。肿瘤的病理组织学变化为溃疡形成；较小的肉瘤就会出现实质的弥漫性出血坏死、继而出现液化，当坏死液化腔和溃疡相通时有假腔形成。患者临床常见症状为腹部不适或疼痛，常因消化道出血，腹部肿块而就诊。

（二）声像图表现

（1）胃肠区圆球状或分叶状肿块（图 6-14）。

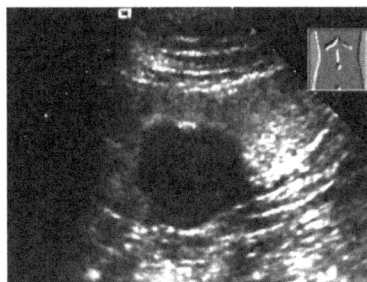

图 6-14　胃黏膜下良性肿瘤（间质瘤）

有回声胃充盈剂衬托下，胃后壁黏膜下类圆球状实性肿瘤，实质为不均匀的低回声，肿瘤表面（＋＋标示处）有溃疡形成

（2）内部呈均匀或较均匀的低回声。

（3）肿瘤最大直径多在 5 cm 以下（偶见于直径 9 cm 者）。

（4）肿块边界清晰。

（5）可有小溃疡，溃疡规整，基底较平滑。

（三）间质瘤的恶变

（1）肿瘤的形态多为分叶状或不规则状。

（2）直径＞5 cm，文献报道肿瘤平均直径多在 10 cm。

（3）瘤体内部回声增强、不均匀。

（4）常有深、大而不规则的溃疡凹陷。

（5）实质内液化，液化区较大而不规则。

（6）若液化与溃疡贯通，肿瘤内生成假腔（图 6-15）。

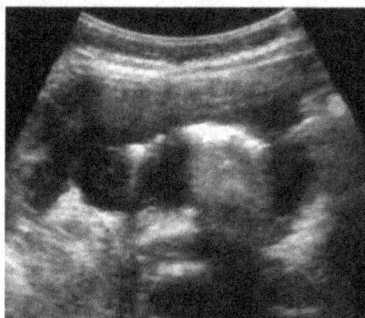

图 6-15　小肠间质瘤（恶性）

肿瘤（T）呈分叶状，中心假腔形成，有窦道和小肠腔相通

（7）易引起周围淋巴结和肝脏转移。

（四）超声分型

1. 腔内型

肿物向腔内生长，局部管腔变窄；胃充盈下检查常见被肿瘤抬起的黏膜。此型在小肠和大肠少见。

2. 壁间型

肿瘤同时向腔内、外生长，管腔内黏膜稍见隆起。

3. 腔外型

肿瘤主要向浆膜外生长，管腔受压变形不明显。

（五）临床评价

胃间质瘤常在 CT、超声和上消化道造影检查时被偶然发现，常以腹部不适或腹部肿块被查出。胃肠充盈下的超声检查能显示 1 cm 左右的肿瘤，超声根据肿瘤形态、大小、位置和内部回声等特征提示肿瘤的部位、生长方式及其性质等。肿瘤实质回声的不均匀、溃疡增大、实质液化、假腔形成和周围淋巴结肿大、肝脏转移等是诊断恶性间质瘤的依据。发生在小肠和大肠的间质瘤多以外生型居多。声像图上主要需和腹腔或腹膜后其他组织来源的肿瘤（如脂肪瘤、纤维瘤等）相鉴别。

四、肠结核

肠结核多继发于肠外结核，原发性肠结核约占肠结核的10％以下。吞服含结核杆菌的痰，血行播散和女性生殖器官结核直接播散可能是发生肠结核的病因。肠结核可发生于任何年龄，但以中青年发病居多，约占半数以上，女性多于男性。

（一）临床表现

肠结核早期可无症状，且起病缓慢，可伴有一般性的结核病毒性病状，如低热、盗汗、虚弱等。发病典型者具有右下腹疼痛，且常因进食后而诱发。腹泻常与腹痛相伴，为半成形或水样便，每日可达数次或数十次，重症者可为脓便。有时腹泻与便秘交替发生。肠结核患者常有体重下降、贫血等症状，体查可在右下腹触及包块，有压痛。

（二）影像学检查方法

（1）钡餐造影是首选的检查方法，其征象常为非特异性，但结合临床和实验室表现一般可做出较为可靠的诊断。

（2）钡剂双重对比灌肠检查可显示回盲瓣细微结构和变形，可作为与Crohn病鉴别诊断的参考。

（三）病理生理基础

（1）肠结核可发生在小肠和结肠任何部位，但以回盲部发病率最高，达80％以上，这可能与肠内容物在该部停留时间较长和该部淋巴组织较丰富有关。常与腹膜结核、肠系膜淋巴结结核并存。大体病理上分溃疡型和增殖型，以溃疡型多见，但实际上难以区分。

（2）肠结核常见并发症有：肠出血、肠梗阻、肠穿孔、腹腔脓肿、瘘管形成、腹膜炎、肠粘连和肠套叠等。

（四）影像学征象

1. 溃疡型肠结核

（1）跳跃征或激惹征象：因回盲部炎症溃疡形成，钡剂通过此段迅速，不能正常停留，致回肠末端、盲肠和升结肠充盈不良或少量钡充盈呈细线状，而上、下两端肠管则充钡正常，是溃疡型肠结核典型表现。

（2）在充盈时小刺状龛影使管壁轮廓不规则 为小溃疡形成所致。

（3）黏膜皱襞增粗、紊乱。

（4）管腔狭窄：中期为肠管痉挛收缩，晚期为瘢痕性狭窄，收缩致回盲部缩短，狭窄以上肠管扩张。病变常累及回盲瓣。

2. 增殖型肠结核

盲肠及升结肠管腔狭窄、缩短和僵直感，狭窄的回肠近段扩张致小肠排空延迟。黏膜皱襞增粗紊乱、消失，常见息肉样充盈缺损。钡灌肠显示上述表现恒定不变。

五、Crohn 病

Crohn 病（Crohn's disease）病因未明，多见于青年人，女性略多于男性。本病过去亦曾被称为"局限性肠炎""局限性肠炎"等。欧美发病率较我国高。

（一）临床表现

疾病早期可无症状，临床病程缓慢，手术后易复发。最常见症状为间歇性腹痛和腹泻，在排气和排便后可缓解。腹痛部位与病变发生部位有关，病变累及胃十二指肠时疼痛部位与溃疡病相似，侵犯回盲部疼痛发生在脐周。少数病例平时无症状而以急腹症手术时才发现本病。腹泻间歇性发作，大便次数与病变范围有关，累及远端结肠可出现里急后重或是便秘等。

Crohn 病的常见并发症有肠梗阻、窦道和瘘管形成、肛门周围或直肠周围脓肿、腹腔脓肿、消化道出血、肠穿孔和癌变，癌变多见于结肠型 Crohn 病。

（二）影像学检查方法

（1）口服钡剂小肠造影可显示病变部位和范围以及肠管狭窄、瘘管，特别是气钡双重对比造影可显示早期溃疡性改变，如纵行溃疡和裂隙溃疡以及卵石征，是最有价值的检查方法。

（2）CT 与 MRI 检查作为辅助方法，可显示肠壁增厚，盆腔和腹腔脓肿等。

（三）病理生理基础

Crohn 病为肉芽肿性炎性病变，常合并溃疡与纤维化，可累及全胃肠道任何一段，病变呈节段性或跳跃性分布。小肠和结肠同时受累最为常见，约为 50％左右；末端回肠发病率为 30％～40％；结肠单独发病者较少。

肉眼早期病变呈口疮样小溃疡，大小不等，可伴出血。较大溃疡边界清楚，底为白色。溃疡呈纵形排列，大小不等，不连续。肠壁的裂隙溃疡可深达固有肌层，可形成跨壁穿透，这是内瘘管、皮肤瘘管和脓肿的基础。肠黏膜面因黏膜下炎症、水肿和纤维化可呈鹅卵石样改变。由于水肿和淋巴管扩张及胶原纤维数量增加，可使黏膜下层增宽、肠壁增厚，以后形成纤维狭窄。几乎所有病例均有肠壁增厚和肠腔狭窄，有时可见肠壁炎性息肉。镜下病变主要为炎性细胞浸润黏膜下层，黏膜层可见陷窝脓肿。约 50％病例可见肠壁非干酪性肉芽肿，为本病重要的病理特征之一。

（四）影像学征象

1. 钡餐造影表现

（1）早期黏膜"口疮样"溃疡表现为散在分布的直径 2 mm 左右的类圆形钡点，周围为水肿所致的透亮晕影。病变进展则发展成横行或纵行溃疡，呈条纹状影，多出现在肠系膜附着侧。裂隙状溃疡为深在溃疡，其深度可超过 3 mm，在切线位肠壁上呈尖刺状突起（图 6-16）。

（2）"卵石"状或息肉样充盈缺损：因溃疡间黏膜肉芽组织增生，使黏膜隆起所致。一般认为是 Crohn 病较特异性改变。

（3）局限性环状狭窄和管状狭窄：因肠壁的炎性增生和纤维

化致肠壁增厚、管腔狭窄。末端回肠最易受累，狭窄多呈线状，是 Crohn 病较经典的征象（图 6-17）。

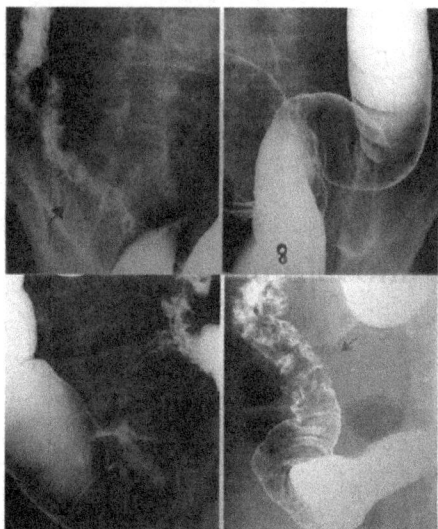

图 6-16 Crohn 病

钡灌肠，示末端回肠粘膜紊乱，其间可见小卵石样充盈缺损影（双重对比像），切线位见沿肠壁小尖刺状龛影

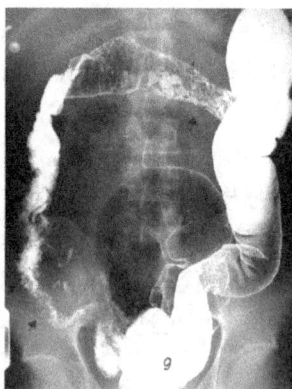

图 6-17 Crohn 病

钡灌肠，示末端回肠及降、横结肠广泛受累，肠管狭窄

（4）溃疡易发生穿孔，形成肠曲间瘘道，亦可形成脓肿，钡剂有时可进入脓肿。粘连可使肠曲形态僵硬、固定。

2. CT表现

可发现肠壁增厚、脓肿和肠系膜及肠曲的异常改变。

六、结肠癌

结肠癌是胃肠道内常见的恶性肿瘤，我国结肠癌的发病率低于欧美国家，但近年来有上升趋势，特别是大城市，其年发病率也达 21～22/10 万，男女之比为 1.42 : 1，发病高峰年龄为40～49 岁。

（一）临床表现

患者早期多无症状，确诊时多为晚期。结肠癌的临床症状取决于病变发生部位，右侧结肠癌以腹部包块、腹痛及贫血为多见；左侧则以便血、腹痛及便频为主，易发生梗阻；直肠癌以便血、便频及便细为多见。患者对大便习惯的改变未加重视，对腹痛和便血被误认为是其它原因所致，以及未用合适的检查方法是造成结肠癌不能早期诊断的重要原因。

（二）影像学检查方法

（1）钡剂灌肠可显示进展期结肠癌，对早期病变不易诊断，且假阳性率高。

（2）气钡双重造影可查出绝大多数＞1 cm 的肿瘤，但对＜1 cm 肿瘤及乙状结肠病变易发生漏诊。

（3）B超一般用于了解有无肝、肾、腹腔淋巴结转移。腔内超声可显示肠壁浸润深度和范围，周围淋巴结转移情况，对有肠腔狭窄者则超声探头不易通过。

（4）CT 与 MRI 主要用于了解有无肠外扩散，对肿瘤分期具有较高价值。

（三）病理生理基础

（1）结肠癌好发部位依次为乙状结肠、盲肠、升结肠、降结肠，极少数患者可为 2 处同时发病。细胞类型多为腺癌，其次为黏液腺癌，印戒细胞癌，未分化癌及鳞癌等。

（2）早期结肠癌肉眼表现与早期胃癌一致，可分为 3 型，即隆起型、浅表型和凹陷型。进展期结肠癌一般分为 4 型。①隆起型：外观为息肉隆起和广基盘状隆起，后者表面可形成溃疡。②溃疡型：溃疡深达肌层，有环堤形成。如溃疡伴周边浸润，则无环堤表现。③浸润型：肿瘤在肠壁内浸润，致肠壁增厚，肠腔狭窄。④胶样型：肿瘤外观及切面呈胶胨状。上述 4 型以溃疡型居多，占一半以上。

（3）结肠癌扩散途径主要为以下几种。①直接蔓延：表现为壁外浸润，使邻近器官受累，如直肠癌常累及膀胱、前列腺、输尿管等。②淋巴转移：主要为结肠旁淋巴结，再引流至系膜淋巴结，最后转移至血管蒂根部中央淋巴结。③血行转移：以肝脏为多见，其次为肺、胃、肾、卵巢、皮肤等。④种植转移：穿破浆膜后肿瘤细胞脱落至腹腔内和其他脏器表面。

（四）结肠癌分期

1.TNM 分期

（1）原发肿瘤范围（T）。T_1：未侵及黏膜下层；T_2：侵及固有层；T_3：侵至浆膜下层；T_4：穿透浆膜或侵入邻近组织。

（2）区域淋巴结转移（N）。N_0：无淋巴结转移；N_1：肠旁 1～3 个淋巴结转移；N_2：肠旁＞3 个淋巴结转移；N_3：系膜血管淋巴结转移。

（3）远位转移（M）。M_0：无转移；M_1：有转移

2. 临床分期

Ⅰ期。I_a：肿瘤局限于黏膜及黏膜下层，无淋巴结及远处转移；I_b：肿瘤浸润黏膜固有层，无淋巴结及远处转移。

Ⅱ期：肿瘤浸润黏膜各层，无淋巴结及远处转移。

Ⅲ期：有淋巴结转移而无远处转移；无淋巴结及远处转移，但肿瘤浸润邻近组织及器官。

Ⅳ期：有远处转移。

（五）影像学征象

1. 钡餐造影表现

（1）增生型：表现为腔内充盈缺损，缺损边界清楚，轮廓不规则，伴黏膜破坏，缺损多偏于管壁一侧或环绕整个肠壁，形成管腔狭窄。

（2）浸润型：多表现为管腔环形狭窄，轮廓欠光滑，管壁僵硬，边界清楚，易造成肠梗阻。

（3）溃疡型：表现为较大且不规整的龛影，沿结肠长轴发展，边缘有尖角及不规则的充盈缺损，肠壁僵硬，结肠袋消失。其典型X线表现为"苹果核征"，造成"苹果核征"狭窄段的两端是溃疡的环堤，中央的管腔狭窄段为癌性溃疡形成的癌性隧道。结肠气钡双重对比造影能更清楚地显示腔内不规则软组织肿块影（图 6-18）。

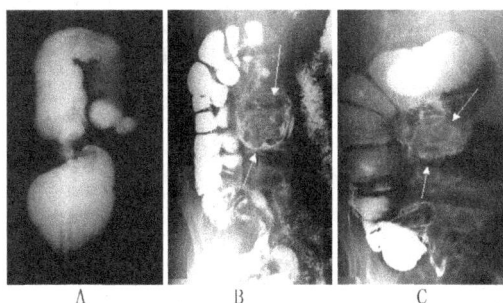

图 6-18 结肠癌

A. 钡灌肠，示直肠壶腹部局限性不规则狭窄；B. 钡餐，示横结肠近肝曲腔内不规则充盈缺损，表面不光滑，粘膜破坏，与正常界限清楚（↑）；C. 与 B 为同一病例，充气后显示出软组织肿块影（↑）

2. CT 表现

（1）充盈对比剂后，CT 可显示腔内软组织块影、不规则的管壁增厚或狭窄。肿瘤与周围脂肪界限不清，提示癌肿向腔外侵犯，增强扫描癌肿显示更清楚，尤其是对肠壁外浸润的评估。

（2）CTVE 可检出结肠内 0.5 cm 以上的隆起息肉。对腔内肿块或管腔狭窄的发现率极高，对显示狭窄后的情况有独到之处。

3. MRI 表现

癌肿在 T_1 加权上信号低于直肠壁，T_2 加权上信号增高。用直肠内线圈对显示癌肿侵犯的深度和局部淋巴结转移的价值更高。直肠癌术后复发，T_2 加权上信号高于瘢痕组织。

第四节　肝脏疾病

一、肝硬化

肝硬化是一种常见的慢性病，是以肝细胞变性、坏死、再生、纤维组织增生、肝结构和血管循环体系改建为特征的一种病理过程。主要病因是肝炎、血吸虫病、酒精中毒、营养缺乏、慢性胆道梗阻等；国内以乙型肝炎为主要病因。

（一）临床表现

肝硬化患者临床上以肝功能损害和门脉高压为主要表现。

肝硬化代偿期：患者无明显不适或仅有疲乏、腹胀等症状，肝、脾脏增大，硬度增加。

失代偿期：肝脏逐渐缩小，临床出现腹水、脾肿大、食管静脉曲张，晚期出现黄疸、上消化道出血、肝昏迷等。预后不良。

（二）影像学检查方法

（1）食道吞钡检查用于判断有无食道和胃底静脉曲张，静脉曲张的程度和范围。

（2）CT 扫描为肝硬化的首选检查方法，能充分反映肝硬化的大体病理形态改变。肝炎后肝硬化与原发性肝细胞癌关系密切，二者常合并存在；CT 扫描有利于检出是否合并肝癌，有无腹水、门脉高压及食道和胃底静脉曲张。CT 增强扫描还可判断门静脉内有无血栓形成和侧支循环。经导管经脾动脉或肠系膜上动脉注射造影剂后肝 CT 扫描，为门静脉 CT 造影检查，可用于门脉病变的诊断，鉴别肝内病灶的血供来源，是一种有创性检查，多在 DSA 检查之后进行。

（3）MR 可作为辅助检查手段，其诊断肝硬化的价值与 CT 相似。无需注射对比剂即可显示门静脉血栓形成和侧支循环。

（4）DSA 用于显示肝硬化时肝动脉分支的变化。间接或直接门静脉造影可反映门脉高压及曲张静脉的情况。采用经颈静脉肝内门体分流术可对不适宜外科手术分流的门脉高压患者进行介入治疗，还可应用经门体侧支介入治疗胃静脉曲张。

（5）超声可以发现肝形态的变化，肝内回声异常和再生结节，肝静脉、肝动脉、门静脉管径和流速的改变，侧支循环血管显影，脾大，腹水等。

（三）病理生理基础

1）病理上可以分为门脉性、坏死后性和胆汁性肝硬化。

（1）门脉性肝硬化的早、中期肝体积正常或略大，重量增加，质地正常或稍硬，伴明显脂肪变性。后期肝体积缩小，重量减轻，硬度增加。肝表面和切面见许多由一至数个假小叶构成的颗粒和结节，最大结节直径常不超过 1 cm。镜下见正常肝小叶结构破坏，由广泛增生的纤维组织将原来的肝小叶分割包绕成大小不等、圆形或椭圆形的肝细胞团，即假小叶。

（2）坏死后性肝硬化的肝体积缩小以左叶为明显，重量减轻，质地变硬。肝表面和切面见较大且大小不一的结节，最大结节的直径可达 6 cm。镜下见肝实质呈灶状、带状甚至整个肝小叶坏死，代之以纤维组织增生形成间隔，将原来的肝小叶分割为假小叶。纤维间隔不规则、厚薄不均，假小叶大小不等、形态各异。

（3）胆汁性肝硬化较少见，肝体积常增大，晚期可轻度缩小，硬度中等，表面平滑或呈细颗粒状。小叶的改建较前两者轻。

2）一般随着病变的发展，肝脏逐渐缩小、变硬，肝表面变得凹凸不平，肝内血管受到增生结节和纤维化组织的压迫，血流受阻，门脉压力升高，进而侧支循环开放和扩张，导致消化道出血等一系列并发症。门静脉内血流缓慢还可致血栓形成。

（四）影像学征象

1. 钡餐造影表现

X 线表现参见本章第二节食管静脉曲张。

2. CT 表现

肝硬化的 CT 表现与临床症状和肝功能异常可以不一致，可先于临床症状，或在临床症状之后出现异常的 CT 征象。

（1）早期肝硬化：肝脏体积正常或增大。

（2）中晚期。①肝缘轮廓呈结节状凸凹不平；肝脏缩小，肝叶比例失调，通常是肝右叶萎缩，左叶和尾状叶增生肥大；肝门和肝裂增宽（图 6-19）。②脾脏增大，至少超过 5 个肋单元。③静脉曲张：常见于肝门、胃周和食管下段，呈簇状或条索状软组织密度影，重者累及腹膜后的静脉血管。④常伴有不同程度脂肪变性，导致全肝或局部密度下降；可伴有腹水，显示肝外围一圈低密度影。

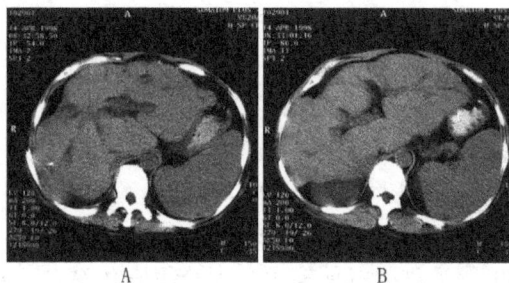

图 6-19　肝硬化

CT 平扫，示肝脏形态异常，肝叶比例失调，肝门及汇管区增宽，脾体积增大

（3）如怀疑合并肝癌时需进行增强扫描：①肝硬化再生结节在 CT 平扫中不易与肝癌鉴别，需作动态增强扫描：肝硬化再生结节的强化程度与正常肝实质一致，而肝癌则在动脉期显示明显快速强化，门静脉期，其强化程度低于正常肝实质。②门静脉血栓：显示门静脉内有充盈缺损。

3. MRI 表现

（1）肝硬化 MRI 表现与 CT 所见相似。

（2）肝脏再生结节在 T_1WI 上一般呈等信号，T_2WI 上呈低信号，当结节呈等信号或高信号时，提示癌变。

（3）MR 门脉造影可显示门静脉血栓形成和侧支循环，并对分流术和移植提供重要术前信息并评价术后分流情况，代替有创性门脉造影。

4. DSA 表现

（1）病变早期：肝动脉造影时动脉分支形态正常。

（2）中期：肝动脉分支扩张、迂曲。

（3）晚期：肝动脉分支变细、扭曲，呈枯枝状或聚拢呈螺旋状或环状。

（4）间接或直接门静脉造影：门脉增粗，排空延迟，小分支变细，数目减少，呈枯树枝样改变。胃冠状静脉、胃短静脉或脾肾静脉分流通道显影，食道下段胃底静脉曲张增粗。

5. 超声表现

肝内回声弥漫性增强增粗，深部回声衰减，可见低回声再生结节，肝静脉血管变细，走向显示不清。肝动脉可显示扩张和再生，肝切面形状失常，肝缘角变钝，肝叶比例失调。肝表面不光滑呈波浪状或锯齿状改变。另外彩超可显示门静脉流速减慢，肝动脉代偿性血流量增多，开放的侧支循环血管显影。脾大，厚度＞4 cm，长径＞11 cm。

二、肝脓肿

临床常见的肝脓肿有细菌性和阿米巴性肝脓肿，临床上以细菌性多见。细菌可以通过胆系、门脉系统、肝动脉系统入肝，也可由邻近器官直接入侵。阿米巴肝脓肿和阿米巴结肠炎有关，阿米巴原虫随门静脉血流入肝脏引起脓肿。

（一）临床表现

细菌性肝脓肿的典型临床表现有肝区疼痛和叩击痛，肝脏肿大，全身寒战、高热，多为弛张热，及全身衰竭、贫血等，白细胞计数和中性粒细胞升高。晚期可出现黄疸。少数患者发热和肝区症状不明显。阿米巴性肝脓肿患者发病前先有痢疾或腹泻史，后出现发热和肝区疼痛，白细胞计数和中性粒细胞不高，大便可找到阿米巴滋养体。

（二）影像学检查方法

（1）CT 是诊断肝脓肿的首选检查方法。普通 CT 扫描能确定肝内病灶的数目、位置、大小，发现脓腔或有液气平面则可定性诊断。增强扫描主要用于小病灶或早期脓腔不明显的病灶的鉴别诊断。CT 引导肝穿刺活检可用于肝脓肿的定性诊断、细菌学或寄生虫检查、脓肿的引流以及腔内直接灌注药物治疗。复查 CT 可评价临床治疗效果。

（2）MR 作为辅助诊断手段，主要用于诊断和鉴别诊断。

（3）DSA 可用于无明显液化坏死的早期肝脓肿的诊断和鉴别诊断，一般不作首选。

（4）超声是肝脏常用的影像学检查方法，经济，检查方便。多数肝脓肿可经超声诊断，亦可经超声导向下行肝穿刺活检，随访复查可评价临床治疗效果。

（三）病理生理基础

肝脓肿多数位于肝右叶，初期病灶较小，直径在 1 cm 左右，球形，多发，散在；以后融合成较大的圆形或不规则形脓肿。脓肿中心为脓液和坏死肝组织，周围有纤维肉芽组织包裹和炎症细胞浸润水肿。多房性脓肿由纤维肉芽组织或尚未坏死的肝组织形成房内分隔。

阿米巴肝脓肿多发生于肝右叶，并非真性脓肿，而是阿米巴滋养体溶组织酶等引起的肝组织液化性坏死。脓肿内含咖啡色半液体状态坏死组织，外周未完全坏死的肝实质和间质成分常呈破棉絮状。脓肿穿破肝表面、横膈可形成膈下脓肿、脓胸和肺脓肿；亦可引起腹腔脓肿；穿破心包可形成心包积脓。

（四）影像学征象

1. X 线表现

平片和透视结合可见横膈抬高、运动减弱、反射性肠郁张、肝区积气和出现液平，邻近胃肠有压迫、推移征象。侵犯胸腔可见胸腔积液、肺脓肿、肺不张等。

2. CT 表现

（1）平扫：脓腔为单发或多发低密度区，圆形或椭圆形，约20％病灶可见气体或液平，巨大脓腔的内壁不规则。病灶边界多数不清楚，脓肿壁呈稍高于脓腔但低于正常肝的环形带。

（2）增强扫描：脓肿壁可呈单环、双环甚至三环（图 6-20）。①三环相当于脓肿壁可能出现的三种病理结构：由外到内分别为水肿、纤维肉芽组织和炎性坏死组织。②单环代表脓肿壁，周围水肿带不明显。③双环代表水肿带和脓肿壁。多房脓肿的脓腔内有单个或多个分隔。

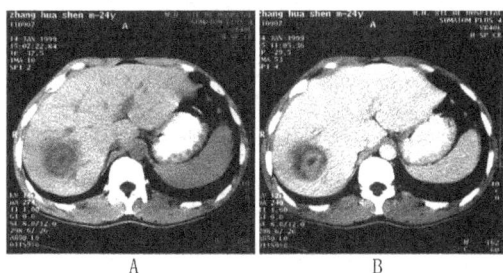

图 6-20 肝脓肿 CT

A. CT 平扫，示肝右叶类椭圆形稍低密度影，其外围和中央均为更低密度影；B. 增强 CT，示脓肿壁呈环形强化，厚薄不均，更低密度影无强化，分别代表水肿和液化坏死

脓肿早期或蜂窝织炎阶段，无明显液化坏死或仅有少量坏死，其密度高于水类似软组织，不易与肿瘤鉴别。

3. MR 表现

（1）脓腔：在 T_1WI 上呈稍低信号，T_2WI 上呈高信号。

（2）脓肿壁呈低信号同心环状改变：内层为肉芽组织，在

T_1WI 呈稍低或等信号，T_2WI 呈高信号；外层为纤维组织增生，在 T_1WI 和 T_2WI 上均呈低信号，是典型的表现（图 6-21）。

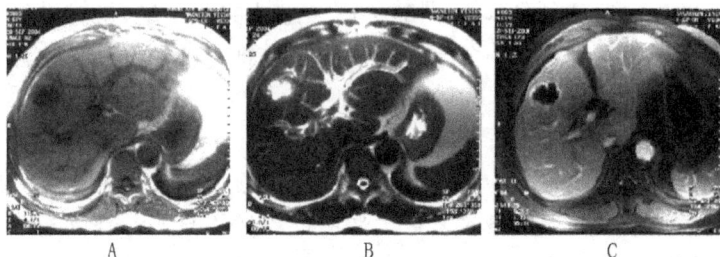

图 6-21　肝脓肿

A，B. 平扫 T_1WI 和 T_2WI，示肝右叶类椭圆形长 T_1 和长 T_2 影，其外围为薄层稍长 T_1 和长 T_2 影；C. 增强扫描，示脓肿壁呈环形强化，不规则，其内无强化区代表为液化坏死

4. DSA 表现

血管造影表现与脓肿的病变阶段有关，急性阶段动脉期可有血管推移包绕等占位改变，但病变区无病理血管；亚急性和慢性期可见脓肿周围密度增高带，为充血的脓肿壁，造影实质期脓肿表现为充盈缺损。

5. 超声表现

（1）脓肿前期，病灶为不均匀、边界不清楚的低回声区，周围组织水肿可产生较宽的声圈。肝脓肿液化后，表现为边缘清楚的无回声区，壁厚。

（2）脓腔内可随液化程度形成不同的回声表现，无回声区、细点状回声、分隔样回声等等，可随活动出现浮动。吸收期内部无回声区明显减小或消失，脓腔残留物和脓肿壁呈混杂回声。

B 超还可发现胸腔积液或腹腔脓肿，肝内管道结构受压移位，肝内胆道扩张等表现。

三、局灶性结节增生

肝局灶性结节增生（FNH）是肝脏第二常见的良性肿瘤，是一种由增生肝细胞构成的上皮性良性肿瘤，1958 年 Edmondson 最早提出了这个命名，后由国际讨论把 FNH 归入增生性病变，采用 FNH 的命名，2000 年 WHO 新版分类将其归入肝细胞肿瘤。

（一）临床和病理表现

主要见于 20～50 岁女性，一般无明显症状，少数有腹痛和肝脏肿大。FNH 病灶常位于肝包膜下，单发，呈圆形，边界清楚，大小差别较大，一般直径 1～8 cm。多无纤维包膜，以中央放射状纤维结缔组织瘢痕为特点。组织学检查见肝细胞形态正常，并围绕富有胆管和血管的纤维结缔组织间隔生长，间隔内有单核细胞浸润和 kupffer 细胞，失去正常肝小叶结构，胆管往往失去正常形态。其发生机制尚不明确，少数学者认为口服避孕药可作为 FNH 的刺激因素，在先天血管畸形的基础上，促进了肝细胞增生。

（二）CT 表现

CT 平扫显示肿块密度均匀，呈等密度或略低密度，部分病灶可显示中心的低密度瘢痕，其形态多种多样，星芒状、点状、条状或不规则形。CT 对中心瘢痕的显示率在 20%～40% 左右。FNH 很少有钙化出现。

增强后动脉期多呈均匀高密度，反映了病灶血管丰富的特点，有些病灶还可显示供血动脉，位于病灶中心或周边，粗大而扭曲。较大病灶其中央纤维瘢痕无早期强化而呈低密度。门脉期和延迟期病灶强化程度下降，为等密度、略高或略低密度，病灶边界往往不清楚。中心瘢痕延迟强化为其特征（图 6-22，图 6-23）。

（三）MR 表现

最初的文献及 Mattison 等认为，FNH 的 MR 表现具特征性，同时见到以下 3 个征象可以确诊：①T_1WI、T_2WI 肿瘤呈等信号。②除中心瘢痕外，肿瘤信号均匀。③中心瘢痕在 T_2WI 上为高信号。但实际符合率为 9%～50%。FNH 在 T_1WI 上多为等信号或略低信号，中心瘢痕为低信号，边界多不清楚，有时病灶中心或周边可见到流空的血管影，代表有血管畸形存在。T_2WI 上多为略高信号或等信号，反映了 FNH 由正常肝细胞构成，因此和正常肝实质之间信号差异不大。中心瘢痕在 T_2WI 上为高信号颇具特征

性，主要是内含慢血流的血管，炎症细胞浸润及水肿等
（图6-24）。据不同作者报道，在 T_2WI 出现高信号的比例在10%
～49%不等。主要与瘢痕区内血管成分多少、纤维化的数量有关。
若陈旧性纤维化的成分多，或少数瘢痕内有血栓机化，在 T_2WI 上
可为低信号，和纤维板层样 HCC 的致密结缔组织瘢痕及血管瘤中
血栓机化的表现一致。MR 显示瘢痕的敏感性较高，达49%～
100%，但显示细薄的纤维分隔有一定困难。小的 FNH 中心瘢痕
不明显，信号较均匀（图6-25）。大的病灶可见到血管受压征象，
但无癌栓形成。

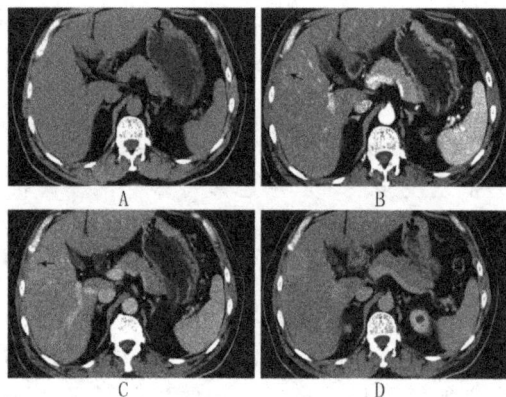

图6-22　FNH

A. CT 平扫示肝右前叶包膜下略低密度灶，中心见条
状更低密度瘢痕；B. 增强动脉期病灶不均匀强化，
瘢痕区无强化（箭）；C. 门脉期扫描示病灶为略高密
度，中心瘢痕仍为低密度（箭）；D. 延迟期扫描示病
灶为略高密度，中心瘢痕延迟强化为条状略高密度

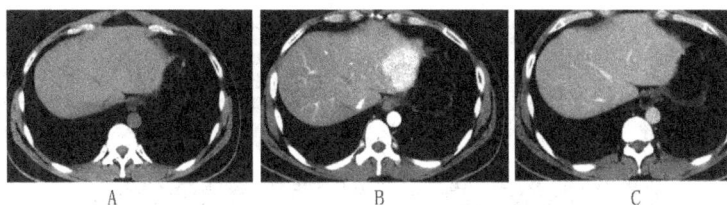

图 6-23 FNH

A. CT 平扫示肝实质密度均匀，未见病灶；B. 增强动脉期见左外叶一明显均匀强化的病灶；C. 门脉期扫描示病灶为略低密度，边界不清

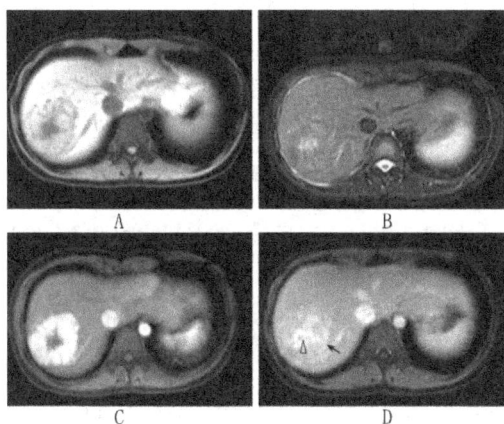

图 6-24 FNH

A. T_1WI 示肝右叶膈顶巨大低信号病灶，中心可见更低信号区域；B. T_2WI 示病灶为等信号，中心瘢痕为高信号；C. 增强动脉期病灶除瘢痕外明显强化；D. 门脉期病灶强化程度下降为略高信号，中心瘢痕延迟强化为更高信号（箭头），周边还可见不完整的假包膜（箭）

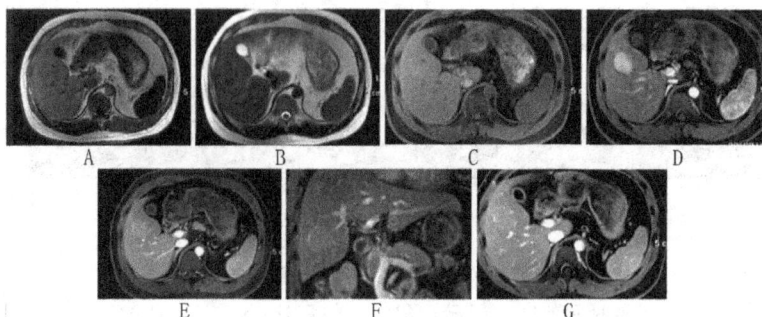

图 6-25　FNH

A，B. 分别为 T_1WI 和 T_2WI，肝实质内未见异常信号；

C. T_1WI 抑脂序列见右前叶椭圆形略高信号灶，边界不清；

D. 增强动脉期病灶明显均匀强化；E. 门脉期病灶强化程度下降为略高信号；F. 延迟期冠状位扫描示病灶仍为均匀略高信号；G. 延迟 5 min 扫描病灶仍为均匀的略高信号

Gd-DTPA 增强可进一步反映 FNH 的血供特点和病理特征，有助于进一步诊断。增强早期 FNH 病灶明显强化，中心瘢痕及纤维分隔无早期强化，显示清楚。有些病例病灶中心或周边可见到供血动脉，粗大或扭曲。增强中晚期大多数病灶为略高或等信号，边界显示不清，此时中心瘢痕可逐渐强化，与血管丰富及对比剂积聚在间质内有关。中心瘢痕延迟强化为 FNH 的特征性表现，但并非每例都能见到，特别是小的 FNH，其中心瘢痕出现的几率较低。有时病灶边缘可见到假包膜样的强化，主要是因为病灶缓慢生长对周围正常肝实质造成压迫所致（图 6-26）。

FNH 的表现有多样性，但下列征象较为典型：T_1WI 为略低信号，T_2WI 为除中心瘢痕以外均匀的略高信号，中心瘢痕在 T_2WI 上为高信号，Gd-DTPA 增强早期有明显强化，晚期为略高或等信号，中心瘢痕有延迟强化，如具备这些征象即强烈提示 FNH 的诊断。MR 特异性对比剂的应用将会进一步提高 FNH 的诊断准确性。

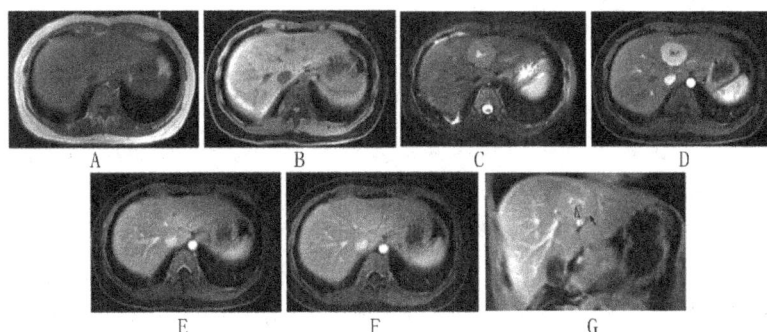

图 6-26 FNH

A. T_1WI 示肝左叶低信号病灶，中心可见更低信号区域；B. T_1WI 抑脂示病灶为低信号，中心瘢痕更低信号显示更加清楚；C. T_2WI 见病灶为均匀的略高信号，边界清楚，中心瘢痕为更高信号；D. 增强动脉期病灶除瘢痕以外明显均匀强化；E，F. 分别为门脉期和延迟期，病灶强化程度下降为略高信号，中心瘢痕仍为低信号，周边见环形强化的假包膜；G. 延迟 5 min 冠状位扫描示病灶仍为略高信号，中心瘢痕延迟强化呈高信号（箭头），周边完整的环形强化的假包膜显示更加清楚（箭）

（四）鉴别诊断

　　FNH 主要和 HCC、腺瘤及血管瘤相鉴别。CT 上这几种疾病的表现有交叉重叠，但 HCC 的强化方式多为"速升速降"型。腺瘤和 FNH 的 CT 表现相似，不易鉴别，如发现包膜或病灶内出血则支持腺瘤的诊断。血管瘤强化的程度高而且持续的时间长。在 MR 上以下征象可和 HCC 鉴别：①SE 序列 T_1WI 上，HCC 多为不均匀低信号，SHCC 可呈低到高多种信号；而 FNH 在 T_1WI 上多为等信号或略低信号。T_2WI 上 HCC 大多数为不均匀高信号，而 FNH 以等或略高信号多见，除瘢痕区外，信号较均匀。和 HCC 相比，FNH 和正常肝实质的交界面不清。②HCC 多数有假包膜且在增强晚期可见到包膜强化，FNH 无包膜，但偶尔可见到假包膜样强化，需结合其他征象进行鉴别。③动态增强早期两者都可有强化表现，但 HCC 中心坏死、脂肪变多见，强化往往不均匀，而 FNH 除中心瘢痕以外强化较为均匀，而且可见到"中心开花"，即从中心向四周强化，有时病灶中心或周边可见到扭曲的血管影。增强晚期HCC 的强化程度明显下降，多呈低信号，FNH 的强化也有下降但略高于或等于正常肝组织，因此多为略高或等信号。④中心瘢痕在 T_2WI 上多为高信号，可有延迟强化，而 HCC 无此征象。有些小的FNH，MR 表现不典型，和极富血供的 HCC（可能有肝动脉和门脉双重供血）不易鉴别，也会发生误诊。临床病史有一定帮助，HCC多有肝炎、肝硬化病史，AFP 多为阳性，男性患者多见；而 FNH无肝炎、肝硬化病史，多为年轻女性。

　　FNH 还应和血管瘤鉴别。典型的血管瘤 T_1WI 上多为低信号，边界清楚，T_2WI 上为高信号，重 T_2WI 上呈"亮灯征"，边缘锐利，一般不难鉴别。增强扫描典型的血管瘤从周边开始结节状或环形强化，逐渐向中心扩展，充填的时间在 $1\sim4$ min 或更长，延迟期多为高信号，血管瘤也可有中心瘢痕，但多为纤维性瘢痕组织，在 T_2WI 上为低信号，延迟期也无充填和强化表现。

　　富血供的转移瘤也需和 FNH 鉴别，特别是多发的 FNH 和富血供的转移瘤 MR 表现有交叉重叠。典型的转移瘤在 T_1WI 上多为低信号，T_2WI 上为高信号，可见到"靶征"和瘤周水肿，T_2WI 上等信号的转移瘤非常少见。增强扫描富血供的转移瘤也可有明显强化，大的病灶往往强化不均匀，看不到供血动脉，门脉期和延迟期多表现为周边强化或整个病灶不均匀强化，和肝实质分界清楚。有些多发小病灶增强动脉期明显均匀强化而门脉期和延迟期成为等信号，和 FNH 的鉴别有一定难度，需结合病史和SE 序列上的表现做进一步鉴别。个别疑难病例，肝胆细胞特异性对比剂有肯定价值。

　　（五）影像学比较

　　FNH 含有 Kupffer 细胞，因此可以反映 Kupffer 细胞活动的影像学技术均可用于 FNH 的诊断。80％的 FNH 可吸收 ^{99m}TC，腺瘤和 HCC 也可吸收 ^{99m}TC，但吸收量不如 FNH 多，因此 ^{99m}TC 的浓聚可提示 FNH 的诊断，但并非病理诊断。肝细胞特异性对比剂如 Gd-EOB-DTPA 也可用于诊断，FNH 含正常肝细胞因而可以吸收 Gd-EOB-DTPA，网状内皮细胞特异性对比剂如 SPIO 也可被 FNH 中的 Kupffer 细胞吞噬，在 T_2WI 上病灶的信号比增强前下降。

US 为最常用的检查方法，FNH 和正常肝实质相比为高回声或等回声，在多数病例中，US 显示中心瘢痕较差，仅在 20% 左右的病例中见到，表现为线状高回声。彩色多普勒 US 可观察血流变化。CO_2 微泡增强 US 也可反映其血供情况，首先表现为病灶中心高回声，然后向周边扩散，晚期整个病灶呈均匀强回声并逐渐消退，和其他肝肿瘤的表现不同，有助于鉴别，但总的来说，US 定性能力不及 CT 和 MR。

CT 检查特别是螺旋 CT 多期增强扫描可动态反映病灶的血供特点，定性能力较强。平扫上 FNH 多为低密度，中心瘢痕可为更低密度，病灶的边界往往不清楚，增强动脉期病灶明显强化，且除中心瘢痕外强化均匀一致，有时可见到病灶中心或周边有粗大扭曲的供血动脉，和 MR 所见一致，而瘢痕和纤维分隔早期强化不明显，门脉期和延迟期 FNH 为略高或等密度，边界不清，中心瘢痕可有强化表现，也可始终无强化。对于表现不典型者，则和 HCC 及血管瘤的鉴别有一定难度，MR 可作为补充手段。

血管造影也可显示 FNH 的一些特征，如显影血管由内向外呈辐射状，中心瘢痕发生的放射状纤维隔形成假小叶，使 FNH 比腺瘤在血管造影时有更多结节状或颗粒状实质影。此外，致密染色为其特征。FNH 的血管造影表现有时与腺瘤和其他肝肿瘤不易鉴别。

故在肝脏占位性病变中，凡考虑到 FNH 可能的病例，MR 检查的意义最大，一般可明确诊断。

四、门静脉海绵样变性

（一）病因和发病机制

门静脉血栓、瘤栓和非肝病性门静脉高压症均可并发门静脉海绵样变性，它是指门静脉和（或）它的分支完全或部分阻塞后，其周围形成大量侧支静脉或栓塞的门静脉再沟通后形成若干细小血管。一般情况下，病变区的血流是流向肝内的。过去曾认为这种病变为罕见病例，现在随着对此病认识的逐步加深，发病率和确诊率也逐步提高。门静脉阻塞的患者中大约 50％ 出现门静脉海绵样变性，出现时间为栓塞后 1～12 个月。门静脉海绵样变性的侧支血管来源于与淋巴管、胆管伴行的小静脉和新生的静脉管道，这些血管跨越阻塞的门静脉引流远侧的血流进入肝内门静脉分支，在肝门部（胆囊床旁）和肝十二指肠韧带内形成侧支血管网。

　　门静脉海绵样变性分为原发性和继发性两类。原发性是指门静脉及其分支结构先天性发育异常或婴儿出生后脐静脉和静脉导管闭锁过程累及门静脉及其属支，使得门静脉管腔狭窄甚至闭锁、消失，部分则是脐静脉和肝静脉之间的静脉丛异常增生。继发性则是正常门静脉系统因为各种致病因素导致门静脉血流受阻，血液淤滞及血流量的增加而造成门静脉压力增加、侧支循环建立、门静脉再通。致病因素多为门静脉癌栓、血栓、门静脉周围纤维组织炎、脾切除术后、消化系统感染性疾病及外界压迫等。有报道门静脉海绵样变性 54％ 由门静脉栓塞所致，且栓塞病例中约有 57％ 为癌栓。胆道结石伴感染所致的门静脉海绵样变性，可能由于胆管结石、炎症水肿直接压迫附近门静脉支使之完全或部分阻塞，再加上胆系炎症波及附近门静脉支，发生门静脉内膜炎，导致门静脉纤维化，最终闭锁，周围则形成侧支血管。

　　门静脉海绵样变性的侧支血管有别于门静脉高压症的侧支循环：①前者的侧支血管是不固定的，后者的侧支血管是门静脉系统的固有侧支循环。②从病理生理角度上看，门静脉海绵样变性的侧支血管引流血流进入肝内，而门静脉高压症的侧支循环是将门静脉血液分流至肝外的体循环系统。

　　（二）超声图像特征

　　（1）灰阶超声显示门静脉正常结构消失，其周围或管腔内有网格状无回声区；门静脉内可见血栓或癌栓。

　　（2）彩色多普勒显示异常的网格状无回声区内充满色彩暗淡

的血流信号，于栓塞的门静脉内检测不到血流信号。

（3）于异常的网格状无回声区内探及门静脉样低速连续血流频谱（图 6-27～图 6-33）。若合并肝动静脉瘘时，病变区可探及动脉样高速低阻频谱。

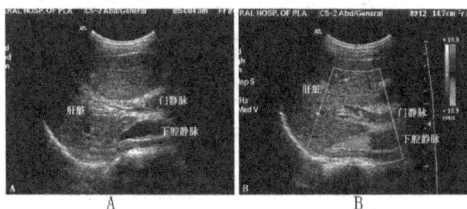

图 6-27 门静脉海绵样变性

A. 灰阶超声显示门静脉主干正常结构消失，内见数个条索样强回声；B. 彩色多普勒血流图像显示门静脉内见迂曲的血流信号

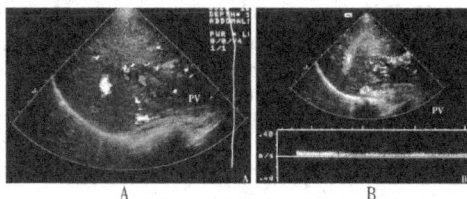

图 6-28 门静脉海绵样变性

A，B. 声像图显示门静脉（PV）管腔内有实性回声，彩色多普勒血流图像显示其内有数支细小血流，脉冲多普勒显示为门静脉样血流频谱

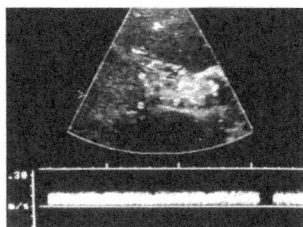

图 6-29 门静脉海绵样变性

该患者为原发性血小板增多症，门静脉结构消失，彩色多普勒血流图像显示其内有数支血流，脉冲多普勒显示门静脉样血流频谱

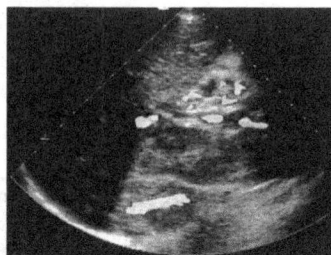

图 6-30   门静脉瘤栓伴门静脉海绵样变性

声像图显示门静脉主干增宽，内见实性回声充填，其周围（胆囊床旁）见网格状结构，彩色多普勒血流图像在门静脉主干内未见血流信号，其周围网格状结构有血流信号

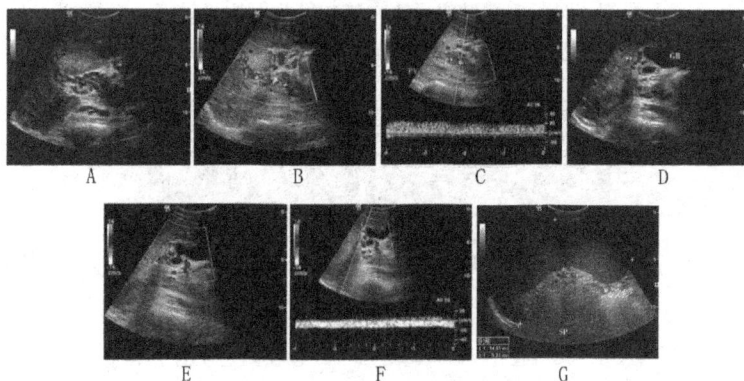

图 6-31   门静脉海绵样变性

A. 门静脉主干正常结构消失，内可见网格状回声；B. 彩色多普勒血流图像显示网格状回声内充满不规则血流信号；C. 脉冲多普勒显示其内连续带状血流频谱；D. 胆囊颈部壁增厚，内见网格状回声；E. 胆囊壁内可见迂曲走行的血流信号；F. 脉冲多普勒显示胆囊壁可见连续带状血流频谱；G. 该患者并发门静脉高压症、脾大。PV：门静脉；GB：胆囊；SP：脾脏

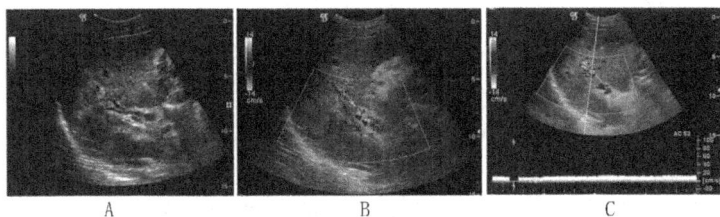

图 6-32 门静脉海绵样变性

A. 灰阶超声显示门静主干内可见数条迂曲走形的管道回声；B. 彩色多普勒显示门静脉内可见数条迂曲走行的细小血流；C. 脉冲多普勒显示其内可见连续带状血流信号

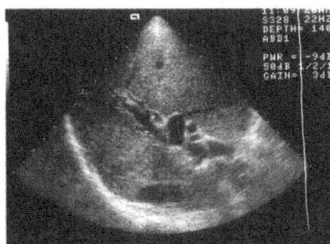

图 6-33 门静脉海绵样变性

其为健康受检者，属门静脉发育异常所致

日本学者将门静脉海绵样变性分为 2 型（Ⅰ型又被分为 2 个亚型）：Ⅰa 型是栓塞的门静脉管腔内见少量的细小血流，Ⅰb 型是栓塞的门静脉管腔内见大量的细小血流；Ⅱ型是门静脉周围有侧支静脉形成（图 6-34）。

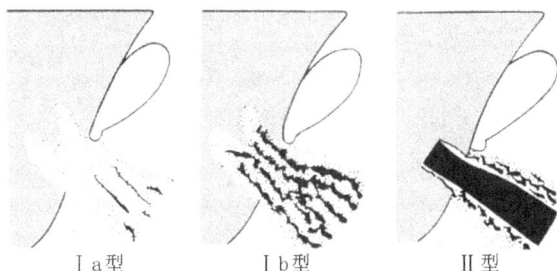

Ⅰa型　　　Ⅰb型　　　Ⅱ型

图 6-34 门静脉海绵样变性分型

五、肝癌

原发性肝癌的发病率占恶性肿瘤的第三位，90％为肝细胞肝癌（HCC）。好发于中年及青年男性，女性较少。

（一）临床表现

肝癌早期多无明显症状和体征，在体检时被发现。出现症状时，肿瘤往往较大，多已属中晚期，患者可有肝区疼痛、腹胀、食欲减退、乏力、消瘦、发热等症状；肝脾肿大、腹水、黄疸，上消化道出血为晚期症状；也可出现低血糖、红细胞增多症、高血钙、类白血病等表现。早期发现，是治疗成功的关键，除甲胎球蛋白检测外，影像学检查是重要的手段。

（二）影像学检查方法

（1）CT平扫和多期增强扫描是诊断肝癌的首选方法，螺旋CT的多期扫描对小肝癌的早期检出和定性诊断有很大价值，同时可显示肝门血管和胆管受侵情况，腹膜后淋巴结转移。CT导向下经皮肝穿刺活检可用于肝癌的定性诊断，对不能手术的肝癌还可作CT导向下经皮肝穿刺介入治疗。

（2）MR平扫和增强扫描为主要的辅助检查手段，主要用于肝癌的鉴别诊断，

（3）DSA可对肝癌定性诊断，但主要用于栓塞治疗和灌注化疗。

（4）超声用于肝癌的筛选检查，经超声导向下经皮肝穿刺活检可用于肝癌的定性诊断。

（三）病理生理基础

1. 大体病理解剖上分型

（1）巨块型：直径＞5 cm，甚至10 cm以上，可由单个结节，也可由多个结节融合而成。

（2）结节型：可单发或多发，直径＜5 cm，可为多中心性原发或肝内转移所致。

（3）弥漫型：癌结节数目众多，多为1 cm以下小结节，弥漫

分布于全肝，边界不清，多伴有明显肝硬化。

肝癌易侵犯门静脉、肝静脉及下腔静脉，形成癌栓及动静脉瘘，侵犯或压迫胆道形成阻塞性黄疸，也常有局部或远处转移，可发生自发性破裂、出血。

2. 小肝癌的病理诊断标准

由于影像诊断设备的快速发展和外科手术水平的提高，早期小肝癌的病理研究成为可能。目前国际上尚无统一的标准。中国肝癌病理协作组的标准是：单个癌结节最大直径≤3 cm；2 个癌结节，其最大直径总和≤3 cm。

3. 肝癌的扩散途径

肝癌的转移与肿瘤的大小、生长方式、机体免疫功能等因素有关。血行转移最常见，肝细胞癌侵犯血窦，在门静脉和肝静脉内形成癌栓，向肝内和肝外转移。肝外转移的主要部位为肺、肾上腺、骨、肾和脑等。淋巴转移其次，以肝门淋巴结最常见，其它有胰头周围、腹膜后和脾门等区域淋巴结。种植性转移最少见，直接种植于大网膜和其它腹腔脏器表面。

（四）肝癌分期

1. 肝癌的 TNM 分期

（1）肿瘤（T）。T_x：原发肿瘤不明。T_1：孤立结节，最大直径≤2 cm，无血管侵犯。T_2：孤立结节，最大直径≤2 cm，伴血管侵犯；或孤立结节，最大直径＞2 cm，无血管侵犯；或多个结节，局限于一叶，最大直径≤2 cm，无血管侵犯。T_3：孤立结节，最大直径＞2 cm，伴血管侵犯；或多个结节，局限于一叶，最大直径≤2 cm，伴血管侵犯。T_4：多发结节超出一叶分布，或肿瘤侵犯门静脉或肝静脉主要分支。

（2）区域淋巴结（N）。N_0：无转移。N_1：转移。

（3）远处转移（M）。M_0：无转移。M_1：转移。

2. 肝癌的临床分期（日本肝癌研究会根据 TNM 分类提出的分期方案）

0：原位癌

Ⅰ期：$T_1N_0M_0$

Ⅱ期：$T_2N_0M_0$

Ⅲ期：$T_3N_0M_0$，$T_1\sim T_3N_1M_0$

ⅣA期：$T_4N_0M_0$，$T_4N_1M_0$

ⅣB期：$T_1\sim T_4N_0M_1$，$T_1\sim T_4N_1M_1$

3. 原发性肝癌的临床诊断与分期标准（2001 年第八届全国肝癌学术会议上正式通过）

Ⅰ$_a$期：单个肿瘤最大直径≤3 cm，无癌栓、腹腔淋巴结及远处转移；肝功能分级 Child A。

Ⅰ$_b$期：单个或两个肿瘤最大直径之和≤5 cm，在半肝，无癌栓、腹腔淋巴结及远处转移；肝功能分级 Child A。

Ⅱ$_a$期：单个或两个肿瘤最大直径之和≤10 cm，在半肝或两个肿瘤最大直径之和≤5 cm，在左、右两半肝，无癌栓、腹腔淋巴结及远处转移；肝功能分级 Child A。

Ⅱ$_b$期：单个或两个肿瘤最大直径之和＞10 cm，在半肝或两个肿瘤最大直径之和＞5 cm，在左、右两半肝，或多个肿瘤无癌栓、腹腔淋巴结及远处转移；肝功能分级 Child A。肿瘤情况不论，有门静脉分支、肝静脉或胆管癌栓和（或）肝功能分级 Child B。

Ⅲ$_a$期：肿瘤情况不论，有门静脉主干或下腔静脉癌栓、腹腔淋巴结或远处转移之一；肝功能分级 Child A 或 B。

Ⅲ$_b$期：肿瘤情况不论，癌栓、转移情况不论；肝功能分级 Child C。

（五）影像学征象

1. X 线表现

肝癌较大时，可引起肝脏增大，轮廓异常，右膈面抬高，胸腔积液，压迫、推移邻近胃肠道，对小肝癌无诊断价值。

2. CT 表现

（1）平扫：①肿瘤大多呈不均匀低密度影，癌灶内合并坏死、囊变、陈旧出血则密度更低，新鲜出血密度增高。大多数肿瘤边界不清，少数有边缘清楚的包膜。②肿瘤可造成局部膨隆，肝叶增大，肝内管道和肝门推移。③侵犯、压迫胆管系统造成阻塞性黄疸，CT上显示为肝内条状及小圆形低密度影。④淋巴结肿大，部分融合成团。⑤多数患者可见肝硬化、脾大和腹水，少数有门脉高压和侧支循环形成。

（2）增强扫描：①典型的肝癌主要由肝动脉供血占75％以上，门静脉占25％左右。肿瘤强化呈"快进快出"，坏死和囊变区始终为低密度。②肝癌常侵犯门脉时，可见血管内充盈缺损；出现动静脉瘘时动脉期静脉早显。

3. MR 表现

（1）平扫：病灶在 T_1WI 上多呈边界不清楚低信号，少数可呈等信号或高信号。如瘤灶内有脂肪变性、出血、坏死囊变等，可呈不均匀混合信号；在 T_2WI 上信号多高于正常肝组织，随 TE 时间延长，信号减低，边界变得模糊。

（2）增强扫描：①动态增强扫描其强化特征同 CT 相似。②肿瘤压迫浸润血管形成慢流增强效应，在 T_1WI 上呈高信号；累及门静脉和肝静脉则在管腔内出现充盈缺损。

4. DSA 表现

（1）动脉期：供血动脉增粗；出现异常增多、管径粗细不均、紊乱的肿瘤血管及形态不规则的血管湖；动脉血管可呈推移、拉直、分离表现；肿瘤包绕浸润动脉表现为血管僵硬、狭窄和闭塞；如有动静脉瘘形成，动脉期可见门静脉或肝静脉显影。

（2）毛细血管期：肿瘤染色，坏死区为充盈缺损。肿瘤也可有寄生性侧枝供血。少数肝癌呈少血管性改变，实质期表现为充盈缺损。

（3）门静脉期：可显示门脉癌栓所致充盈缺损或阻塞。

5. 超声表现

（1）肝内出现单个、多个或弥漫性肿块，外周常有声晕存在。

（2）肿块内部回声有多种类型，可以是高回声型，多数是不均匀高回声型，也有低回声型、混合回声型和等回声型。

（3）瘤周围可出现卫星结节，边界多清楚，有声晕，低回声为主。

（4）可见门静脉、肝静脉、下腔静脉癌栓，肝轮廓异常，肝内管道推压移位，胆管阻塞扩张等。常合并肝硬化声像图。

（5）彩超上肿瘤内部和边缘可见丰富血流信号，频谱为高阻力、高速度动脉型，肝动脉增粗，血流增加。

六、肝转移癌

肝脏是转移性肿瘤的好发部位之一，全身各组织器官的恶性肿瘤约有 30%～50% 可转移到肝，形成转移性肝癌。

（一）临床表现

早期一般无明显症状。临床可以首先或在原发肿瘤的基础上出现肝脏症状，此时病灶多已较大或数目众多，症状同其它肝脏肿瘤，无特异性，但是一般来说症状较轻，发展较慢。晚期可以有黄疸、腹水、恶病质。一般预后不佳。

（二）影像学检查方法

（1）CT 是诊断肝转移瘤的主要方法，典型病例平扫即可确诊。

（2）MR 可作为 CT 扫描的补充检查。

（3）DSA 是诊断肝转移瘤的重要手段，同时可行介入治疗。

（4）超声对多发性转移瘤具有一定的诊断价值。

（三）病理生理基础

肝转移瘤大多数来自门静脉系统引流的脏器（结肠、胃、胰等）的恶性肿瘤，乳腺癌、肺癌、肾癌、卵巢癌等也常转移至肝。另外邻近脏器（胆囊、胃、胰等）的恶性肿瘤可以直接浸润至肝。肿瘤可以单发或多发，局限或散在，可有不同程度的坏死和出血，少数有钙化。但多为大小不等散在多发结节，呈灰白色，质硬，近肝表面，仅少数为单个结节。较少合并肝硬化和侵犯门脉系统，破裂出血也较少。

（四）影像学征象

1. X 线表现

X 线平片一般难以发现，肝大明显时，可有胃肠道推移压迫征象。

2. CT 表现

（1）平扫：多数病灶呈低密度，大小不等，边缘可光整或不光整，如有囊变，CT 值接近于水，如瘤体内有出血、钙化则表现为高密度。

（2）增强扫描：病灶边缘显示更清楚，可以出现环状增强或结节状增强。瘤中央强化程度取决于肿瘤的血供，血供丰富的肿瘤动脉期呈显著强化，密度高于正常肝，类似于原发性肝癌，少数增强后变为等密度。

3. MRI 表现

（1）平扫：①肝内多发性大小不等圆形结节影，在 T_1WI 上多数呈边缘较清楚低信号区，信号均匀或不均匀，肿瘤伴有新鲜出血或转移性黑色素瘤可呈高信号；T_2WI 多呈高信号。②"靶征"：有的瘤灶中央可见小圆形长 T_1 低信号和长 T_2 高信号，系中心性坏死或含水量增加。③"晕圈征"：在 T_2WI 上，有的转移瘤边缘可见高信号带，其机制尚不明，一般认为是瘤体周边水肿或血管丰富的反映。

（2）增强扫描可提高检出率，多数呈不均匀或环形强化。

4. DSA 表现

根据肿瘤血管丰富程度，肝动脉造影表现分为 3 类。

（1）多血管型：造影表现和原发性肝癌类似，动脉期显示肿瘤血管，实质期肿瘤染色。多见于肾癌、胰岛细胞瘤和甲状腺癌等。

（2）等血管型：动脉期无明显肿瘤血管出现，肿瘤较大时，可见血管受压、推移，动脉晚期可见细小的肿瘤血管，实质期染色较淡或没有染色。多见于乳腺癌、结肠癌、肺癌、肾上腺癌等。

（3）少血管型：动脉期无肿瘤血管，实质期无肿瘤染色而表现为增强的肝实质背景上的充盈缺损。但瘤体周边有时可见环状染色。有的多发病变，可呈部分血供丰富，部分血供较少，静脉期可见门脉或肝静脉受压。

5. 超声表现

（1）肝内多个结节，其声像图表现多样，内部可以为均匀或不均匀的高回声、低回声或混合性回声，以低回声为主。部分出现"牛眼征"或"靶征"，表现为肿瘤周边有较宽的低回声晕，内部为高回声或等回声，多见于腺癌。部分癌肿坏死酷似肝囊肿但多数边界不规则，壁有不规则增厚。一般较少有静脉癌栓，肿瘤巨大时，可出现肝内外压迫征象。

（2）彩超可检出肿瘤的供血血管为高阻的动脉型血流，检出率明显低于原发性肝癌。

第五节　胆道疾病

一、胆道先天异常

胆道先天异常为发育障碍和变异所致。胆囊和胆管由胚胎时期原始前肠的一个芽状突出发育形成，如果这个发育过程不能全部完成或不能按正常的时期完成，就会出现胆囊、胆管的异常。有些先天异常无重要临床意义，有些易引起并发症如炎症、结石，有些可引起严重临床症状。

（一）先天性肝内胆管囊样扩张

先天性肝内胆管囊样扩张是先天性常染色体隐性遗传病，非常罕见，主要见于儿童和青年，男女发病几率相同。

1. 临床表现

（1）先天性肝内胆管囊样扩张分为 2 型。①Ⅰ型：为少见型或单纯型，不合并先天性肝硬化，常伴有胆石、胆管炎和肝脓肿。患者常出现发热和腹痛症状，败血症和肝脓肿常导致死亡。少数病例可发生胆管癌。②Ⅱ型：为常见型，合并先天性肝纤维化，较少有胆管炎和胆管结石。在儿童期出现症状，如肝脾肿大、食管静脉曲张和胃肠道出血。肝功能衰竭和门脉高压常导致死亡。

（2）合并症：包括胆总管囊肿、海绵肾、婴儿多囊肾等。

（3）病理表现：肝内肝管囊性扩张，囊腔与肝内胆管相通，形成交通性胆汁囊肿。有人认为Caroli病及一些肾囊肿性疾病均属以胆管及肾集合小管的不同程度扩张为特征的一类疾病。

2. 影像学检查方法

（1）超声检查简便、经济是诊断先天性胆道疾病的首选方法。

（2）MR和CT检查可作为补充检查方法，但对需要外科手术治疗（如肝叶切除和肝移植）的病例，CT和MR因可满意显示肝硬化、肝病变和门脉血管而具有优越性。MRCP可直观显示胆管分支形态，已部分取代PTC。

（3）PTC目前应用较少。

3. 影像学征象

（1）X线表现。①X线平片：肝内多发小结石。②PTC：肝内胆管呈囊状扩张，左右肝叶均可受累，胆总管亦有扩张，但无明显阻塞。

（2）CT表现。①平扫：肝内胆管囊状扩张呈分界清楚的条状、分支状及纺锤状低密度影，弥漫累及全肝或呈节段性分布。囊状结构可与轻度扩张的胆管相通。低密度区内高密度影为胆管内结石。Ⅱ型还可见肝硬化和门脉高压表现。②增强扫描：条状低密度灶无强化，但经静脉注射胆影葡胺后，这些低密度区显影而成为纺锤状、分支状高密度影，可解释它与胆道系统的从属关系。

（3）MRI表现。①MR的形态学特性与CT相似，表现为大小不等、边缘锐利的圆形或椭圆形长T_1长T_2信号，增强后无强化表现。②肝内胆管扩张一般为多发性，在MRCP图像上呈串珠状或藕节状高信号，彼此之间可见正常胆管与之相连（图6-35）。

（4）超声表现：沿肝内胆管系统主支分布的多个圆形或梭型

无回声区，边界回声增强且较清晰。可见无回声区之间的狭窄处相互连通，或与肝内胆管的分支相连通。

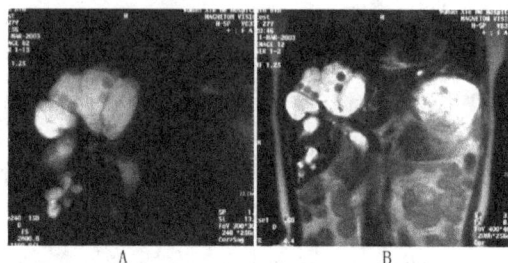

图 6-35　Caroli 病Ⅰ型

A. 冠状位 T_2WI，肝脏体积稍大，肝内胆管弥漫性纺锤状扩张，其内见圆形低信号结石影；B. MRCP，肝内胆管高度扩张，胆总管轻度扩张，其内见低信号结石

4. 诊断及鉴别诊断

本病需与肝内多发性囊肿或多囊肝鉴别：多发性囊肿在肝内散在分布、大小不一，囊肿互不相通，也不与胆管相通；多囊肝常合并有多囊肾等其他脏器的多囊性病变，可与 Caroli 病相鉴别。在排除了梗阻性胆管扩张后，影像学上表现有囊性胆管扩张且囊性病灶与正常或轻度扩张的胆道相通则应考虑本病。

（二）先天性胆总管囊肿

先天性胆总管囊肿系先天性胆管壁层发育不全所致。

1. 临床表现

（1）本病多见于儿童，临床上可出现黄疸、腹痛，有时可在右上腹扪及包块。

（2）病理表现胆总管梭形扩张，末端狭窄或胆总管呈憩室样膨出。囊性扩张可累及胆总管的一段或全部，亦可位于胆囊管、肝管与胆总管连接处。

2. 影像学检查方法

胆总管囊肿的影像方法选择原则与 Caroli 病相同。

3. 影像学征象

（1）钡餐造影表现：可见一肿物压迫壶腹部和降部，同时也将胃窦压向腹侧，大的胆总管囊肿可压迫胰头，使十二指肠弧扩大。

（2）ERCP 和 PTC 表现：能显示囊肿的范围、大小、形态与正常段胆管的关系，可据此做出分型，为手术提供依据。

（3）CT 表现：有 3 大特点。①胆总管高度扩张，直径可达 10 cm 或更大，管壁增厚。②扩张可延伸至肝门区肝管，但肝内胆管远端不扩张。③静脉注射胆影葡胺后可见高度扩张的胆管显影。

（4）MRI、MRCP 表现：肝外胆管扩张多为单发性，大小不等，大者可超过 10 cm，扩张的胆管多呈球形或梭形高信号，边缘锐利，而肝内胆管不扩张或仅轻度扩张，这种不呈比例的肝内外胆管扩张是鉴别胆管囊肿与阻塞性胆管扩张的要点。

（5）超声表现：胆总管部位出现局限性扩张的无回声区，多呈椭圆形或梭形，可延伸至肝门或胰头部，边界清晰。无回声区的近肝侧胆管一般无扩张，可显示与之相通，胆囊受压被推挤贴近腹前壁。

4. 诊断与鉴别诊断

胆总管囊肿需注意与右上腹的其他囊性包块鉴别，前者可追踪至与肝总管或左右肝管相通，后者则无此表现。

二、胆囊炎

胆囊炎临床分为急性和慢性。急性胆囊炎是由结石梗阻、细菌感染、胰液反流等原因引起。慢性胆囊炎可为急性胆囊炎的延续，也可为原发的慢性炎症，常合并胆囊结石。

（一）临床表现

急性胆囊炎表现为右上腹疼痛、压痛、畏寒、发热、恶心、呕吐等，起病急。慢性胆囊炎则症状轻重不一，常有胆绞痛发作史。

（二）影像学检查方法

超声显像简便易行、诊断迅速准确，并可了解胆囊的收缩功能，对急、慢性胆囊炎均为首选的影像学方法。X线胆系造影、CT、MRI为补充的检查方式。

（三）病理生理基础

急性胆囊炎病理学表现为胆囊黏膜充血水肿，胆囊肿大，囊壁增厚等，严重者可出现并发症。慢性胆囊炎病理改变为纤维组织增生和慢性炎性细胞浸润，使囊壁增厚。因胆囊肌组织萎缩，致胆囊收缩功能减退。

（四）影像学征象

1. X线表现

急性胆囊炎不需作X线检查。慢性胆囊炎X线片上有时可见胆囊结石和胆囊壁钙化。

2. 口服胆囊造影和静脉胆道造影表现

胆囊显影淡，脂肪餐后胆囊排空功能差，胆道显影而胆囊不显影。

3. CT表现

（1）平扫。①急性胆囊炎：胆囊增大，囊壁增厚（超过3 mm），胆囊周围水肿，可合并胆囊结石。②慢性胆囊炎：胆囊增大或缩小，囊壁均匀增厚，可见囊壁钙化，常合并胆囊结石。

（2）增强扫描：增厚的胆囊壁均匀强化，囊腔和结石无强化。

4. MR表现

（1）急性胆囊炎。①平扫：胆囊增大、胆囊壁弥漫性均匀增厚，超过3 mm。胆囊窝积液以及胆囊周围水肿带呈长T_1低信号和长T_2高信号，偶尔可见胆囊积气、积液征象。②增强扫描：胆囊壁明显强化，可见三层囊壁结构，即黏膜、浆膜层线状强化和中间不强化的水肿带。

（2）慢性胆囊炎。①平扫：胆囊腔缩小，胆囊壁均匀性增厚，但很少超过5 mm，有时可见胆囊结石征象。②增强扫描：胆囊壁中度强化。

5. 超声表现

（1）急性胆囊炎：①胆囊肿大，由于张力增高常呈圆形或椭圆形，轮廓线不光滑。②胆囊壁弥漫性增厚，超过 3 mm，呈强回声带，其间为连续或间断的低回声带，即"双边影"。③胆囊腔内出现稀疏或密集的光点，后方无声影。胆囊内可见结石强回声伴后方声影。④脂肪餐试验胆囊收缩功能差或丧失。

（2）慢性胆囊炎：①胆囊多缩小或正常，胆囊壁增厚，回声增强，边缘毛糙。②胆囊内见密集的点状回声或沉积性光团，随体位改变缓慢移动。慢性胆囊炎常伴有胆囊结石强回声及后方声影。③胆囊萎缩时胆囊内无回声区消失，仅在胆囊区见较强回声的弧形光带。④脂肪餐试验胆囊收缩功能不良。

（五）诊断与鉴别诊断

1. 急性胆囊炎需与以下引起胆囊壁增厚的疾病鉴别

肝硬化腹水时低蛋白血症、右心衰竭、肾脏疾病等亦可见胆囊壁增厚的"双边影"，但无胆囊肿大，亦无胆囊炎的临床表现。

2. 慢性胆囊炎需与以下疾病鉴别

（1）胆囊癌：胆囊癌引起的胆囊壁增厚十分显著且不规则，尤其是胆囊壁厚度超过 1 cm 更有诊断意义，同时胆囊内有隆起性病变，晚期，肿瘤充满胆囊，隆起的肿块边缘凹凸不平，在声像图上呈低回声或不均匀回声，在 CT 和 MRI 上呈软组织密度/信号，增强扫描胆囊壁结节有不均匀明显强化，常伴有邻近肝实质的侵犯。而慢性胆囊炎则囊壁均匀增厚，胆囊轮廓规则。

（2）囊腺肌样增生症：也有胆囊壁增厚，其特点为囊壁内有较多小囊腔。

三、胆道结石

胆石症是胆道系统中最为多见的疾病之一，包括胆囊结石和胆管结石，以中年女性多见。

（一）临床表现

临床上可有胆绞痛和阻塞性黄疸表现，常在油脂餐后发生，伴有胆囊炎者可有胆囊炎的症状体征。

（二）影像学检查方法

（1）超声为胆囊结石的首选检查方法，诊断正确率达

241

90％～100％。CT 和 MR 作为辅助检查方法，用于评价胆囊结石继发胆囊炎或复杂胆系结石。平片诊断价值不高，临床应用少。

（2）超声为胆管结石的首选方法，但因受胃肠道气体的干扰，对胆总管下段结石诊断准确率只有 50％。CT 和 MR，尤其是 MRCP 是目前最佳的影像学检查方法，能立体显示整个胆系结石的分布，并能直观地显示结石的大小、形态、数目、位置以及梗阻部位和梗阻程度。X 线平片和静脉胆道造影对诊断胆管结石帮助不大。

（三）病理生理基础

胆结石可分为胆固醇结石、胆色素结石、混合性结石、滞积性即泥沙样结石。胆管结石分为肝外胆管结石、肝内胆管结石，后者常与前者同时存在。以结石能否在平片上显影而言，常将胆结石分为透 X 线（阴性）结石和不透 X 线（阳性）结石 2 种。

（四）影像学征象

1. 胆囊结石

（1）X 线平片表现：不透 X 线结石表现为胆囊内单发或多发类圆形、石榴子样不规则形致密影。

（2）口服或静脉胆囊造影表现：透 X 线结石表现为充盈造影剂的胆囊内有类圆形透亮影。

（3）CT 表现。根据结石的化学成分不同，CT 平扫可表现为：①高密度结石。②等密度结石。③低密度结石。④环状结石。等密度结石平扫不易发现，采用胆影葡胺增强扫描可协助诊断，表现为胆囊内充盈缺损。增强扫描结石不强化。

（4）MR（MRCP）表现。①MR 平扫：结石的信号与结石中脂质成分有关，一般而言，多数结石呈长 T_1 短 T_2 低信号。②MRCP：结石呈高信号胆汁内的低信号充盈缺损。

（5）超声表现：①典型表现为胆囊腔内一个或多个强回声光团、光斑或弧形强光带，强回声的后方伴有清晰的声影，强回声可随体位改变而移位。泥沙型结石表现为胆囊内见细小的强回声光点群，后方伴声影。胆囊壁间结石则为胆囊壁内强回声光斑，后方伴彗星尾征或声影，体位改变时不移动。②结石填满胆囊时，胆囊无回声区消失，胆囊前半部呈弧形强光带，后方伴声影。若伴有胆囊壁增厚，则出现"囊壁—结石—声影"三联征（WES 征）。

2. 胆管结石

1）CT 表现。

（1）胆总管结石。依结石的成分，平扫表现为：①胆总管内高密度影，伴有或不伴有周围低密度胆汁影环绕。②管腔内软组织密度影，周围可环绕低密度区。③管腔内中心低密度区，边缘为高密度影，或者是管腔内低密度区的中心见散在点状高密度影。增强后结石无强化。同时伴有胆总管梗阻，梗阻近端的胆管扩张。

（2）肝内胆管结石：肝内管状、点状、不规则状高密度影，沿胆管走行分布。

2）MR（MRCP）表现。

（1）MR 平扫：沿肝内、外胆管走行区域的异常信号，T_1WI 及 T_2WI 上结石均为低信号影。

（2）MRCP：胆道中的充盈缺损，较大结石梗阻端呈杯口状，可伴有胆管扩张、胆管壁增厚等表现。对于泥沙样结石，MR 无特异征象，容易漏诊。

3）超声表现。

（1）肝外胆管结石：肝外胆管扩张，管壁增厚，回声增强。肝外胆管内见强回声光团，后方伴声影。

（2）肝内胆管结石：肝内沿胆管走向出现强回声区，呈圆形、斑点状、条束状，一般后方伴声影。结石部位以上的小胆管扩张。

（五）诊断与鉴别诊断

1. 胆囊结石与胆囊占位病变鉴别

后者表现为软组织肿块，增强后有不同程度的强化。

2. 肝内胆管结石与下列疾病的鉴别

（1）肝内钙化斑：一般不引起肝内胆管扩张等。诊断需结合病史。

（2）肝内胆管积气：MRI 也为低信号，USB 也表现为强回声，伴声影。但其形状不稳定，边界锐利，紧贴胆管前壁，改变体位沿重力相反方向移动。CT为气体密度。

3. 肝外胆管结石与肝外胆管癌的鉴别

后者一般为软组织密度/信号/回声，可见胆管壁受侵犯等征象，增强有强化。少数鉴别困难者需结合临床资料。

四、胆系肿瘤

（一）胆囊癌

胆囊癌好发生于老年人，女性多见，约85%的胆囊癌合并有胆囊结石。

1. 临床表现

早期没有典型的临床症状，晚期出现右上腹痛、黄疸、右上腹包块等症状。

2. 影像学检查方法

（1）超声检查是胆囊癌的首选检查方法，在显示胆囊癌原发病灶或肿瘤侵犯肝脏的诊断中具有较高的可信度，但在评价腹膜、淋巴结受侵上有很大的局限性。

（2）CT能很好地显示胆囊癌的大小、形态、分型及肿瘤扩散范围，能准确评估胆囊癌的分期（准确度为83%～86%）和可切除性，对临床治疗有很大的帮助。

（3）MR检查有较高的敏感度，诊断准确度与CT及超声相当，在评价胆囊癌侵犯邻近器官及转移方面，MR优于CT及超声。

（4）CTA和MRA可以准确显示胆囊癌对门静脉的侵犯。

3. 病理生理基础

原发性胆囊癌多发生于胆囊体或胆囊底部，以腺癌多见，可分为乳头状、浸润型和黏液型等。胆囊癌转移早而广泛，预后差。

4. 影像学征象

（1）CT表现。①平扫：胆囊壁不规则增厚；单发或多发结节突向腔内；肿块充满整个胆囊，并侵犯邻近肝组织，肝内出现边界不清的低密度区；可出现胆道梗阻。②增强扫描：不规则增厚的胆囊壁或肿块有明显强化。

（2）MR 表现：①胆囊壁不规则性增厚或突向腔内的胆囊壁结节，或胆囊被软组织肿块占据，失去正常形态，几乎都伴有邻近肝实质的侵犯。病变信号强度无特异性，在 T_1WI 上呈不均匀性稍低信号，在 T_2WI 上为中等高信号。②Gd-DTPA 增强后，强化明显且持续时间长。③胆囊癌大多并发结石，在胆囊内可发现低信号结石。

（3）超声表现：胆囊癌因病程不同表现为多种类型。①隆起型：胆囊内有隆起性病变，呈结节状、蕈伞状或圆球形，基底宽，边缘凹凸不平，内部呈低回声或不均匀回声。②厚壁型：胆囊壁呈现不均匀增厚，内侧表面不平整，以胆囊颈部、体部明显。③混合型：胆囊壁显示不规则增厚，同时伴有结节状或蕈伞状突起，即同时具有前两型的表现。④实块型：胆囊形态失常，胆囊内无回声区消失，而充满低回声或不均匀的实质肿块回声，且常伴有结石强回声光团及声影。此型为胆囊癌的晚期表现。

5. 诊断及鉴别诊断

胆囊癌需与以下疾病鉴别。

（1）慢性胆囊炎：厚壁型胆囊癌有时与慢性胆囊炎不易鉴别。前者胆囊壁增厚且不均匀、不规则，使胆囊轮廓不规则，若壁厚度超过 1 cm 要高度怀疑胆囊癌；后者的胆壁增厚较均匀，轮廓也规则。

（2）胆囊良性隆起性病变（如胆囊息肉、肉芽肿、腺瘤等）：胆囊良性病变多数在 1 cm 以内，而胆囊癌大多数超过 1 cm；病变的形态特征、对胆囊壁有无浸润性改变等均有助于对病变良恶性的鉴别。

（二）胆管癌

1. 临床表现

胆管癌临床起病隐匿，以无痛性、进行性加重的黄疸为特征。可伴有体重减轻，全身瘙痒及食欲不振、陶土样便。有时发热。

合并症有胆管炎、胆汁性肝硬化、肝脓肿、门静脉高压及门静脉周围纤维化和肝衰竭等。部分胆管癌可发生在肝胆结石的基础上，患者常有多年的胆道结石病史。

2. 影像学检查方法

（1）超声可作为胆管癌的筛选方法，在确定梗阻水平及原因方面的敏感性分别是 92％和 71％。

（2）MR 和 CT 在显示梗阻部位、肿瘤性质和淋巴结肿大等方面是等同的，而 MR 显示小肿瘤及血管侵犯优于 CT，MRCP 还能立体、直观的显示梗阻部位、程度及性质，因此 MR 是显示胆管癌的最佳影像学方法。

3. 病理生理基础

胆管癌好发于肝门区左右肝管汇合部、胆囊管与肝总管汇合处和胆总管壶腹部，其中以肝门区胆管癌最多见，约占 50％。病理分为乳头状、结节状、硬化型和弥漫型胆管腺癌，以乳头状腺癌最多见。

4. 影像学征象

（1）CT 表现。①胆总管癌：病变近端的胆总管和肝内胆管扩张，于梗阻部位扩张的胆总管突然中断，部分病例在中断处可见腔内软组织肿块。增强扫描肿块呈轻至中度强化。②肝门区胆管癌：肝门区软组织肿块，肝内胆管扩张，病变远侧的胆道和胆囊萎缩变细小。增强扫描肿块呈轻至中度强化。③肝内胆管癌：肝内低密度灶，相应区域肝内胆管扩张，增强扫描病灶轻度强化，密度仍低于正常肝。

（2）MR 表现。①平扫：胆管走行区肿块在 T_1WI 上信号比肝实质稍低，在 T_2WI 上呈稍高信号，胆管内失去长 T_1 长 T_2 的胆汁信号。②动态增强：动脉期肿块中度强化，强化持续时间较长。③MRCP：胆管狭窄或完全中断，梗阻端呈锥形或不规则形，肝内胆管中、重度扩张呈"软藤状"。

（3）超声表现。①乳头状和结节状胆管癌：乳头状或不规则的低回声至稍强回声肿块，其内回声分布不均匀，后方无声影。

肿块由管壁突入扩张的胆管腔内,或充满胆管腔并与胆管壁无分界。②硬化型和弥漫型胆管癌:扩张的胆管远端突然狭窄或截断,但无明显肿块显示,多为浸润或结节浸润状。③间接征象:病变以上的胆管系统明显扩张;肝门部淋巴结肿大;肝脏弥漫性肿大或有肝内转移病灶。

5. 诊断及鉴别诊断

胆管癌主要应与以下疾病鉴别。

(1) 胆道结石:胆道结石在超声上多呈强回声且后方伴声影;CT 和 MRI 可见胆管内不强化的结石影,胆管造影或 MRCP 显示边缘规则、局限的充盈缺损。

(2) 肝门区肝癌:瘤体具有肝癌"快进快出"的强化特征,早期以压迫胆管为主,晚期侵犯胆管,肿块相对胆管癌大。查 AFP 明显增高。

(3) 硬化性胆管炎:继发性病变常有明显胆道手术创伤史,胆管造影或 MRCP 显示胆系形态僵硬,呈弥漫性短环状肝内外胆管狭窄和串珠状表现。

(4) Caroli 病:多见于儿童和青少年。胆管造影或 MRCP 可见肝内管道局限性或囊状扩张,可达到肝边缘,且囊状区域与胆道相通,没有软组织肿块。

第六节 胰腺疾病

一、胰腺炎

(一) 急性胰腺炎

急性胰腺炎是一种常见急腹症,多见于成年男性,由于胆道疾患、酗酒、暴饮暴食等原因导致胰腺消化液溢出,对胰腺本身和周围脏器产生"自我消化"引起的一系列化学性炎症。

1．临床表现

主要临床表现为突发性剧烈上腹痛、恶心呕吐、低血压及休克状态、寒颤、高热、黄疸、皮下淤血斑、腹肌紧张、压痛等。血、尿淀粉酶测定均高于正常。

2．影像学检查方法

（1）超声检查是急性胰腺炎的主要筛选方法，但部分患者肠管胀气可能影响胰腺观察。

（2）CT是最急性胰腺炎的佳影像学检查方法，可以显示胰腺本身及胰周改变，对胰腺炎临床分型、了解并发症、判断治疗情况及预后有很大帮助。

（3）MR可作为补充检查手段，诊断价值等同CT。

（4）X线平片诊断价值有限，不允许采用胃肠钡餐造影、ERCP、PTC、动脉造影等复杂的检查方法。

3．病理生理基础

主要病理变化为胰腺水肿、出血和坏死。分为2种类型。

（1）急性水肿型胰腺炎：相当于临床上的轻型胰腺炎，多见，约占90％。胰腺肿大明显，质地坚实，胰腺间质有水肿及炎性细胞浸润，但无出血。病情较轻，预后良好，多可治愈。

（2）急性出血坏死型胰腺炎：相当于临床上的重型胰腺炎，少见，约占5％～15％。胰腺肿大变硬，胰腺腺泡、脂肪及血管坏死出血，胰腺周围组织也可发生坏死。病情险恶，并发症多，死亡率高达25％～40％，常是猝死的原因之一。

4．影像学征象

1）X线平片表现：仅少数患者有阳性发现。

（1）上腹部胰腺区软组织密度增高影，边缘不清楚。

（2）反射性肠淤滞，尤其是十二指肠环胀气伴其内缘有压迹征象时有诊断价值。

（3）横结肠截断征：为胰腺炎性渗出物刺激横结肠所致，表现为仰卧位时肝曲和脾曲充气，而横结肠不充气；或右半结肠充气扩张，而左半结肠和脾曲不充气。

（4）小喇叭征：即胃结肠分离征。由于胰腺体积增大，密度增高，加上胃十二指肠和结肠反射性充气扩张，于是在胃和横结肠之间形成一个横置的右宽左窄、横过腰椎从右向左的软组织致密影，状如喇叭筒。

（5）左侧胸膜炎和腹膜炎改变。

（6）上肢骨骼可出现多发性溶骨性改变，为骨髓腔转移性脂肪坏死所致。

2）CT 表现。

（1）急性水肿型胰腺炎：平扫表现为胰腺体积弥漫性或局限性明显增大；胰腺密度减低，形态不规则，边缘模糊；肾前筋膜及肾周筋膜增厚。增强扫描可见胰腺轻度强化，胰腺周围水肿显示更清楚（图 6-36）。

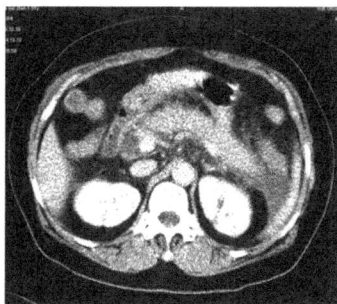

图 6-36 急性水肿型胰腺炎
轴位增强 CT，示胰腺肿大，边缘模糊，肾前筋膜增厚、积液

（2）急性出血坏死型胰腺炎：除胰腺增大更明显之外，胰腺内由于出血，可出现不均匀性密度增高，CT 值一般＞60 HU。增强扫描见坏死的胰腺组织不强化，仍呈低密度影。另外，还可出现胰周积液和腹水（图 6-37）。

（3）急性胰腺炎常并发假性囊肿和脓肿。

3）MR 表现。

（1）胰腺增大，形状不规则，在 T_1WI 上呈低信号，T_2WI 上呈高信号。如有出血坏死，在 T_1WI 上则呈高信号或不均匀混杂信号。

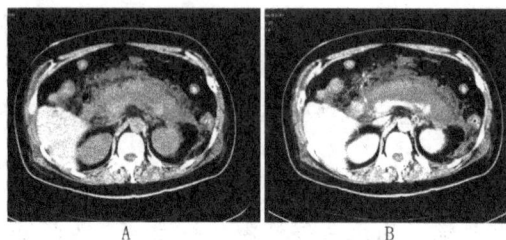

图 6-37　急性坏死性胰腺炎

A. 轴位平扫 CT，示胰腺明显肿胀，密度普遍下降，边缘模糊，小
网膜囊积液，肾周筋膜增厚；B. 增强 CT，示胰腺实质仅见少许小
片状强化，余大部分胰腺实质不强化（坏死组织）

（2）胰腺边缘多数模糊不清：为胰腺周围脂肪组织水肿所致。

（3）增强扫描：正常存活的胰腺组织强化，而坏死组织不
强化。

（4）当炎症扩散至腹膜后，使该处脂肪信号减低或消失。胰
腺假性囊肿、小网膜囊积液等在 T_1WI 上呈低信号，T_2WI 上呈高
信号。

4）超声表现。

（1）胰腺弥漫性肿大，边缘回声异常，肿大的胰腺界限不清，
边缘模糊，但尚能与外周组织分辨。

（2）内部回声异常，呈均匀的低回声，少数呈均匀高回声或
回声不均匀。

（3）胰周积液及腹水，在相应部位出现液性暗区。

（4）胰管扩张较少见。

（二）慢性胰腺炎

慢性胰腺炎又称慢性复发性胰腺炎，多由急性胰腺炎迁延、
反复发作而形成。

1. 临床表现

反复发作的上腹痛伴不同程度的胰腺外分泌和内分泌失调为
特征。发作时出现上腹痛、恶心呕吐等，缓解期可无任何症状。
严重病例因胰酶分泌不足而出现脂肪泻、体重减轻。胰岛受损者，

则可出现糖尿病症状。

2. 影像学检查方法

（1）腹部平片主要的异常发现是胰腺钙化和结石，对胰腺炎的诊断价值有限。

（2）超声检查用于初查筛选慢性胰腺炎，但对慢性胰腺炎的早期诊断不敏感，需要长期随访。

（3）CT 扫描是慢性胰腺炎的最佳影像学检查方法，可显示胰腺形态、密度、邻近结构的异常和胰管的不规则扩张，对结石和钙化敏感。

（4）MRI 对胰腺炎的诊断价值与 CT 相似，但对钙化和结石不如 CT 显示清楚。MRCP 与常规 MRI 相结合能基本取代 ERCP，但 ERCP 显示胰管早期改变较 MRCP 敏感。

3. 病理生理基础

胰腺广泛纤维化，质地变硬呈结节状，血管很少，腺泡及胰岛均有不同程度的萎缩消失，胰腺体积增大。如果实质严重萎缩胰腺可以缩小，也可由于脂肪组织增多而呈假性肥大。胰管和间质可有钙化和结石形成。

4. 影像学征象

（1）X 线平片表现：约 1/3 病例可发现沿胰腺走行区分布，大小不一的钙化和结石影，有向胰头方向聚集的趋势。

（2）钡餐造影表现：十二指肠受压移位、黏膜增粗及功能性改变。

（3）ERCP 表现：胰管多发性狭窄和多发性扩张并存，形成串珠样改变，分支粗细不均、稀疏，可扩张呈小囊状；胰管结石阻塞呈充盈缺损影，腺泡易显影，边界模糊。胰腺增大或缩小，胆总管下端僵直、狭窄、阻塞或移位。

（4）CT 表现。①胰腺大小：正常、肿大或缩小，这取决于纤维化和萎缩以及炎症的程度。②胰管扩张：内径超过 5 mm，且粗细不均呈串珠状，部分病例可伴有胆总管扩张。③胰管结石和沿胰管分布的实质内钙化：为特征性改变。④大多数合并有胰内或胰外假性囊肿。⑤胰腺周围炎性反应：常见。胰周筋膜增厚表现为胰周有多条粗细不等、方向不一的纤维索条影；增厚的左肾前筋膜与腹膜、侧椎筋膜粘连呈条状带影。⑥少数病例胰腺局部肿大形成肿块，肿块无特征性，与癌肿不易鉴别。

（5）MR 表现：①胰腺增大、缩小或正常。②胰腺组织的信号强度正常或局限性降低；1 cm 以上的钙化呈黑色低信号；1～2 cm 大小的假性囊肿在 T_1WI 上呈圆形低信号，T_2WI 上呈高信号。③主胰管扩张，MRCP 可以清楚显示胰管串珠样扩张，胰管结石表现为充盈缺损。

（6）DSA 表现。①特征性改变：胰腺内部动脉及其分支呈串珠状改变，即短段狭窄与扩张交替出现。②胰腺内小血管增多或减少，小血管受胰酶的侵蚀作用表现为不规则和动脉瘤形成，实质期胰腺染色不均匀。若纤维化严重，则动脉分支减少和实质染色较淡。③脾动脉常出现长段光滑袖管状狭窄，但不迂曲。脾静脉和肠系膜上静脉常出现狭窄或不规则，脾静脉常发生闭塞。

（7）超声检查表现。①胰腺轻度或局限性肿大，肿大程度不如急性炎症明显。②胰腺边界不清，轮廓不规整。③胰腺内部回声多数增强，分布不均，内有光带和光斑。④主胰管扩张呈囊状或串珠状，胰管内有时可见结石的强光团回声，后方伴声影。⑤胰腺局部或周围出现无回声液性暗区则表示假性囊肿形成。

5.诊断及鉴别诊断

急、慢性胰腺炎都有典型的病史和影像学表现，结合临床生化检查，诊断明确。部分假瘤性慢性胰腺炎需与胰腺癌鉴别，鉴别点如前述。

二、胰腺癌

胰腺癌是消化系统较常见的恶性肿瘤，其发病率在全球呈上升趋势。好发于 40～70 岁的中老年人，男性多见。胰腺癌病因不明，可能与吸烟、饮食中的亚硝胺、酗酒、糖尿病、慢性胰腺炎及家族遗传等因素有关。

（一）临床表现

早期症状常不明显，随病变进展，可出现腹痛、黄疸、体重明显下降 3 大特征，尚可出现其他消化道症状，如厌食、恶心、呕吐及腹泻等。临床表现和肿瘤的生长部位、大小及邻近组织有无受累等情况有关。发生在胰头部位者常出现黄疸，胰体尾部癌常有腹痛。恶性程度高、不易早期发现、切除率低、预后差是本病的特点。

（二）影像学检查方法

（1）超声用于筛查胰腺癌，可直接显示胰腺、胆管及其周围脏器情况，但易受肠道气体干扰，对于胰头癌、十二指肠壶腹部肿瘤及胆总管下段癌定性较难。

（2）CT 平扫及双期增强扫描是首选的影像学检查方法，结合 CTA，有助于定性诊断及准确评价胰腺癌的可切除性。

（3）MRI 及 MRCP 可作为补充检查手段，MRCP 还可随访胰、十二指肠切除术后的胰管情况。T_1WI 加脂肪抑制技术和动态增强 GRE 序列是显示胰腺癌的最理想的序列。MRI 诊断价值与 CT 相似，MRCP 诊断价值与 ERCP 相似，MRCP 还能显示阻塞远侧胰管。

（4）ERCP 可以显示胆总管、胰管的梗阻部位、形态、范围、程度，但逐渐被 MRCP 替代。

（5）DSA 较少用于诊断胰腺癌，一般先行腹腔动脉和肠系膜上动脉造影，然后根据肿瘤部位，再行胃十二指肠动脉（胰头癌）或脾动脉（体尾部癌）造影。

（三）病理生理基础

胰腺癌 90% 以上起源于胰腺导管上皮细胞，由致密纤维组织构成，呈灰白色硬性肿块。约 0% 为腺泡细胞癌，呈弥漫性浸润，质软易出血坏死，常形成囊腺癌。80% 癌肿发生在胰头部，其余在体尾部，少数可呈弥漫性生长或多灶分布。

肿瘤以浸润性生长方式向周围扩展，沿淋巴和血行扩散较早，可侵及十二指肠、胃、脾、空肠、横结肠等周围脏器，也可包绕肠系膜上血管，门静脉，肝动脉，下腔静脉，脾动、静脉及腹主动脉等大血管，并可转移到肝、肺、骨、肾上腺等远位脏器。

（四）影像学征象

1.胃肠低张造影表现

可以显示中晚期癌肿对胃十二指肠的压迫和侵蚀。

（1）胃部改变：胃窦部向前上推移，形成局限性边缘光滑的压迹，称为胃垫征。癌肿亦可直接侵犯胃窦部，形成外压性充盈缺损，甚至造成黏膜皱襞的破坏。

（2）十二指肠改变：①胆囊继发性扩张对壶腹后上方形成压迹。②笔杆征：指扩张的胆管压迫球后段形成垂直的带状压迹。③内缘双边影像：癌肿直接压迫侵犯引起十二指肠环内侧黏膜的移位、破坏所致。④反"3"字征：肿瘤侵犯壶腹部上、下肠腔时，造成上、下肠曲扩大，各形成一个凹形压迹，形如反置的"3"字形。⑤十二指肠功能性障碍：收缩的无节律性、痉挛、激惹以及胃十二指肠淤滞征象等。

2.ERCP 表现

取决于肿瘤的发生部位，即肿瘤与胰管的关系。

（1）胰管梗阻：肿瘤完全阻塞了胰管造成主胰管截断。

（2）胰管狭窄：主胰管局限性不规则狭窄，远端胰管扩张、迂曲；若在狭窄段见偏心性充盈缺损，则为胰腺癌的特征性改变。

（3）双管征：胰头端主胰管和胆总管下端充盈并突然截断，为肿瘤包绕和侵犯主胰管和胆总管所致。

（4）主胰管受压移位，病变侧的小分支稀疏、缺失、中断或移位，多见于腺泡细胞癌。

（5）主胰管正常：主要见于体尾部小肿瘤，尚未侵及胰管。

3.PTC 表现

胆总管下端梗阻，断端形态圆钝、平滑或有小结节状影，充盈扩张的胆总管可有移位性改变。

4.CT 表现

（1）平扫：①肿瘤较小时胰腺轮廓可正常，肿瘤较大时胰腺呈局限性隆起或不规则肿大。②胰腺局部出现低密度影，少数为等密度或高密度灶。少数肿瘤内有坏死、液化、囊变表现。③"双管征"：胰管、胆总管、肝内胆管呈不同程度扩张，扩大的胆总管、胰管于胰头肿块处骤然截断，这是胰头癌的主要间接征象。④胰周脂肪层消失：说明肿瘤已侵及胰腺附近的脂肪组织。

（2）增强扫描：①动脉期肿瘤强化不及正常胰腺组织，表现为相对低密度影；门静脉期肿瘤仍为低密度灶，但与正常胰腺的密度差较动脉期缩小（图6-38）。②癌肿直接侵犯或包埋邻近血管：如门静脉、腔静脉和肠系膜上动脉、脾动脉等增粗，边界模糊，甚至被肿块包埋，门静脉或腔静脉系统内癌栓呈低密度。

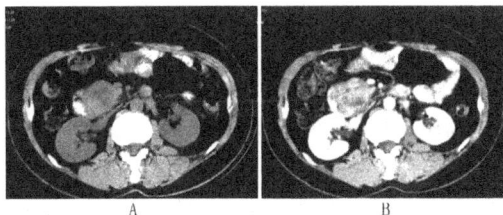

图 6-38　胰头癌
A. 轴位平扫CT；B. 增强CT，示胰钩头肿块，密度不均，强化不均匀，挤压侵及十二指肠

（3）淋巴转移。①胰头部癌：最易经淋巴途径转移至胃幽门下或肠系膜上动脉附近淋巴结，再至主动脉旁淋巴结。②胰体尾部癌：转移至脾门或腹腔动脉处淋巴结。也可发生肝脏、肾上腺、肺、骨等远处转移。

5. MR表现

（1）直接征象：轮廓不规则的肿块，与正常胰腺分界不清。肿块在T_1WI脂肪抑制序列上为低信号，而正常胰腺组织为高信号；T_2WI上可表现为不均匀高信号（图6-39）。②由于胰腺癌为少血管肿瘤，动态增强早期癌肿强化不明显，而正常胰腺组织强化。

（2）间接征象。①胰头癌引起的胆管和胰管扩张构成"双管征"、继发囊肿、癌肿侵犯周围血管以及淋巴结和肝脏转移等。

②MRCP示胰头段胆总管成角、狭窄、中断，同时伴有病变段以上胆系扩张和胰管扩张。

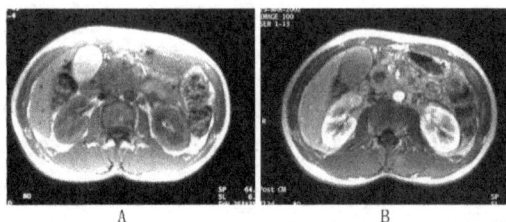

图 6-39　胰头癌

A. 轴位平扫 T_1WI，示胰头区略低信号肿块，中心见坏死区；

B. 增强扫描，示肿块不均匀强化，包绕肠系膜上动脉、静脉

6. DSA 表现

为少血管性或大血管性改变，表现为血管僵硬变细，受压推移，血管中断，肿瘤区多无新生肿瘤血管。

7. 超声表现

(1) 胰腺多呈局限性肿大，形态不规则，肿块边界不清，向周围组织呈蟹足样浸润。

(2) 肿块内部多呈低回声，不均匀，后方呈实性衰减。少数肿块呈粗大不规则的光斑、光团回声。

(3) 胆管、胰管梗阻和扩张胰腺癌挤压胆管、胰管所致。

(4) 压迫血管胰头癌向后挤压下腔静脉，使其变窄，远端扩张。胰颈癌可使门静脉、肠系膜上静脉受压移位。胰体尾部癌可使门静脉、肠系膜上静脉，脾静脉和肠系膜上动脉受压移位。

(5) 胰腺癌晚期可在肝内发现转移灶，周围淋巴结转移和腹水。

(五) 诊断及鉴别诊断

胰腺癌与假肿瘤性慢性胰腺炎鉴别：前者病变范围局限，钙化少见；阻塞胰管的远段扩张，形态较规则；扩张的胆总管于肿瘤处突然截断或变形，边缘不规则。后者病变范围相对广泛，钙化常见；胰管不均匀扩张，可以合并轻度胆系扩张，但胆总管呈锥形逐渐变细，边缘较光滑。

第七章

泌尿系统疾病的影像诊断

第一节　泌尿系统结核

泌尿系统结核可累及肾脏、输尿管与膀胱，多继发于全身其他部位的结核病灶，约 7％～8％ 的肺结核患者合并有肾结核。输尿管与膀胱结核多来自肾结核病灶病原菌沿尿路的播散感染。

一、肾结核

（一）临床表现

肾结核发病年龄为 20～40 岁。早期可全无症状，尿频、尿急、血尿（多为终末血尿或全程血尿）或脓尿是典型症状，少数患者有肾绞痛、肾区压痛与叩击痛。部分患者出现结核中毒症状。

（二）影像学检查方法

（1）超声、CT 检查显示肾结核的早期病变困难，尿路造影是检查早期病变的首选方法。

（2）CT 检查（包括三维重组、CTU）是肾结核常用的影像检查方法。

（3）MRI 不是泌尿系结核的常规影像学检查方法。肾结核合并肾盂输尿管积水，特别是合并肾功能不良，应选超声与 MRU 检查。

（4）KUB 仅用于显示肾结核钙化。

（三）病理生理基础

单侧多见，双侧肾结核仅占约 10％。肾结核主要位于肾髓质锥体深部和乳头部。早期肾结核可见肾乳头浅层及黏膜表面的结核结节或结核性肉芽肿发生干酪性坏死，坏死物由肾乳头排出形成细小空洞。进展期肾结核可见干酪性空洞继续进展扩大，相互融合，形成较大空洞，累及肾盂、肾盏，形成多个空洞或肾盂积脓。晚期肾结核可见肾结核在愈合过程中出现纤维性改变，造成肾盂肾盏变形狭窄，可继发肾盏积水。晚期病变钙化，严重时病变肾脏钙化广泛，肾功能丧失，称为"肾自截"。

（四）影像学征象

1. 早期肾结核

（1）尿路造影表现：病变肾小盏的杯口形态消失，常呈"虫噬"状改变（图7-1）。

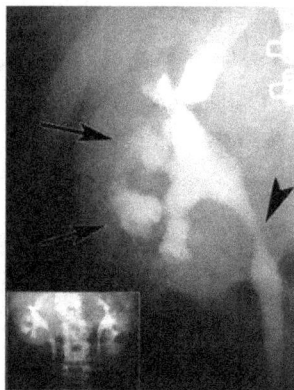

图 7-1　右肾结核

IVP，示右肾中、下盏结核模糊，杯口状的形态消失，
呈不规则虫噬状（箭号），输尿管上端狭窄（箭头）

（2）超声、CT检查不易显示病变。

2. 进展期肾结核

（1）尿路造影表现：①肾盏不规则破坏或消失，肾实质内可见对比剂聚集，常呈不规则囊状（图7-2）。②IVP检查不显影，逆行尿路造影显示肾盂、肾盏区域对比剂聚集，呈不规则囊腔。

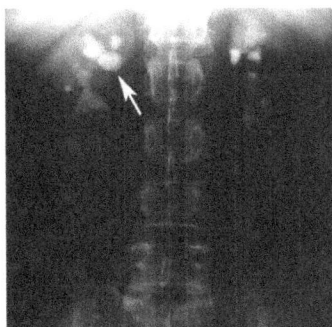

图 7-2 肾结核空洞

IVP，示右肾上极囊状对比剂聚集（箭号），代表空洞形成

（2）CT 表现：①肾实质内的低密度灶，增强扫描后病灶无强化，延时扫描可见对比剂进入，常形成向地面一侧的高密度液平面（图 7 3）。②肾盂积水，表现为肾盂周围水样密度比，须与空洞鉴别。③空洞壁钙化。

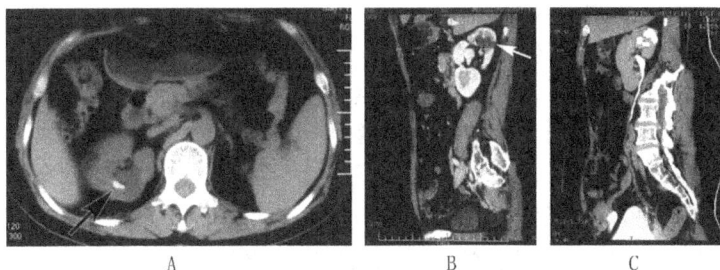

图 7-3 肾结核空洞

A. CT 平扫，示右肾上极背侧肾实质内水样密度囊状病变，壁有短弧形致密钙化（箭号）；B. 增强 CT 皮质期旁矢状 MPR，示病变位于右肾上极，主要累及肾髓质与肾乳头（箭号）；C. 增强 CT 分泌期沿右输尿管长轴的曲面 MPR，示肾上极病变内充盈对比剂

（3）超声表现：①肾实质不规则低回声区，内有细点状或云雾状回声。②肾脏增大，包膜凹凸不平，肾盏、肾盂扩张，内有内有细点状或云雾状回声。

3. 晚期肾结核

（1）X 线表现：一侧肾区的斑点状、云絮状致密影，外形与肾脏相似。

（2）尿路造影表现：肾盏狭窄变形或不显影，肾盂牵拉变形，但边缘光滑。

（3）CT 表现：病变肾脏广泛钙化，增强扫描无增强。

二、输尿管与膀胱结核

输尿管结核与膀胱结核来自肾结核病灶的播散。输尿管、膀胱结核与肾结核的临床表现相似，选用的影像学检查也相似。

（一）病理生理基础

输尿管黏膜的结核结节、溃疡、肉芽肿、纤维化，造成输尿管管壁增厚、管腔僵直、狭窄、挛缩，狭窄近侧输尿管积水。由于病变分布不均匀，这种狭窄分布并无规律。病变蔓延至膀胱，造成膀胱内壁不规则，累及肌层引起膀胱挛缩。

（二）影像学征象

1. 输尿管结核

（1）早期：病变引起的狭窄不明显时，尿路造影可无异常表现，但增强 CT 扫描可显示病变黏膜有强化。

（2）较晚期。①尿路造影、CTU、MRU 表现：输尿管多发狭窄与扩张呈不规则串珠样，输尿管僵硬、缩短，肾盂扩张积水。②CT 表现：输尿管壁增厚，管腔多发狭窄与扩张。

2. 膀胱结核

尿路造影、超声、CTU 及 MRU 可显示病变的全貌。

（1）膀胱腔明显变小，呈小圆形或不规则形。

（2）膀胱输尿管反流：病变的膀胱壁增厚僵硬，使进入膀胱壁内输尿管周围肌纤维的括约肌功能丧失所致。

（3）对侧扩大增粗的肾盂输尿管，患侧肾盂、输尿管呈串珠样或不显影，一侧肾、输尿管结核蔓延到膀胱，可造成对侧输尿管末端或膀胱入口处的狭窄，引起对侧的肾盂积水。

第二节　泌尿系统先天发育异常

　　自胚胎第 3 周尿生殖嵴出现，到泌尿系统发育完成，共经历前肾、中肾与后肾 3 个时期。在泌尿系发育的任何时期发生发育障碍均可形成先天性异常。根据肾脏先天性异常与发育异常的关系，可分为后肾发育障碍，如肾脏发育不全或不发育；肾小球－肾小管结构异常，如肾脏的各种囊性畸形；后肾分离异常，主要为双侧肾的融合畸形；肾脏上升与旋转异常，如异位肾等。

一、输尿管囊肿

　　输尿管疝又称输尿管囊肿或输尿管膨出，是指输尿管末端在膀胱内形成的囊性扩张。囊肿外覆膀胱黏膜，内衬输尿管黏膜，中间为发育不良的薄层肌肉和胶原纤维。输尿管囊肿是一种少见的先天畸形，其发病率低，多见于儿童，男女比例约为 1∶4。左侧多见，双侧者约占 10%。1984 年美加小儿泌尿外科学会将输尿管囊肿分两型，即单纯型和异位型：前者囊肿开口于膀胱内，囊肿可完全膨出位于膀胱内，亦可发生于重复肾、输尿管畸形的上段输尿管，极少数为下段输尿管；异位型囊肿开口于膀胱颈或后尿道，常见于女性婴幼儿。

（一）病因与病理

　　输尿管疝发病机制尚不明确，一般认为其形成是由于输尿管口先天性狭窄或功能性挛缩及输尿管壁发育不全，导致输尿管下端各层形成一囊性结构突入膀胱内。输尿管囊肿形成与胚胎时期输尿管发育不良有关，而其胚胎学机制目前仍不十分明确。Chwalle 认为输尿管囊肿形成与胚胎发育过程中 Chwalle 膜的不完全吸收有关。随着胚胎的发育，输尿管芽自中肾管萌出，第 37 天时输尿管芽移行至尿生殖窦，输尿管和尿生殖窦之间被一层膜隔开，即 Chwalle 膜。当胚胎发育至 6 周时，后肾开始泌尿，此膜便破裂或被吸收而形成输尿管口。在某些情况下，此膜未被吸收或吸收不完全，则导致输尿管口闭锁或狭窄，尿流排泄不畅或受阻，造成输尿管内压力升高，输尿管末端扩张，使输尿管内膜向膀胱隆起而形成囊肿。Tokunaka等提出输尿管囊肿的形成与输尿管壁肌纤维发育不良有关，输尿管膀胱壁内段过长、走行路径弯曲或倾斜度过大，亦可造成尿流排泄不畅，也是形成囊肿的原因之一。

（二）临床表现

输尿管疝的临床表现与疝囊的大小相关。最常见的临床表现是尿路感染，以膀胱刺激症状为主，间有脓尿或血尿，也可出现排尿障碍、尿流中断等症状。长期的尿路感染、梗阻导致肾功能受损，严重的可出现尿毒症。囊肿较小时可无任何症状。如果输尿管囊肿患者的病程较长，随着输尿管内压力的持续增高，囊肿可继续增大并形成输尿管和肾盂肾盏扩张积水。泌尿系统结石亦是输尿管囊肿的常见合并症之一，文献报道输尿管囊肿并发上尿路结石的发生率为39.2%，约10.9%的结石位于囊肿内。

（三）MSCT表现

输尿管囊肿CT平扫表现为膀胱轮廓内或输尿管末端的边缘光整圆形或椭圆形囊状水样低密度影，囊肿壁显示呈环形等密度。囊肿壁外层为膀胱黏膜，内层为输尿管黏膜，其间有纤维及结缔组织。因为囊肿的入口大，出口小，当输尿管蠕动、尿液进入囊肿时，囊肿增大；间歇时，囊肿逐渐变小。增强扫描，含有对比剂的尿液进入囊肿内而使囊肿密度增高；在膀胱内充盈的对比剂与囊内充盈对比剂衬托下，囊壁呈光晕征，加之输尿管下端扩张，患侧输尿管酷似头向下潜入膀胱内的眼镜蛇头，此为输尿管囊肿的典型影像表现。

（四）影像诊断与鉴别诊断

输尿管囊肿主要需与以下疾病鉴别。

1. 与先天性巨输尿管鉴别

输尿管囊肿可引起患侧输尿管全程扩张，先天性巨输尿管亦显示为输尿管全程扩张，前者可找到梗阻因素，而后者无机械性梗阻因素存在。

2. 与输尿管脱垂鉴别

输尿管脱垂在输尿管口处病变为实质性而非囊性。输尿管囊肿多表现为囊性病变，MSCT 增强延迟扫描，囊肿内由于含对比剂尿液充填有助于鉴别。

3. 与膀胱肿瘤鉴别

输尿管口附近的膀胱肿瘤亦可阻塞输尿管引起尿路梗阻。但是膀胱肿瘤多表现为表面不规则的乳头状肿物，检查过程中，病变形态不会发生变化。MSCT 增强扫描动静脉期即可出现中度或明显的均匀强化。输尿管囊肿的形态可以发生变化，其密度在排泄期或更长时间后，因含对比剂的尿液进入而逐渐增高。

二、肾重复畸形

肾重复畸形又称肾盂输尿管重复畸形。因中肾管出现 2 个输尿管芽同时进入后肾胚基引起肾重复畸形，单侧多见，多上下排列。两个肾脏完全分离的少见，外表常为单个肾脏，但肾盂与肾门血管各自分离，两条输尿管可完全分离，分别进入膀胱，也可在不同水平汇为单一输尿管。重复肾常发生积水，多发生于头侧半肾（上半肾）。

（一）临床表现

常无临床症状。

（二）影像学检查方法

与孤立肾相似。

（三）影像学征象

1. IVP 表现

重复的肾盂与输尿管，但合并有重复肾积水时则造影不能成功。

2. CT 表现

增强 CT 的分泌期及 CTU 可见重复的肾盂与输尿管，多层 CT 的冠状 MPR 和 MIP 重建图像可显示重复的肾脏与肾血管。

3. MRI 表现

MRI 冠状位图像可见重复的肾，MRU 可见重复的肾盂输尿管。

（四）诊断与鉴别诊断

肾重复畸形合并重复肾积水与肾囊肿鉴别：肾重复畸形可见重复的输尿管是两者的主要不同点。

三、肾融合畸形

可能来自两侧输尿管芽发生的方向朝向内侧，诱导形成的后肾组织在中线相互融合，形成单个的肾块。两肾的任何部位均可发生中线融合，但以双侧肾下极融合最多见，大体轮廓似马蹄铁，故称"马蹄肾"。马蹄肾是最常见的肾融合畸形。马蹄肾肾门朝向内侧，输尿管出肾门后要向下翻越融合的肾下极，可造成尿的引流障碍，继发肾盂结石。

（一）临床表现

常无临床症状，可表现为腹部包块。

（二）影像学检查方法

与孤立肾相似。

（三）影像学征象

1. 尿路造影表现

双侧肾盂下极在中线附近靠近甚至融合呈倒"八"字形，双侧输尿管靠近中线。合并结石时，可见致密结节影。

2. CT 与 MRI 表现

马蹄肾峡部在轴位图像上位于主动脉及下腔静脉前方，呈带状，内可见拉长的下肾盏。有时可见肾盂结石。增强 CT 三维重建图像显示马蹄肾双侧的动脉与静脉及双侧输尿管跨越融合的肾下极下行的形态。

第三节 泌尿系统肿瘤与肿瘤样病变

泌尿系肿瘤与肿瘤样病变主要指来自肾实质（肾小管上皮、肾间质细胞）与来自肾盂输尿管及膀胱移行细胞的肿瘤及肿瘤样病变。

一、肾囊肿

肾囊肿为肾的囊性病变之一，多指单纯性肾囊肿，包括肾盂旁囊肿。肾囊肿的病因尚不清楚，多数作者认为肾囊肿与肾脏的退行性改变有关；有实验表明肾小管缺血可引起肾囊肿的形成。肾囊肿可能来源于肾小管的闭塞，肾盂旁囊肿来自肾内淋巴管。

（一）临床表现

患者多无症状，常偶然发现。10 cm 以上的囊肿可有患侧腹部或背部隐痛等局部压迫症状。囊肿内出血可使囊肿短时间内突然增大，患者可出现一侧腹部绞痛。囊肿巨大，可出现腹部包块，肾血管受压时可出现高血压。一般肾囊肿不伴有血尿。肾盂旁囊肿少见，多发生于中老年。

（二）影像学检查方法

超声检查为肾囊肿的首选影像学检查方法。诊断不明确或术前可行 CT 或 MRI 检查。尿路造影、肾动脉造影偶用于鉴别诊断。

（三）病理生理基础

单纯性肾囊肿的壁菲薄均匀，内为扁平上皮，外侧有纤维组织。囊内为草褐色清亮液体。囊肿内可有出血，偶见囊壁钙化。小病灶可位于肾实质内，较大囊肿常部分凸于肾外。单纯性肾囊肿可单发，但常双侧多发。

（四）影像学征象

1.CT 表现

（1）肾囊肿。①圆形、近圆形，边缘光整锐利，均匀的水样密度肿块，CT 值 10 HU 左右，囊壁不易显示。囊内出血或囊液蛋白成分高时，囊肿密度较高，称为高密度肾囊肿。肿块位于肾实质内，凸出肾外的部分常显示"无壁"。相邻肾实质不同程度受压移位。囊壁有钙化时，CT可见弧线形致密的囊壁。②增强扫描，肿块不增强；延时扫描对比剂不进入囊内。

（2）肾盂旁囊肿：肾窦内低密度区，与扩张肾盂难以分别。延时扫描可见排泌到肾盂内的对比剂不进入囊内。

2. MRI表现

囊液在 T_1WI 呈低信号，T_2WI 呈高信号，与胆囊的信号相似。囊壁菲薄不能显影（图7-4）。

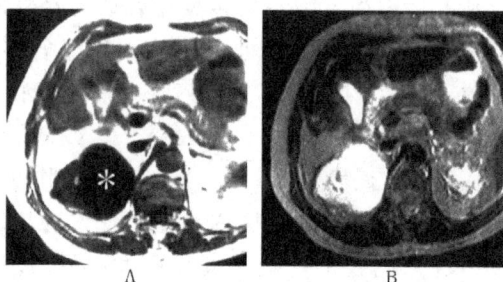

图7-4　单纯性肾囊肿

A. T_1WI；B. T_2WI，示右肾上极类圆形肿块，"无壁"，极长 T_1（＊）和极长 T_2 信号

3. 超声表现

（1）肾囊肿：圆形或近圆形无回声的液性暗区，浅侧与深侧囊壁呈光整的线状高回声，后方回声增强，由于较大囊的两侧壁反射回声不朝向探头，可出现"侧壁失落"现象。

（2）肾盂旁囊肿：肾窦内圆形无回声区或伴有肾盂积水，低回声区与肾盂肾盏并不相联通。

（五）诊断与鉴别诊断

肾盂旁囊肿与肾盂积水鉴别：平扫CT、MRI不能鉴别两者，但增强CT（MRI）、尿路造影可进行鉴别。肾盂旁囊肿增强扫描后不强化，延时扫描可见排泌到肾盂内的对比剂不进入囊内，尿路造影显示肾盂、肾盏受压变形。

二、肾血管平滑肌脂肪瘤

肾脏血管平滑肌脂肪瘤也称肾错构瘤，是肾脏最常见的良性肿瘤。约80%结节性硬化的患者合并肾错构瘤，但我国大部分血管平滑肌脂肪瘤的患者并没有结节性硬化。血管平滑肌脂肪瘤女性多见，发病年龄20~50岁。

（一）临床表现

多数患者无症状，常偶然发现。腹痛、血尿、腹部包块是常见临床症状。结节性硬化的患者，多有双侧肾脏的血管平滑肌脂肪瘤，临床可有多发皮脂腺瘤，面部蝴蝶斑，以及癫痫等神经系统症状。

（二）影像学检查方法

（1）应选用显示肿瘤内的脂肪成分敏感的影像学检查方法。超声常作为首选，怀疑有肿瘤后，可进一步做CT检查。对超声与CT诊断不明确的患者可再行MRI检查进一步明确诊断。

（2）腹平片与尿路造影一般不选用。

（3）有双侧肾脏的血管平滑肌脂肪瘤的患者应行头颅MRI检查以明确有否结节性硬化。

（三）病理生理基础

肾血管平滑肌脂肪瘤可单发，也可多发，可很小，也可巨大，自腹膜后前凸占据大部分腹腔。肾血管平滑肌脂肪瘤由血管、平滑肌与脂肪三种成分构成，三种成分比例不同，80%以上的肿瘤脂肪成分较多。

（四）影像学征象

1. CT表现

（1）混杂低密度肿块，内可见脂肪成分，CT值-20~-80 HU，具有一定特异性。但肿瘤内脂肪成分少于20%时，CT定性诊断困难。增强扫描，非脂肪部分可见中度增强（图7-5）。

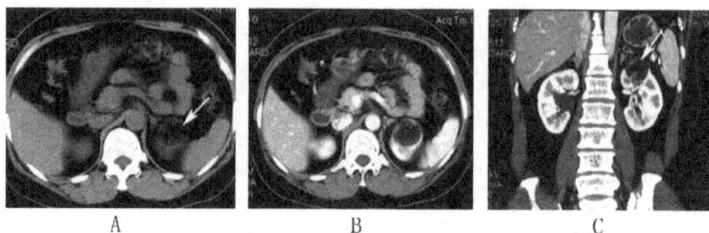

图 7-5　肾血管平滑肌脂肪瘤

A. CT 平扫；B. 增强 CT 皮质期；C. 增强 CT 皮质期

冠状 MPR，示左肾上极类圆形肿块，边界清楚，内

有不均分布脂肪密度（箭号），肿块强化不明显

（2）肿瘤内出血时，CT 平扫表现为高密度区，有时可见明显增强，提示肿瘤内形成假性动脉瘤（图 7-6）。

（3）肿瘤大时，增强分泌期扫描可见肾盂肾盏受压变形。

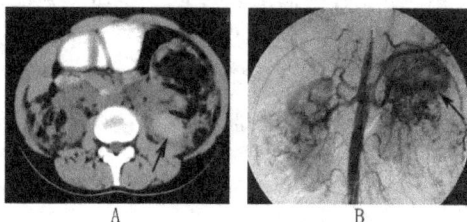

图 7-6　双侧肾脏血管平滑肌脂肪瘤

A. CT 平扫，示左侧肿块内高密度的血肿（箭号）；

B. 腹主动脉血管造影，示左肾动脉轻度增粗，病

变上侧边缘模糊的团状对比剂外溢（箭号）

2. MRI 表现

（1）肿块内的脂肪在 T_1WI 上呈高信号，T_2WI 呈中等信号，与皮下及腹腔内脂肪信号一致。

（2）脂肪抑制序列扫描可见肿瘤内的脂肪信号明显降低。

（3）MRI 同相位与反相位扫描可检出肿瘤内较少的脂肪成分，表现为同相位较高信号反相位信号降低提示脂肪组织。

3. 肾动脉血管造影表现

依肿瘤血管成分的多少表现不一。常表现为局部肾实质染色消失，透亮，代表肿瘤的脂肪部分，病灶内可见肿瘤血管排列成旋涡状或放射状，迂曲，有小动脉瘤样凸出或葡萄状扩张，血管内对比剂排空延迟。肿瘤出血时，肾动脉血管造影时可行经动脉栓塞止血。

4. 超声表现

脂肪典型表现为高回声，病变后方的回声衰减不明显。但肿瘤巨大，肿瘤内有出血时，声像图常表现为混杂回声占位，不能与其他占位性病变区别。

三、肾细胞癌

肾细胞癌是肾脏最常见的恶性肿瘤。肾细胞癌多发生于 40 岁以上，男性较多见。

（一）临床表现

早期小肾癌多无症状，多在体检时偶然发现。无痛性肉眼血尿、患侧肾绞痛、腰痛、侧腹部包块是常见症状。上述 3 种症状同时出现的患者仅约 10%。肿瘤晚期可有下肢水肿，腹水等下腔静脉梗阻的症状，以及远处转移的相应表现。

（二）影像学检查方法

（1）对于有无痛性血尿，怀疑肾细胞癌的患者，应首选超声检查，发现病变后可再行 CT 检查，进一步明确诊断与肿瘤分期。诊断不明确时可做 MRI 检查。

（2）肾动脉血管造影一般用于术前了解肿瘤血管的解剖、术前肿瘤动脉栓塞以减少术中出血以及判断肾静脉与下腔静脉有否瘤栓。

（3）尿路造影只能显示一些间接征象（肾癌造成的肾盂、肾盏破坏），应用较少。

（三）病理生理基础

肾细胞癌主要来自肾小管的上皮细胞，以透明细胞癌最常见，易出血、坏死。肾细胞癌多发生于肾上极或下极的皮质内，与相邻肾实质分界尚清楚，有时可形成假包膜。

（四）影像学征象

1. CT 表现

（1）肾实质内类圆形肿块，边界清楚。肿瘤较小时，肾轮廓正常。肾癌较大时，肾轮廓局限增大，表面凹凸不平。肿块呈不均匀的略低、等或略高密度。肿瘤内出现坏死、液化，则肿块密度不均，内可见不规则低密度区；肿瘤有较新的出血时，则肿块内可见斑片状高密度。

（2）增强扫描在动脉期，富血管的肿块多不均匀明显强化，强化程度与相邻肾皮质相近。在延时期，肿块密度比正常肾实质略低。肿瘤内低密度的坏死、液化区无增强。

（3）肾静脉、下腔静脉受累瘤栓表现为静脉增宽，增强后血管腔内可见不增强的软组织密度肿块，下腔静脉内瘤栓可向上延伸至右心房。下腔静脉完全梗阻，可见肝脏增大、腹腔积液及腰静脉曲张等侧支循环。

（4）肾窦受压、变形、中断、移位。

（5）周围侵犯肾周脂肪间隙模糊、消失，肾筋膜增厚。

（6）淋巴结转移肿大与远处转移。

2. MRI 表现

（1）大多数小肾癌 T_1WI 表现为等信号，T_2WI 高信号类圆形病灶，周围窄的低信号环，代表肿瘤的假包膜。

（2）肿瘤内的坏死、液化区在 T_1WI 上呈低信号，T_2WI 上呈不均匀高信号；出血灶在 T_1WI、T_2WI 上均呈斑片状高信号。

（3）肾静脉、下腔静脉受累肾静脉及下腔静脉内的流空消失，代以软组织信号。

3. 肾动脉血管造影表现

（1）病变肾的肾动脉增粗，肿瘤周围血管移位、分离、牵拉变直，有时形成"抱球"状。

（2）病变内可见成团的肿瘤血管，粗细不均，迂曲延长，肾实质期可见肿瘤染色。肾静脉与下腔静脉在动脉期显影。

4. 超声表现

（1）肿块呈高回声、中等回声或混杂回声，周围有较低回声的"晕"，部分可凸于肾外。

（2）肿瘤内出现坏死、液化及出血，肿块内呈不均匀回声，部分呈高回声，后方常有回声衰减。

（3）彩色多普勒显示肿块有丰富的动脉血供，动静脉瘘偶见。CDI 显示肿块周边、内部可见彩色血流。

（4）肾静脉、下腔静脉受累 静脉增宽，无回声的血管腔内出现不规则的点状或团状低回声。

四、肾母细胞瘤

肾母细胞瘤即肾胚胎瘤，又称 Wilms 瘤，来自胚胎的间叶组织、上皮及胚芽组织，是小儿最常见的肾恶性肿瘤。

（一）临床表现

多见于 1～3 岁小儿。最常见的症状是腹部包块，多偶然发现。肿块增大迅速，肿块巨大时，患儿可有消瘦，气促，烦躁，纳差等症状。部分患儿可现血尿，多为镜下血尿，晚期患者可见肉眼血尿。

（二）影像学检查方法

怀疑患肾母细胞瘤的患儿的影像学检查方法的选择与肾癌相同。

（三）病理生理基础

肾母细胞瘤可发生于肾的任何部位，但多见于肾实质，多单发，4%～10% 多发。肿瘤与相邻肾实质分界多清楚，部分可见假包膜。肿瘤多巨大，肾组织及肾盏肾盂破坏范围大，瘤内常有坏死、液化和出血，约 5% 的肿瘤内有钙化。肾脏外形改变明显，肿瘤向腹侧凸出，腹部脏器受压移位。

（四）影像学征象

1. KUB 表现

患侧肾影明显增大，胃肠道内气体移向对侧，肿块特别巨大时，患侧肋间隙可有增宽。

2.尿路造影表现

患侧肾盂肾盏压迫、移位、拉长、变形、分离及有破坏，残存肾盏不规则。大部分肾脏破坏时，患侧肾盂肾盏不显影。

3.CT 表现

（1）肾脏巨大肿块呈不均低密度，内可见斑片状、裂隙状更低密度的坏死区，也可见高密度出血灶。低密度坏死灶边缘或肿块周边可见条片状钙化。

（2）肿块多轻度增强，周围受压的正常肾实质明显强化。

（3）肾静脉与下腔静脉受累、肾门与腹主动脉旁淋巴结肿大、远处转移与肾癌的相应表现相似。

4.MRI 表现

肿块在 T_1WI 上呈低信号，T_2WI 上呈高信号，信号不均匀。出血灶在 T_1WI 与 T_2WI 均呈斑片状高信号。

5.超声表现

肾脏巨大肿块内呈混杂回声，伴有无回声的坏死液化区。肿块内钙化表现为肿块内的强回声光点，后方有声影。

五、肾盂癌

肾盂癌多为发生于肾盂、肾盏内的移行上皮癌，少数为鳞状上皮癌。可单独发生，也可沿尿路多中心发生。发生于输尿管的移行细胞癌称为输尿管癌。本部分只介绍肾盂、肾盏的移行细胞癌。

（一）临床表现

肾盂癌的常见发病年龄为 40 岁以上，男性多见。肾盂癌最主要的临床表现是血尿，多为间歇性无痛肉眼血尿。出血量大，形成血凝块阻塞输尿管时可出现肾绞痛。发生于肾盂输尿管结合部的肾盂癌可继发肾盂积水。患者可有腰背隐痛。

（二）影像学检查方法

（1）较小的肾盂癌即可引起血尿，静脉肾盂造影对肾盂、肾盏的小病变较敏感，故为首选的影像检查方法。但继发肾盂积水时，造影可能不成功。

（2）CT 检查多作为尿路造影后的进一步影像检查方法。平扫和增强 CT 及 CTU 检查可很好显示病变，进行定性诊断与分期诊断。

（3）超声检查对肾盂癌伴有肾盂积水的诊断敏感性也较高。

（4）MRI 不是常规诊断方法。患侧肾功能不好，尿路造影失败时，MRU 可起到与静脉尿路造影相似的诊断作用。

（5）早期肾盂癌肾动脉造影检查、KUB 检查基本对诊断没有帮助。

（三）病理生理基础

肾盂癌大体病理上可分为两型：乳头状移行细胞癌与非乳头状移行细胞癌。前者进展缓慢，于附着部逐渐浸润，转移发生晚。非乳头移行细胞癌多为扁平状或结节状，浸润性强。从影像学表现上两者不易区别。

（四）影像学征象

1. 尿路造影表现

肾盂或肾盏内的结节状充盈缺损（图 7-7）。

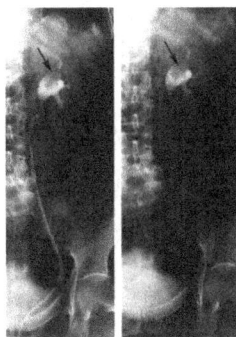

图 7-7　左侧肾盂癌

左侧逆行性肾盂造影，示肾盂头侧结节状
充盈缺损（箭号），左肾上盏亦显影不良

2. CT 表现

（1）肾盂内软组织密度结节，静脉注射对比剂后结节轻度增强，延时分泌期扫描可见肾盂内肿瘤结节呈充盈缺损。

（2）肾盂癌侵犯肾实质，表现为肿瘤与相邻肾实质分界不清，相邻肾实质受浸润破坏。晚期肿瘤可穿出肾实质侵犯肾周围脂肪。

3. MRU 表现

肾盂内肿瘤结节呈低信号充盈缺损。

4. 超声表现

较大的肾盂癌呈肾窦内低回声肿块，肾窦回声分离。合并有肾盂积水时，可见肾盂壁结节或息肉样低密度灶，但没有肾盂积水的小肿瘤超声诊断较为困难。

六、膀胱癌

膀胱癌是泌尿系统最常见的肿瘤之一。

（一）临床表现

男性多于女性。主要临床表现为间歇性或持续性无痛性全程肉眼血尿，占 $80\% \sim 90\%$。当有血块或肿瘤阻塞尿道口时，可发生排尿困难或尿潴留。有 70% 的患者出现膀胱刺激症状，即尿频、尿急和尿痛。晚期肿瘤腹部可触及肿块，并且出现食欲减退、发热、贫血、消瘦、腹痛等表现。

（二）影像学检查方法

膀胱癌的诊断主要依靠膀胱镜检查。

（1）超声检查作为对膀胱癌筛选和诊断的首选影像学检查方法，但判断分期欠佳。

（2）CT 检查、MRI 检查（增强 MRI）常用于膀胱癌术前分期，后者鉴别 T_{3a}、T_{3b} 更敏感。

（3）尿路造影用于了解双侧肾功能情况。

（4）膀胱造影、血管造影一般应用较少。

（三）病理生理基础

膀胱癌多为变移上皮癌呈乳头状生长，血管瘤、纤维瘤和平滑肌瘤等少见。膀胱癌多为单发，可发生于膀胱的任何部位，但绝大多数位于膀胱三角区，其次为两侧壁。膀胱变移上皮癌可呈乳头状，蒂宽而短；也可呈浸润性生长，基底宽大，肿瘤表面呈菜花状。腺癌和鳞状上皮细胞癌多呈浸润性生长。肉瘤多发生于 4 岁以下儿童，后壁和三角区多见，较早发生转移。

（四）影像学征象

1. X 线膀胱造影表现

膀胱内大小不一、不规则菜花状或乳头状充盈缺损，基底较宽，局部僵硬。若为广泛浸润可使膀胱壁广泛僵硬、凹凸不平。若肿瘤侵犯输尿管口，可导致输尿管和肾积水。

2. CT 表现

（1）肿瘤局限于黏膜和黏膜下层时，膀胱壁局限增厚或有菜花样结节。晚期肿瘤可充满整个膀胱，膀胱轮廓可变形（图 7-8）。

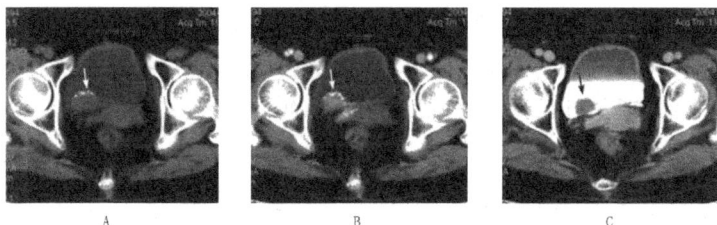

图 7-8 膀胱癌

A. CT 平扫，示膀胱右后壁软组织密度肿瘤，表面附着少许结石（箭号）；B. 增强 CT 扫描，示肿瘤有中度增强；C. 膀胱充盈期扫描，对比剂在膀胱内形成液平面，肿瘤显示为充盈缺损（箭号），可见较窄的蒂

（2）肿瘤位于输尿管口，可导致输尿管梗阻。

（3）累及膀胱周围组织时，膀胱周围脂肪层分界模糊，膀胱壁局部增厚，在周围脂肪中出现软组织密度影。

（4）盆腔淋巴结直径＞15 mm 时，提示有淋巴结转移。

3. MRI 表现

（1）膀胱壁局限性增厚或有向腔内突出的肿块，在 T_1WI 与正常膀胱壁信号相似，T_2WI 上比正常膀胱壁信号高。

（2）累及膀胱周围组织在 T_1WI 上膀胱周围脂肪内出现低信号，在 T_2WI 上可见膀胱壁连续性中断（图 7-9）。

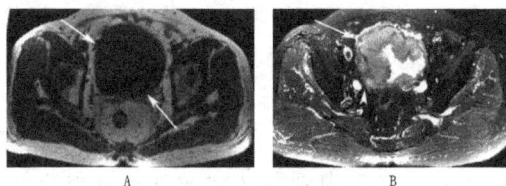

图 7-9　膀胱癌

A. MR 轴位 T_1WI；B. T_2WI，示大部分膀胱壁不规则增厚，形成菜花样的软组织肿块向膀胱内突出（箭号），呈长 T_1 长 T_2 信号，膀胱外的软组织受侵（箭号）

4. 超声表现

（1）膀胱壁局限性增厚，或有向膀胱内突出的菜花状肿块，内部回声可均匀或不均匀，肿块后方无声影。CDI 可见彩色血流。

（2）部分可见肿瘤的蒂，多粗而短，或呈宽基底的浸润状。膀胱腺癌和鳞状上皮癌的基底一般较宽，呈浸润性生长；而变移上皮癌则大部分凸入膀胱腔。

第四节　前列腺常见疾病

一、前列腺增生

（一）临床表现

夜尿次数增多、尿频、排尿困难是前列腺增生常见症状，合并尿路感染、膀胱结石、肾功能损害时，出现与之相应的临床症状。

（二）影像学检查方法

首选经直肠超声检查（TRUS），MRI 检查是重要的辅助检查，用于鉴别诊断。前列腺很大时，超声检查受限，应选用 MRI

检查。

（三）病理生理基础

前列腺增生又称良性前列腺肥大，常发生在移行区，基质增生是其主要病理特征，增生结节挤压其余腺体形成假包膜。前列腺增生可引起下尿路梗阻。

（四）影像学征象

1.CT 表现

前列腺增大呈圆形、对称，边缘锐利。增强扫描呈不均匀斑状强化。

2.MRI 表现

（1）前列腺轮廓光整，体积增大，两侧对称。

（2）T_1WI 上呈均匀略低信号。T_2WI 上周围带变薄、消失，增生结节信号多样。①以间质组织为主的增生结节，T_2WI 上呈不规则低信号。②以腺体为主增生结节，T_2WI 上呈高信号，周围常可见环形低信号带，代表假包膜。

（3）增强扫描，增生结节呈不均匀明显强化。

3. 超声表现

（1）前列腺外缘规整，各径线均不同程度增大，可突入膀胱。

（2）内腺可出现大小不等、等回声的增生结节。

（3）外腺受压变薄，内外腺间有清晰分界，即外科包膜。

（4）前列腺尿道局部狭窄，但内壁光滑。

（5）前列腺包膜完整。

二、前列腺癌

前列腺癌常见于老年男性，在欧美发病率高于亚洲地区，病因不清。

（一）临床表现

早期前列腺癌症状和体征多不明显。晚期可出现膀胱、输尿管梗阻症状：尿频、排尿困难、尿流变细尿程延长、尿痛及尿潴留且进行性加重。有时仅表现为骨转移的症状。

（二）影像学检查方法

TRUS加上MRI检查（主要是T$_2$WI）能够发现、诊断多数前列腺癌。MRS是目前发现、诊断前列腺癌较敏感的技术，尚未广泛应用。TRUS加上超声引导下穿刺活检是目前最佳的早期诊断方法，但检查费用较高，患者较痛苦。TRUS、MRI检查对治疗后随诊也很有帮助。CT与MRI检查能够显示前列腺癌的周围侵犯、淋巴结转移及远处转移，对于分期较有效。MRI检查区分B、C期肿瘤尤为敏感。

（三）病理生理基础

前列腺癌源于前列腺腺泡或导管上皮，好发于前列腺周围带，后叶、前叶、侧叶分别占75％、5％和10％，多发病灶占85％。95％为腺癌，偶见鳞状或移行细胞癌。前列腺癌直接蔓延至膀胱、精囊及尿道。经淋巴转移至髂外淋巴结、髂内淋巴结、骶岬前淋巴结等。易发生骨转移，以腰椎、骨盆多见。影像学检查通常不能检出A期和B期前列腺癌，对C、D期肿瘤分期较有价值。

（四）影像学征象

1.CT表现

（1）仅能显示为局部结节状突起，不能发现局限于前列腺内较小的癌肿。肿瘤生长超越包膜后，可使前列腺轮廓不规则。前列腺癌与前列腺良性增生的CT表现相似（图7-10）。

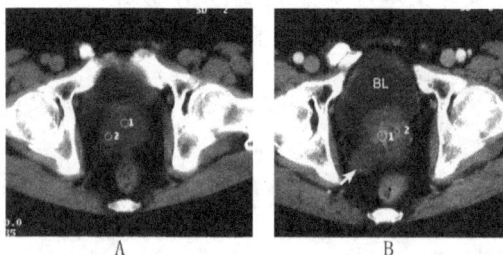

图7-10　前列腺癌

A.CT平扫，示前列腺右后侧较低密度结节状凸起，边缘毛糙；B.增强CT扫描，示病变较相邻腺体增强程度较低（箭），BL：膀胱

（2）周围侵犯：①前列腺周围及直肠周围脂肪层消失、密度增高提示肿瘤外侵。②膀胱精囊角变窄或闭塞提示肿瘤累及精囊。③膀胱受累时可见膀胱局部增厚且不规则。

（3）盆腹腔淋巴结肿大，直径 1.5～2 cm。

（4）混合型或成骨型骨转移。

2. MRI 表现

（1）前列腺癌在 T_2WI 上表现为周围带内低信号区，与正常周围带的高信号有明显差异（图 7-11）。

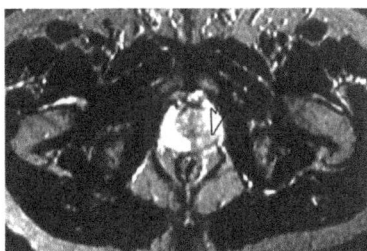

图 7-11　前列腺癌
MRI 横轴位 T_2WI，示高信号的周围带内低信号病灶（箭），外缘尚光整，提示肿瘤限局于腺体内（B 期）

（2）包膜受侵：在 T_2WI 上包膜的线样低信号模糊或不连续。

（3）静脉丛受累：前列腺两侧静脉丛不对称，信号减低。

（4）肿瘤侵犯周围脂肪：前列腺周围高信号的脂肪内出现低信号区，尤其在前列腺直肠角区。

（5）精囊受累：精囊信号减低及前列腺精囊角消失。

3. 超声表现

（1）前列腺形态不规整，左右不对称性增大。

（2）前列腺内部回声不均，周围带出现结节呈低或混杂回声，但此表现并不具有特异性，也可见于前列腺的退行性改变和炎性病变（图 7-12）。

（3）包膜粗糙，包膜形成的亮线连续性中断。

（4）肿瘤浸润精囊、膀胱、直肠，出现相应的异常回声。

（5）CDFI 示结节内部、周围有丰富彩色血流。

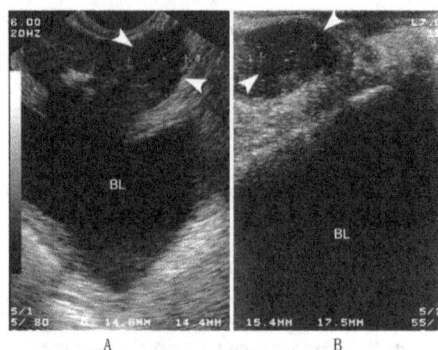

图 7-12 前列腺癌

经直肠超声（A）与经腹超声（B），示前列腺右侧周围带低回声结节（箭）

（五）诊断与鉴别诊断

前列腺增生与前列腺癌鉴别（表 7-1）。

表 7-1 前列腺增生与前列腺癌鉴别诊断

	前列腺增生	前列腺癌
好发部位	移行带	周围带
形态	规整，不同程度对称性增大	不规则，左右不对称性增大
包膜	完整	模糊、中断
超声	内腺出现大小不等结节呈等回声。外腺受压变薄	内腺受压变形。周围带出现结节呈低或混杂回声
CDFI	结节内部有增多血流，周边血流稀少	结节内部、周围有丰富彩色血流
MRI（T_2WI）	周围带变薄、消失。移行带内增生结节信号多样，呈不规则低或高信号	周围带内出现低信号结节
增强 MRI	增生结节呈不均匀明显强化	癌肿呈轻度强化
MRS		癌肿的 Cit 峰值明显下降以及（Cho＋Cre）/Cit 的比值显著增高
周围侵犯	无	可有
盆腹腔淋巴结肿大	无	可有
骨转移	无	可有
直肠指诊	前列腺肿大，光滑	前列腺扪及硬结节
PSAD	正常	＞0.15

第八章

骨与关节疾病的影像诊断

第一节 骨缺血性坏死

骨缺血性坏死是发生于骨端的骨病，以局部血供障碍引起骨骺坏死、病因不明的非感染性疾患。与发病有关的因素包括创伤、皮质激素、镰状细胞病、酗酒、Gaucher's病、氮气麻醉、辐射、胶原病等。多发生于幼年、青少年，以骨骺骨化中心发病多见，儿童期骨骺或骨突的缺血性坏死又称为骨软骨炎。

一、股骨头缺血性坏死

（一）临床表现

股骨头缺血性坏死好发于30～60岁男性，50%～80%的患者最终双侧受累。主要症状和体征为髋部疼痛、压痛、活动受限、跛行及"4"字试验阳性。晚期，关节活动受限加重，同时还有肢体短缩、肌肉萎缩和患肢屈曲、内收畸形。

（二）影像学检查方法

MRI是诊断骨缺血性坏死最准确、首选的影像方法。通常X线平片上出现明确征象，多提示病变已到中、晚期。CT也无助于早期发现病变。

（三）病理生理基础

股骨头易患缺血性坏死，与其特殊的供血解剖有关。股骨头凹动脉仅供应股骨头紧邻凹陷部分，股骨头其余部分和股骨颈由旋股内动脉和旋股外动脉供血。股骨头因血供障碍引起骨质变性、坏死，关节周围软组织充血、水肿、渗出，淋巴细胞和浆细胞浸润；骨干端骨质因充血、废用而脱钙、疏松。关节囊积液、肿胀。骨质修复过程可持续1～3年。治疗及时，股骨头可恢复正常。多数遗留永久性畸形，包括股骨头变扁、增宽，呈帽状覆盖股骨颈，髋关节半脱位；髋臼窝常出现变宽、变浅，骨赘形成和关节间隙变窄等退行性变。

根据临床症状、组织病理学改变和影像学表现，股骨头缺血性坏死可分为5期。①初期：患者无症状，主要病理学改变为脂肪细胞、骨细胞和造血细胞坏死。②早期：有轻微症状，病变区血窦充血，骨质坏死伴不典型骨髓增生和成纤维细胞增生。③中期：髋关节僵硬、疼痛，股骨头中心坏死伴边缘纤维血管增生和新骨形成。④晚期：髋关节僵硬、疼痛，病变区肉芽组织形成，包绕坏死组织。⑤末期：髋关节疼痛加重，患肢无力，死骨吸收，骨质增生伴骨质塑形。

（四）影像学征象

1. 初期

（1）X线、CT表现无异常所见。

（2）MRI表现：①缺血发生后直至脂肪细胞崩解其MR信号可与正常无异。②当周围正常组织发生修复反应后可出现"双线征"：即T_2WI上环绕坏死区的高信号带及其外侧的低信号带，前者为肉芽组织，后者为反应性新生骨；坏死区大小不等可局限于股骨头的上前方（负重区）或波及全头，常为等或相对低信号。双线以外的头颈区可出见水肿（图8-1）。

2. 早期

（1）X线表现：股骨头无变形、无碎裂，关节间隙正常；坏死区骨质相对密度增高。

（2）CT表现：从股骨头中央到骨性关节面有点状或小条状骨质增生或骨小梁融合，称"星芒征"变形；可见轻度囊性改变。

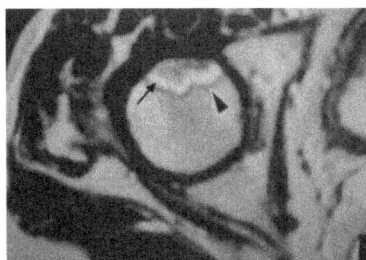

图 8-1　股骨头 AN 初期

股骨头轴位 T_2WI，示线状低信号之新生骨（箭头）和带
状高信号之肉芽组织（箭），肉芽组织环绕之低信号为坏死

（3）MRI 表现：坏死区在 T_1WI 上为中低信号，在 T_2WI 上
呈较高信号，周围环绕线样低信号。邻近的头颈部可见骨髓水肿，
关节囊有积液。

3. 中期

（1）平片表现：股骨头轻度变形，无碎裂，关节间隙正常；
股骨头内出现高密度的硬化区和低密度的囊变区及骨质吸收带。

（2）CT 表现：松质骨内出现各种囊状破坏区、死骨、骨质吸
收带及其周围的硬化带；并可有髋臼和股骨头的轻度骨质增生。

（3）MRI 表现：低信号带围绕的信号不均的坏死区。

4. 晚期

（1）平片表现：股骨头变形、塌陷、碎裂或出现壳状碎骨片，
关节间隙尚保持正常。

（2）CT 表现：股骨头碎裂、变形，"星芒征"明显变形或消
失；碎骨片周围有骨质吸收区；骨小梁融合明显、范围广。

（3）MRI 表现：除形态改变外，在股骨头脂肪的高信号中出
现不同形态的低信号区，如环形、带状和灶状。

5. 末期

（1）髋关节骨性关节炎改变，关节间隙变窄，关节面骨质增
生，髋臼边缘骨赘，臼底增厚并常见髋关节半脱位。

（2）经数年或更长的时间，死骨全部吸收，增生的骨质经改

建、塑形，关节面可变得比较光滑但股骨头呈蘑菇状。

（五）诊断与鉴别诊断

1.髋关节结核与早期股骨头缺血性坏死

前者多由股骨颈发展而来，常见股骨颈骨质破坏和髋臼边缘侵蚀，关节间隙明显变窄，MRI增强扫描显示滑膜不均匀增厚，内壁毛糙。后者无股骨颈和髋臼破坏，关节间隙多保持正常，MRI增强扫描显示滑膜轻度均匀增厚。

2.退行性关节病与晚期股骨头缺血性坏死

前者发病较晚，多见于老年患者，关节间隙狭窄、骨赘增生和关节软骨下囊性变较后者显著；后者发病早，股骨颈变短、增粗及股骨头、髋臼畸形较前者重。

二、骨梗死

骨梗死是血供不足所致的弥漫性灶性骨质坏死。减压病、镰状细胞贫血、血红蛋白 S-C 病、戈谢病、Niemann-Pick 病、动脉硬化等所致的骨内血管气栓、血栓、痉挛、压迫和狭窄为主要发病机制。骨梗死易累及四肢长骨的松质部分，股骨头骨梗死甚少见。

（一）病理改变

急性期骨梗死局部血供中断，脂肪细胞发生胶样化和液化坏死，骨细胞死亡，骨小梁结构尚存在。缺血可使骨松质发生局灶性坏死。随后，梗死灶及其周围骨髓组织内多出现不同程度的水肿。修复期，来自梗死灶周围正常骨的纤维肉芽组织，一方面在病灶边缘部不断增生并吸收坏死骨组织，另一方面又可通过纤维化骨在其外侧形成新骨，与此同时，纤维肉芽组织和坏死骨髓组织内亦可发生斑点状钙化。长期慢性或反复皮质缺血可导致骨内外膜增生成骨。

（二）临床表现

本病任何年龄均可发病，以 20～40 岁多见。急性骨梗死会出现患肢肌肉剧痛、髋关节活动障碍，慢性者患肢酸痛、软弱无力，或无明显症状，除髋关节症状外，不同病因尚有各自不同的临床表现。

（三）影像学检查方法

X线平片是常规检查方法，可显示中晚期病变，但不能发现早期病变。CT较平片敏感，但不如MRI，对中晚期梗死灶的结构显示较好，可确定病变的范围及病变的形态并可作为随访观察的手段。MRI是诊断早期骨梗死最有效的方法，可以发现早期病变，并直接、多层次反映梗死的范围和部位，但在对钙化或骨化的显示上，MRI不如X线平片和CT。

（四）影像学表现

1. 平片

髋部骨梗死多发生于股骨上端，少数可发生于股骨头（图8-2A）。病灶可单发或多发，左右对称或不对称。病变范围不一，可为数毫米或延伸至骨干的大部。骨梗死早期多为阴性，或仅表现为骨质疏松，随后病灶部骨质密度增高，可见囊状及分叶状透光区，其中可见硬化斑块影及条带状钙化骨化影。晚期骨端密度不均，髓腔内出现不规则骨化灶。除上述改变外，股骨头或骨骺可同时伴发缺血坏死表现。

2. CT

股骨上端或股骨头松质骨区正常骨小梁结构消失，代之以环状、斑片状、条索状致密影，交织为不规则地图样，病变周围骨结构正常，骨端形态正常，骨皮质完整，软组织无异常（图8-2B）。

3. MRI

根据MRI表现骨梗死分为急性期、亚急性期和慢性期。急性期，病变中心 T_1WI 呈与正常骨髓等或略高信号，T_2WI 呈高信号，边缘呈长 T_1、长 T_2 信号；亚急性期，病变中心 T_1WI 呈与正常骨髓相似或略低信号，T_2WI 呈与正常骨髓相似或略高信号，边缘呈长 T_1、长 T_2 信号；慢性期，T_1WI 和 T_2WI 均呈低信号（图8-3）。

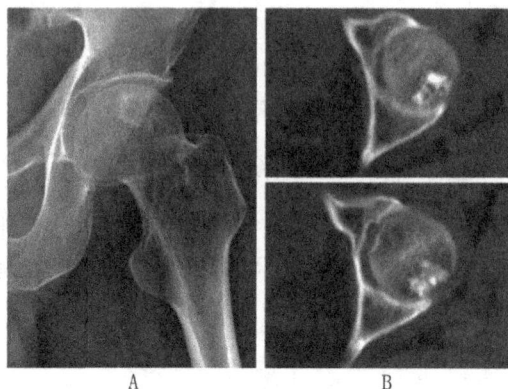

图 8-2　左股骨头骨梗死

A. 平片，示左股骨头局部类圆形囊状透光区，其中
可见斑片状钙化；B. CT 平扫，示股骨头后上部局部
密度减低，内为不均匀斑块状钙化所填充

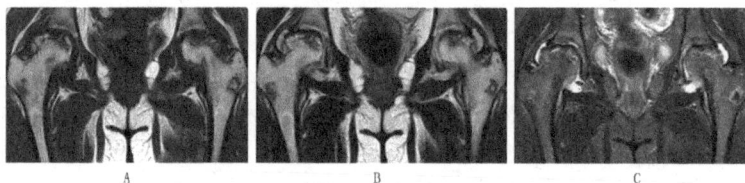

图 8-3　双侧股骨近端骨梗死

A. MRI 冠状位 T_1WI；B. 冠状位 T_2WI；C. T_2WI 抑脂像，
示双侧股骨颈、转子部可见多个环状及小片状异常信号影，
T_1WI 和 T_2WI 均呈低信号，抑脂像病灶周围可见环状水
肿，关节内尚见积液，同时双侧股骨头伴缺血坏死改变

（五）鉴别诊断

主要应与发生于髓腔内的早期软骨肉瘤鉴别，后者主要表现
为小环状、斑点状钙化，骨皮质内缘多有侵蚀征象，如同时出现
骨膜反应及软组织肿块，则不难鉴别。

三、椎体骺板缺血性坏死

（一）临床表现

椎体骺板缺血性坏死又称 Scheur mann 病，多发生于 10～18 岁，男性多于女性，好发于中下段胸椎和上段腰椎，常侵犯多个椎体。常见症状为腰背疼痛，下胸段脊椎呈圆驼状。

（二）影像学检查方法

胫骨结节缺血性坏死首选 X 线平片检查，可选 CT 检查作为 X 线平片的补充。MRI 较少选用。

（三）影像学征象

椎体继发骨化中心缺血坏死为其基本病变。常可见椎体上下缘前侧不规则毛糙或凹陷；椎体上下缘密度增高，可出现裂隙状碎裂（图 8-4）。椎体楔形或阶梯样改变，脊椎后突畸形呈圆驼状。多个椎体的 Schmorl 结节。

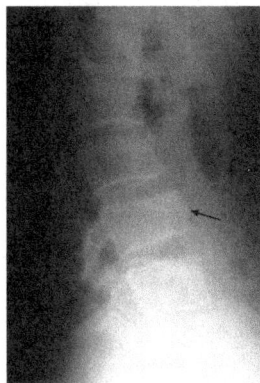

图 8-4　Scheuer mann's disease

平片，示腰 2～5 椎体上缘前侧凹陷，腰 4 椎体前侧骨质断裂（箭）

第二节　骨肿瘤与肿瘤样病变

一、良性骨肿瘤

(一) 纤维性骨皮质缺损

纤维骨皮质缺损又称干骺端纤维性缺损，为一种非肿瘤性纤维性病变，系局部骨化障碍、纤维组织增生或骨膜下纤维组织侵入骨皮质所致。

本病可能是儿童发育期中的正常变异，大多能自行消失。若不消失并继续扩大，膨入髓腔，则可能成为非骨化性纤维瘤。病变主要由坚韧的纤维组织所构成。组织学上，主要成分是较密集的梭形成纤维细胞，排列成旋涡状和束状。细胞间有多少不等的胶原纤维。尚可见较小的多核巨细胞和泡沫细胞，前者来自成纤维细胞的融合，后者由成纤维细胞转化而成。

1. 临床特点

本病好发于男性，男女之比为 2.4～4∶1。好发年龄为 4～8 岁，2 岁以下的男孩、4 岁以下的女孩和 15 岁以上青少年少见。病变好发于股骨远端，占 80% 以上，次为胫骨近端、股骨近端、肱骨近端、肋骨、腓骨和尺骨。病儿多无明显症状。少数有局部疼痛，多为间歇性钝痛，于劳累后加重。局部可有轻微压痛，邻近关节活动多不受限。

2. 影像学表现

X 线与 CT 绝大多数病灶位于股骨远端和胫骨近端内后侧皮质，右侧多于左侧。病变单发或多发（一骨多发或多骨多发），后者常具有对称性。病灶可一处消失而另一处扩大，少数消退后又复出现。

早期病灶多表现为皮质表层不规则骨缺损，内为软组织密度并轻度向周围突出，缺损区边缘略不规则，与骺板相连或相隔数厘米（图 8-5、图 8-6）。偶为皮质内及下方的小囊状透光影，松质骨侧多有薄层高密度硬化缘。随病程进展，病灶渐增大并由不规则形变为圆形或与骨干长轴一致的卵圆形，长径 0.5～4 cm，内可有与边缘相连的骨性间隔，偶尔皮质轻度膨胀。病灶多逐渐远离骺板，周围有完整骨壳。晚期（多在 2～5 年之内），缺损区逐渐缩小，高密度硬化边缘逐渐增厚，最后由类皮质样高密度骨质充填。数年后密度逐渐降低，并逐渐恢复正常的骨结构和形态。偶尔密实的骨质类似骨岛，可长期存在。

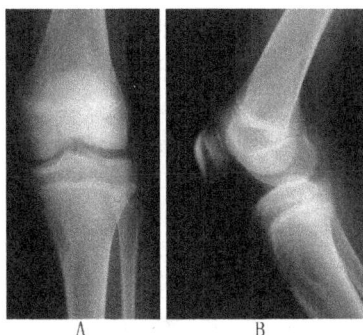

图 8-5　胫骨纤维骨皮质缺损

A、B. 胫骨正侧位 X 线平片显示胫骨干骺端内侧卵圆形骨质破坏，髓腔侧有薄层硬化边。病变长轴与骨干长轴相一致

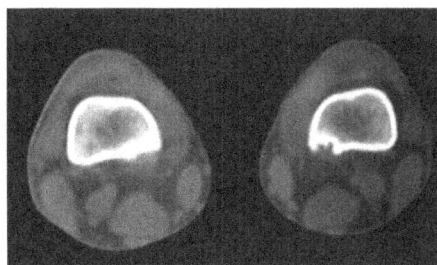

图 8-6　胫骨纤维骨皮质缺损

CT 骨窗显示右股骨后缘皮质凹陷性缺损，内呈软组织密度，并略向周围突出，与松质骨交界处有高密度硬化缘形成

MRI 早期，病灶 T_1WI 呈与肌肉相似的低信号，T_2WI 呈均匀或不均匀高信号。随病程进展，T_2WI 病灶信号逐渐下降，呈类肌

肉样低信号，边缘有更低信号线围绕。少数随病变进展，病灶内因骨性间隔形成，而显示多囊状改变，囊隔为更低信号线，不同囊腔间 T_2WI 信号强度可略有差别。晚期，病灶骨化，T_1WI 和 T_2WI 呈现类皮质样低信号并逐渐转化为正常骨髓信号。Gd-DTPA 静脉注射后扫描可呈不均匀强化，边缘部较明显。

3. 鉴别诊断

（1）干骺结核：常发生于干骺端松质骨内，可跨越骺板，骨壳完整。病灶内可有沙粒状钙质样高密度死骨，密度不均。MRI 上信号混杂，并以明显长 T_2 信号为主，脂肪抑制 T_2WI 示骨髓和周围组织广泛高信号。

（2）骨样骨瘤：局部疼痛、压痛明显。瘤巢内常见不均匀钙质样高密度影或周边部软组织密度透亮环，周围骨皮质广泛增厚。

（3）邻皮质软骨瘤：局部骨皮质呈碟形凹陷，缺口两侧有三角形骨膜新骨，骨缺损内为软组织密度，并可有斑点状钙化，MRI T_2WI 呈明显簇集的小结节样高信号或伴有斑点状低信号。

（二）骨嗜酸性肉芽肿

骨嗜酸性肉芽肿是以大量组织细胞增殖和嗜酸性粒细胞浸润为特征的肉芽性病变。其病因多数学者认为与免疫异常有关，可能由于过度的抗原刺激或者免疫缺陷导致抗原呈递细胞——朗格汉斯细胞大量增殖，或者朗格汉斯细胞本身的遗传缺陷导致细胞增生。本病常见于颅骨、股骨、肱骨及脊柱，髋部好发于股骨近侧干骺端及髂骨。

1. 临床表现

本病多见于儿童及青少年，5～20 岁为发病高峰。多发者发病年龄更小。男性较女性发病率高。可单发或多发，以单骨单发较多见。发病一般较慢，症状较轻，发生于髋骨病变主要表现为局部疼痛和肿胀并伴下肢活动障碍。实验室检查：血常规检查嗜酸性粒细胞增高，血沉加快，部分可有碱性磷酸酶升高。

2. 影像学检查方法

X 线平片是基本检查手段，对大多数病变的发现和诊断有重要作用。CT 及 MRI 对显示病灶的细节及病变的范围及与周围器官的关系有重要意义。

3. 影像学表现

（1）平片：股骨近端囊状破坏（图 8-7），呈类圆形，边缘清楚略有硬化或模糊，骨皮质受侵变薄。部分病变可越过骺板侵犯骨骺并导致股骨头骨骺滑脱。病变涉及关节面者可导致关节积液而出现关节囊肿胀膨隆。发生于股骨粗隆下病变周围可出现平行或葱皮样骨膜反应，其范围大于骨质破坏对诊断有特异性。多发病变除同时累及邻近骨盆骨外，髋关节外其他部位也可见相同性质病灶。

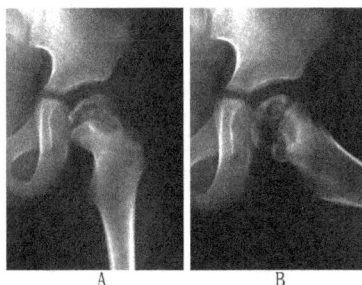

图 8-7　左股骨头嗜酸性肉芽肿

A，B. 平片，左股骨头骺及对应干骺端囊状骨质破坏，边界清晰，有轻度硬化缘

（2）CT：病变起于股骨近端或干骺端，多发者可累及髂骨或耻坐骨，呈单个或多个类圆形软组织密度骨质缺损，CT 值 40 HU 左右，边缘清楚或模糊，可有轻度高密度硬化边缘和伸向破坏区内的骨嵴。相邻骨皮质轻度变薄或中断消失，并于骨破坏区周围形成较为局限的略低密度软组织肿块。

（3）MRI：MRI 可清楚显示骨质破坏范围及骨膜反应和周围软组织改变。病灶通常于 T_1WI 呈低信号、T_2WI 略呈高信号，长轴与骨干一致，活动期病灶周围髓腔内显示水肿所致的广泛长 T_2 信号，增强扫描病灶不均匀强化。

（三）骨巨细胞瘤

良性骨肿瘤中，骨巨细胞瘤发病率位居第二。

1. 临床表现

多发生于 20～40 岁的青壮年。起病隐匿，早期可出现间歇性疼痛。随着病变的进展，出现局部肿胀、压痛和关节活动障碍。肿瘤较大时，可出现局部皮温增高和静脉曲张。部分患者在出现病理性骨折后才发现肿瘤。

2. 影像学检查方法

X 线平片是首选，对骨巨细胞瘤的诊断有重要意义。显示骨壳内部骨质改变和骨壳形态以 CT 为佳。反映肿瘤的侵犯范围、肿瘤与周围结构关系以及判断是否有软组织肿块则以 MRI 为佳。

3. 病理生理基础

好发于四肢长骨骨端，以股骨下端最为多见，其次为胫骨上端和桡骨下端。也可发生于髂骨、脊柱和下颌骨。巨细胞瘤局部破坏性较大，生长活跃，肿瘤切除后常出现复发甚至转移，是介于良性、恶性之间的生物学行为特殊的骨肿瘤。骨巨细胞瘤的组织来源不明，由梭形和卵圆形基质细胞和散在分布的多核巨细胞组成。瘤组织富于血管，大体切面呈灰红色肉芽状，常合并出血、囊变和黏液样变，部分合并瘤内动脉瘤样骨囊肿。肿瘤邻近的骨皮质膨胀、变薄，形成菲薄、不完整的骨壳，肿瘤可穿破骨壳长入软组织。肿瘤周围，可出现薄层反应性新生骨。肿瘤可侵犯关节软骨并破入关节腔。

4. 影像学征象

（1）X 线表现：①骨端圆形或椭圆形的溶骨性骨质破坏，边缘欠规则、偏心性，常直达骨性关节面。局部骨皮质膨胀、变薄。随着肿瘤的增大，骨皮质呈薄壳状，骨皮质可被穿破形成软组织肿块。②瘤体呈蜂窝状或皂泡状：肿瘤骨壳内面方向不定的骨嵴所致。③横径可＞纵径，膨胀性生长。④肿瘤与正常骨交界边缘常清晰但不锐利，可出现少量骨膜反应，少有硬化。⑤肿瘤侵犯关节时，因关节软骨下部分生长受阻，肿瘤两侧边缘侵入关节腔。

⑥脊椎的骨巨细胞瘤：可发生于单椎或多椎，可侵犯椎体和（或）附件。表现为患骨膨胀性骨质破坏，骨皮质变薄，椎体可压缩、塌陷，椎间盘多保持正常，椎旁软组织肿块多见。

（2）CT表现：与X线表现相似，但肿瘤呈低密度，增强扫描明显强化（图8-8）。

（3）MRI表现：肿瘤呈不均匀长T_1、长T_2信号，瘤内夹杂不规则形低信号、等信号和高信号区。部分病例瘤内可见低信号的含铁血黄素沉积（图8-9）。

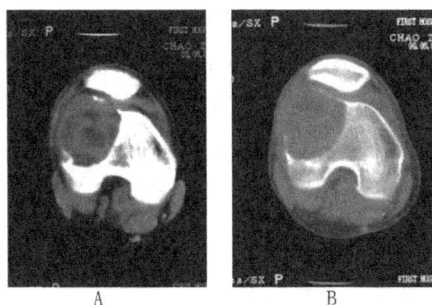

图8-8　股骨GCT

A. 轴位CT，示股骨下端偏心性骨质破坏，肿瘤密度稍低于肌肉，内见多个坏死灶；B. 轴位CT，示骨质破坏边缘清晰、不整

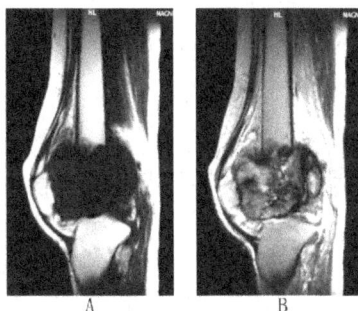

图8-9　股骨GCT

A. T_1WI，示股骨下端骨质破坏并软组织肿块，呈低信号；
B. T_2WI，肿块呈稍高信号，侵及股骨膝关节面和髌骨关节面

5. 诊断与鉴别诊断

骨巨细胞瘤与下列疾病进行鉴别。

（1）骨囊肿：好发于儿童和青年，病变位于干骺端并随年龄的增长渐向骨干移位，纵向扩展为主，膨胀不如骨巨细胞瘤。

（2）软骨母细胞瘤：好发于四肢长骨干骺愈合前的骨骺，多发生于 20 岁以下患者，X 线平片显示骨骺破坏区内絮状或砂粒状钙化影。

（3）动脉瘤样骨囊肿：好发于四肢长骨干骺端和脊柱，偏心性、膨胀性生长，骨皮质常有穿破，骨壳外常见骨膜下新生骨形成，CT、MRI 上骨破坏区内常见液－液平面。

（4）棕色瘤：继发于甲状旁腺功能亢进，病变常多发，皮质膨胀轻微，骨皮质变薄，全身性骨质疏松及其他甲旁亢性骨改变。

二、恶性骨肿瘤

（一）骨肉瘤

骨肉瘤是最常见的恶性骨肿瘤。

1. 临床表现

多发生于 10～25 岁的青少年，男性多于女性。早期症状为局部疼痛和肿胀，疼痛最初为间歇性隐痛，迅速发展至持续性剧痛，影响关节活动，导致关节功能障碍。局部皮肤红热，常伴静脉曲张，有明显压痛。患者全身症状明显，包括乏力、贫血，常出现肺部转移。血清碱性磷酸酶常增高。

2. 影像学检查方法

（1）X 线平片是诊断骨肉瘤的首选且是必不可少的影像学方法。

（2）CT 在显示肿瘤边缘的骨质改变和发现溶骨性骨肉瘤软组织肿块中少量肿瘤骨方面，有重要作用。

（3）MRI 诊断肿瘤分期、肿瘤髓内浸润、跳跃性病灶及其对神经、血管的侵犯情况较佳。

3. 病理生理基础

骨肉瘤起源于原始的成骨性结缔组织,后者可向骨、软骨和纤维组织各个方向分化。骨肉瘤可有肿瘤性成骨组织、肿瘤性软骨组织和肿瘤性纤维组织。骨肉瘤以肿瘤性成骨细胞直接形成瘤骨为特征,肿瘤切面呈鱼肉状,可见淡蓝色瘤骨和沙砾样钙化。瘤内出血、坏死和囊性变等常见。

骨肉瘤好发于四肢长骨干骺端,以股骨下端最为多见,其次为胫骨上端和肱骨上端。其他骨中以髂骨较多见。肿瘤一方面经髓腔向骨干和骨骺端蔓延,骨骺对肿瘤的侵犯有一定屏障作用;另一方面肿瘤侵犯骨皮质哈佛氏系统,穿破骨皮质至骨膜下并侵及软组织形成肿块。骨质破坏和肿瘤骨形成,贯穿于骨肉瘤的发生、发展过程,二者交错进行。成骨性肿瘤细胞形成肿瘤骨,已形成的肿瘤骨又可被周围的瘤组织破坏。瘤内瘤骨形成差异很大,自微量沙砾样骨质至象牙质样骨化不等。根据成骨和溶骨的多少,骨肉瘤可分为成骨型、溶骨型和混合型。

骨膜受肿瘤的成骨、破骨活动刺激,可出现各种形式的骨膜反应增生,其本质上与骨折、炎症所产生的骨膜反应相同,不一定代表肿瘤侵及骨膜。已形成的骨膜新生骨又可被肿瘤组织本身破坏,残留的骨膜新生骨形成 Cod man 三角。供应骨膜的大量微血管垂直于骨干,当肿瘤侵至骨外软组织时,血管周围形成的新骨多呈针状垂直排列。

4. 影像学征象

1) X 线平片表现。

(1) 肿瘤骨:为骨肉瘤的特征性 X 线表现。分布于骨破坏区和软组织肿块内,分化差的瘤骨呈均匀毛玻璃样密度增高,分化较好的肿瘤骨呈斑片状、团块状高密度。

(2) 骨质破坏:呈筛孔样或细条状低密度影,常见于肿瘤较早期或与正常骨交界部,为肿瘤浸润伏克曼氏管和哈佛氏管,周围骨质破坏所致。皮质表面虫蚀状骨质破坏,为瘤细胞沿皮质内外面侵蚀所致。大片状或地图样骨破坏,为较大范围的骨质溶解、消失所致。易出现病理性骨折。

（3）骨膜反应：可呈葱皮样、线状或 Cod man 三角等多种形态，但骨膜外层密度较内层高和骨膜反应和皮质间有一透亮间隙是各型骨膜反应的共同特点。

（4）软组织肿块：放射状瘤骨出现在皮质外方的软组织肿块内，由骨皮质向外延伸，大部与骨干垂直。肿块内还可见云絮状和斑片状瘤骨。瘤内可能存在的成软骨组织可形成特征性的环状或点状钙化影，常出现在肿瘤的边缘部。

（5）分型。①成骨型：大量瘤骨，软组织肿块内瘤骨较多，骨膜反应明显，骨破坏少。②溶骨型：瘤骨少，骨膜反应轻，骨破坏重。③混合型：成骨型与溶骨型并存。

2）CT 表现。

（1）与 X 线平片表现相似，但 CT 可见肿瘤内部的出血、坏死，增强扫描肿瘤的非骨化部分明显强化。

（2）跳跃性病灶和软组织肿块的少量肿瘤骨（图 8-10）。

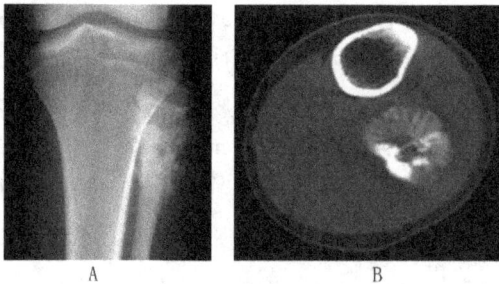

A   B

图 8-10　腓骨上端骨肉瘤

A. 平片，示腓骨近侧干骺端骨质破坏并瘤骨形
成；B. 轴位 CT，示瘤骨呈放射状

（3）骨性关节面破坏和滑囊积液：表示肿瘤侵犯关节。

（4）肿瘤包绕或紧邻血管、神经，其间脂肪间隙消失：肿瘤可能侵犯邻近血管、神经。

3）MRI 表现。

（1）肿瘤呈不均匀长 T_1、长 T_2 信号，增强扫描明显强化。瘤

骨呈斑片状长 T_1、短 T_2 信号。瘤内出血、坏死多呈 T_1WI 等、低信号，T_2WI 高信号（图 8-11）。

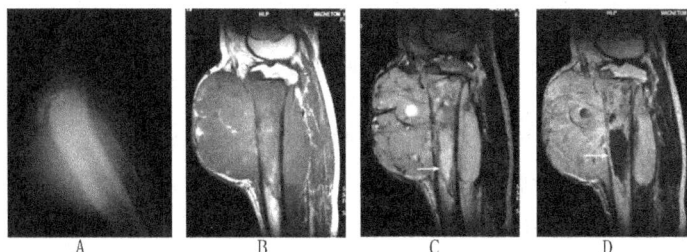

图 8-11 胫骨上端骨肉瘤

A. 平片，示胫骨上端密度增高、巨大软组织肿块形成，前侧皮质破坏并骨膜反应；B. MRI 矢状 T_1WI，示肿瘤侵犯胫骨上端和骨骺并巨大软组织肿块形成，呈不均匀低信号；C. T_2WI，示病灶呈不均匀稍高信号；D. 增强扫描，肿块呈不均匀强化，内见多个坏死灶（箭）

（2）骨骺正常信号消失，呈长 T_1、长 T_2 信号，FST_2WI 上可见周围水肿带：表示肿瘤侵犯骨骺。

（3）骨性关节面和关节面软骨异常信号：肿瘤破坏关节面。

（4）矢状和冠状扫描，骨膜反应呈较低信号位于低信号的骨皮质与较高信号软组织间。易于显示跳跃性病灶。

（5）增强扫描，肿瘤呈早期边缘强化及中心强化延迟，晚期为不均匀强化。

5. **诊断与鉴别诊断**

骨肉瘤与下列疾病进行鉴别。

（1）慢性骨髓炎：髓腔弥漫性密度增高，皮质增厚，可有死骨，无肿瘤骨，无大块骨质破坏，软组织肿块不明显。

（2）Ewing 氏肉瘤：多发生于骨干，髓腔内斑点状、鼠咬状骨质破坏，病变沿骨干向两端广泛蔓延，多见葱皮样骨膜反应。

（3）应力性骨折局部骨质硬化、骨痂形成，MRI 可显示骨内骨折线，无肿瘤骨，无骨质破坏，无软组织肿块。

（二）骨转移瘤

骨转移瘤在恶性骨肿瘤中很常见。原发瘤以乳腺癌、鼻咽癌、肺癌、前列腺癌、甲状腺癌、肾癌较多见，其次为消化道肿瘤和生殖系统肿瘤。幼儿以神经母细胞瘤最多见。

1.临床表现

临床表现视转移部位、原发肿瘤的类型和生长速度的不同而异。早期，一般为局部间歇性疼痛，程度较轻，随着病变的发展，疼痛程度加重，可持续性发作。多部位转移者，常出现恶病质。血清钙、磷和碱性磷酸酶的检查，对了解肿瘤的成骨、溶骨活性有较大意义。

2.影像学检查方法

（1）一般发生于四肢骨、肋骨的转移瘤，X线平片易于发现。

（2）发生于脊椎、骨盆的较早期转移瘤，应选用 CT 或 MRI 检查。脊椎 MRI，特别是 T_1WI 和 FST_2WI 序列对发现脊椎多发转移瘤、转移瘤侵犯椎管较好。

3.病理生理基础

骨转移瘤分溶骨性、成骨性和混合性 3 类，以溶骨性最多见。前列腺癌、膀胱癌和鼻咽癌均可表现为成骨性转移。乳腺癌在部分骨骼表现为成骨性转移，在另部分骨骼则为溶骨性转移。骨转移瘤以多发多见，也可单发，此时与原发骨肿瘤鉴别较困难。

4.影像学征象

1）脊椎转移瘤：脊椎转移瘤通常最早转移至椎体，继而由椎体向后发展侵犯椎弓根。

（1）X线表现。①椎弓根征：椎弓根骨皮质破坏、轮廓消失，表示椎体转移灶侵及椎弓根。②椎体溶骨性转移：椎体破坏、塌陷，相邻椎间隙大多保持完整。③椎体成骨性转移：椎体内出现斑片状高密度影。

（2）CT表现：椎体一侧或全椎体骨质破坏及软组织肿块，或斑点、结节状高密度灶散布于椎体内，常无软组织肿块。

（3）MRI表现：除显示骨质破坏、椎体终板断裂和软组织肿块外，还可显示肿瘤对椎管内脊膜囊、脊髓和神经根的侵犯情况（图 8-12）。

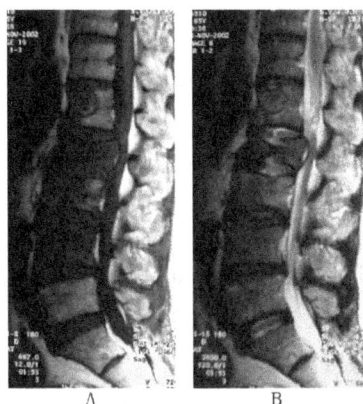

图 8-12　腰椎转移瘤

A. T_1WI，示腰椎多发病灶，呈低信号；

B. T_2W，病灶呈稍高信号，腰 2 椎体终板断裂

2）骨盆转移瘤。

（1）X 线平片和 CT 表现。①溶骨性骨转移：多发穿凿样或虫蚀样骨质破坏，边缘不规则，无骨质硬化。少数可引起骨质膨胀和骨膜反应。②成骨性骨转移：斑点状或斑片状高密度影，边界不清，常无软组织肿块。部分可于骨膜下出现大量新骨，成骨区正常骨小梁大多消失。

（2）MRI 表现：瘤灶呈长 T_1、混杂 T_2 信号，增强扫描明显强化，软组织肿块多见。FST_2WI 除显示高信号肿瘤外，还可显示瘤周水肿带。

3）颅骨转移瘤以溶骨性转移多见。

（1）X 线平片和 CT 表现：多为多发的穿凿样、虫蚀状低密度骨质破坏，可有软组织肿块形成和骨膜反应。

（2）MRI 表现：可显示肿瘤对颅内脑膜和脑的侵犯情况。

5. 诊断与鉴别诊断

骨转移瘤与下列疾病进行鉴别。

(1) 骨髓瘤：穿凿样骨质破坏中可夹有骨质疏松，有时出现全身性骨质疏松。

(2) 骨嗜酸性肉芽肿：多见于儿童或青少年，患者一般情况好，溶骨性骨质破坏，边缘整齐，周围可伴骨质硬化。

三、骨肿瘤样病变

骨囊肿：骨囊肿为生长缓慢的骨肿瘤样病变。

(一) 临床表现

多见于 10～15 岁的青少年。男性稍多于女性。一般无临床症状，多数因发生病理性骨折才被发现。病因不明，有观点认为与外伤有关。

(二) 影像学检查方法

骨囊肿的影像学检查中，首选 X 线平片。一般无需 CT、MRI 检查。

(三) 病理生理基础

骨囊肿多为单房性，也可多房性。大多表现为椭圆形结构，长轴与骨干平行。囊内为淡黄色清亮液体，常继发出血。囊壁衬以由纤维组织和多核巨细胞组成的纤维薄膜。膜外为骨壁，可菲薄呈纸样，易发生病理性骨折。骨囊肿好发于长骨干骺端，肱骨上端或骨干最为多见，约占一半，其次为股骨上端、胫骨上端和腓骨上端。短骨和扁骨也可发生。

(四) 影像学征象

1.X 线表现

(1) 椭圆形、膨胀性的低密度骨质破坏区，边缘锐利，可有细薄的硬化边 (图 8-13)。

(2) 生长特征为中心性生长，纵向生长超过横向生长，且随骨骼的发育逐渐移向骨干。

(3) 骨皮质膨胀变薄，病理性骨折多见，发生骨折后可见少量骨膜反应。有时囊肿可因骨折而完全愈合 (图 8-14)。

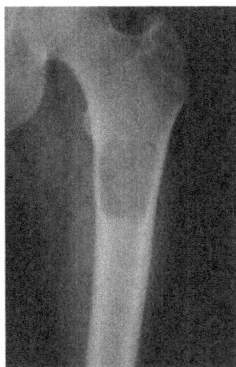

图 8-13　股骨骨囊肿

平片，示股骨近侧干骺端膨胀性骨质破坏，边缘锐利

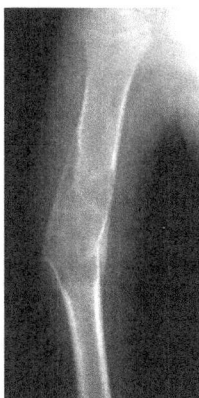

图 8-14　骨囊肿骨折

平片，示骨囊肿部位病理性骨折和骨痂形成

2.CT 表现

较均匀的液性密度囊性肿块，骨壁受压变薄但轮廓完整
（图 8-15）。

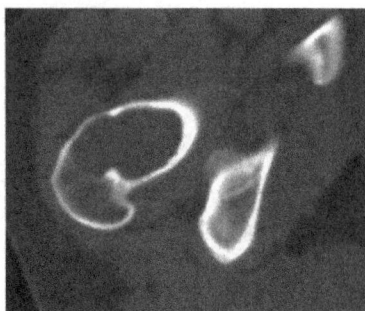

图 8-15　骨囊肿

CT，示囊内为液性低密度，内壁光整、轻微硬化

3. MRI 表现

囊肿呈短或等 T_1、长 T_2 信号，囊内可有少量分隔。增强扫描，囊壁和分隔明显强化（图 8-16）。

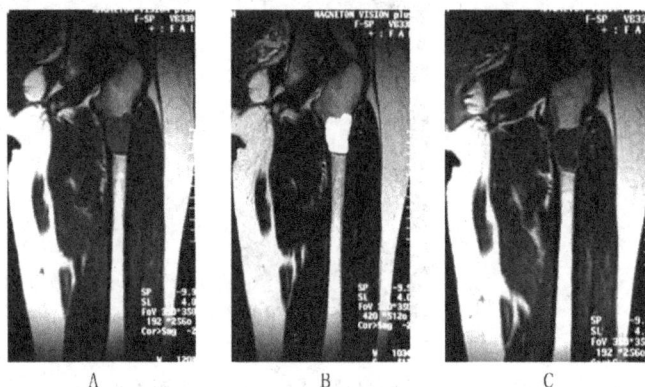

图 8-16　骨囊肿

A. T_1WI 示病灶呈低信号；B. T_2WI，示病灶呈高信号；C. 增强扫描，示囊壁强化

（五）诊断与鉴别诊断

骨转移瘤与下列疾病进行鉴别。

（1）骨纤维异常增殖症：儿童多见，好发于股骨粗隆间和胫骨，病灶呈磨砂玻璃样。

（2）骨嗜酸性肉芽肿：病灶范围较骨囊肿小，周围骨质硬化范围广，骨膜反应明显，临床症状明显。

第三节　骨关节创伤

一、肩袖损伤

肩袖损伤是引起肩周疼痛、肩关节功能障碍最常见的疾病之一，严重地影响了患者的生活质量及工作效率。随着我国工业化进程加快及人口老龄化，肩袖损伤的数量也在逐年上升。

（一）病理及分类

1. 按损伤程度分类

可分为挫伤、不完全断裂及完全断裂 3 类。

肩袖挫伤使肌腱充血、水肿乃至纤维变性，是一种可复性损伤。肌腱表面的肩峰下滑囊伴有相应的损伤性炎症反应，滑囊有渗出性改变。肩袖肌腱纤维的部分断裂可发生于冈上肌腱的关节面侧（下面）或滑囊面侧（上面），以及肌腱内部（图 8-17）。不完全性断裂处理不当或未能修复常发展为完全性断裂。完全性断裂是肌腱全层断裂，使盂肱关节与肩峰下滑囊发生贯通性的损伤。此种损伤最多见于冈上肌腱，其次为肩胛下肌腱，冈下肌及小圆肌腱较少发生。冈上肌腱与肩胛下肌腱同时被累及者也不少见。

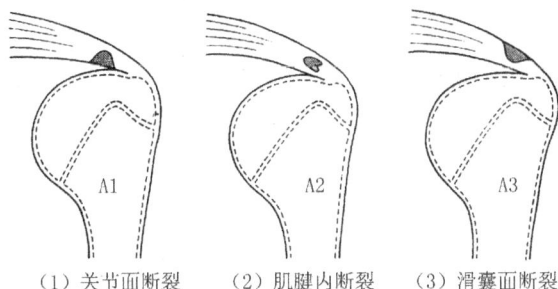

(1) 关节面断裂　　(2) 肌腱内断裂　　(3) 滑囊面断裂

图 8-17　肩袖部分断裂

2. 按肌腱断裂后裂口方向分

与肌纤维方向垂直者，称为横形断裂；裂口方向与肌纤维方向一致者，称作纵形断裂。肩袖间隙的分裂也属于纵形断裂，是一种特殊损伤类型。

3. 按肌腱断裂范围分

可分为小型撕裂、大型撕裂与广泛撕裂 3 类。Lyons 的分类法：小型<3 cm；中型 3～5 cm；大型<5 cm；超大型>5 cm，并有两个肌腱被累及。新鲜肌腱断裂断端不整齐，肌肉水肿，组织松脆，盂肱关节腔内渗出。陈旧性断裂断端已形成瘢痕，光滑圆钝，比较坚硬，关节腔有少量纤维素样渗出物，大结节近侧的关节面裸区被血管翳或肉芽组织覆盖。

（二）临床表现

1. 外伤史

凡有急性损伤史，重复性或累积性损伤史者，对本病的诊断有参考意义。

2. 疼痛与压痛

常见部位是肩前方痛，位于三角肌前方及外侧。急性期疼痛剧烈，持续性；慢性期呈自发性钝痛，在肩部活动后或增加负荷后症状加重。被动外旋肩关节或过度内收也使疼痛加重。夜间症状加重是常见的临床表现之一。压痛多见于肱骨大结节近侧，或肩峰下间隙部位。

3. 功能障碍

肩袖大型断裂者，肩上举及外展功能均受限。外展与前举范围均<45°，主动上举受限，而被动上举无明显受限，是肩袖大型撕裂的一个重要临床特征。

4. 肌肉萎缩

病史超过 3 周以上，肩周肌肉有不同程度的萎缩，以三角肌、冈上肌及冈下肌较常见。

5. 关节继发性挛缩

病程超过 3 个月，肩关节活动范围有程度不同的受限。以外展、外旋及上举受限程度较明显。

（三）影像学诊断

1. X线摄片

X线平片检查对本病诊断无特异性。在 1.5 m 距离水平投照时，肩峰与肱骨头顶部间距应不<12 mm，如<10 mm 一般提示存在大型肩袖撕裂。在三角肌牵引下，可促使肱骨头上移。X线平片显示出肩峰下间隙狭窄。部分病例大结节部皮质骨硬化，表面不规则或骨疣形成，松质骨呈现骨质萎缩和疏松。此外存在肩峰位置过低，钩状肩峰，肩峰下关节面硬化、不规则等X线表现，则提供了存在撞击因素的依据（图 8-18）。患臂上举运动的动态观察，可以观察大结节与肩峰相对关系及是否存在肩峰下撞击现象。X线平片检查还有助于鉴别和排除肩关节骨折、脱位及其他骨、关节疾患。

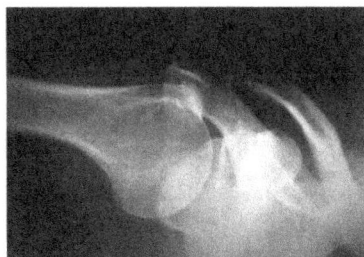

图 8-18 显示肩峰下关节面硬化

2. 关节造影

在正常解剖情况下盂肱关节与肩胛下肌下滑液囊及肱二头肌长头腱腱鞘相通，但与肩峰下滑囊或三角肌下滑囊不相交通。若在盂肱关节造影中出现肩峰下滑囊或三角肌下滑囊的显影，则说明其隔断结构——肩袖已发生破裂，导致盂肱关节腔内的造影剂通过破裂口外溢，进入了肩峰下滑囊或三角肌下滑囊内（图 8-19）。盂肱关节腔的造影对肩袖完全断裂是一种十分可靠的诊断方法。但对于肩袖的部分性断裂不能做出正确诊断。

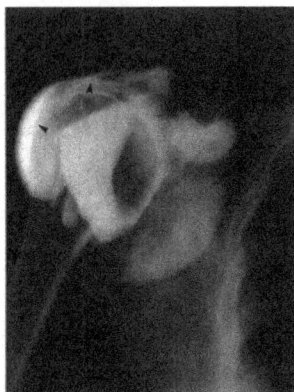

图 8-19　肩袖破裂，盂肱关节造影
造影剂进入肩峰下滑囊及三角肌下滑囊

盂肱关节造影不仅能显示肩袖破裂，而且可根据造影剂溢出部位及范围判断裂口大小，此外还能识别肩袖间隙分裂、盂肱关节挛缩、冻结肩及盂肱关节不稳定等病理改变。如做泛影葡胺及气体的双重对比造影（前者 4～5 mL，后者 20～25 mL），于肩外展 90°的轴位相还能清晰显示盂唇及关节囊的解剖形态，对于没有条件做 CT 扫描的医疗单位，无疑是一种有用的辅助诊断方法。

3.CT 断层扫描检查

单独使用 CT 扫描对肩袖病变的诊断意义不大。CT 扫描与关节造影合并使用，对肩胛下肌及冈下肌的破裂以及发现并存的病理变化有一定意义。在肩袖广泛性撕裂伴有盂肱关节不稳定时，CT 扫描有助于发现肩盂与肱骨头解剖关系的异常及不稳定表现。

4. 磁共振成像

对肩袖损伤的诊断是一种重要的方法。磁共振成像能依据受损肌腱在水肿、充血、断裂以及钙盐沉积等方面的不同信号显示肌腱组织的病理变化（图 8-20）。磁共振成像的优点是非侵入性检查方法，具有可重复性，而且对软组织损伤的反应灵敏，有很高的敏感性（达 95％以上）。但是高的敏感性很难区分与鉴别，导致较高的假阳性率。进一步提高诊断的特异性还有待深入进行影像与病理对照研究，以及病例数量和实践经验的积累。

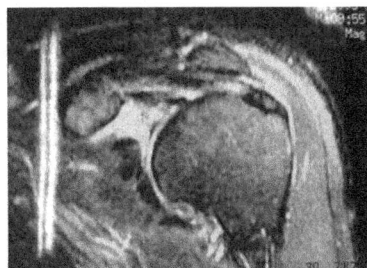

图 8-20　MRI 显示冈上肌断裂

5. 超声诊断方法

超声诊断也属于非侵入性诊断方法。简便、可靠，能重复检查是其优点。对肩袖损伤能做出清晰分辨。高分辨率的探头能显示出肩袖水肿、增厚等挫伤性病理改变，肩袖部分断裂则显示肩袖缺损或萎缩、变薄。完全性断裂能显示断端和裂隙，并显示肌腱缺损范围。对肌腱部分断裂的诊断优于关节造影。

（四）鉴别诊断

1. 肩周炎

本病的好发年龄在 50 岁左右，女性多见，大多无外伤史，肩关节被动活动差，肩周压痛点广泛，X 线片示肩关节间隙窄，骨质疏松；而肩袖损伤一般被动活动可，压痛点仅限于冈上肌及冈下肌止点。

2. 肱二头肌长头腱炎

压痛点主要在肱二头肌间沟，虽也会出现疼痛弧，但是不典型，二头肌间沟封闭可立即见效；而肩袖损伤压痛点在大结节；有典型疼痛；疼痛多在上举外旋时；大结节部位封闭可立即使疼痛减轻。

二、椎间盘突出

椎间盘突出是在髓核和纤维环变性的基础上，髓核经纤维环向周围组织突出的病理状态。大多为慢性损伤所致，急性外伤可加剧症状。

（一）临床表现

多见于 30～50 岁人群，男性较多。椎间盘突出好发于腰 4/5 和腰 5/骶 1 椎间盘，其次为下颈椎诸椎间盘。主要表现为神经根和脊髓的压迫症状。反复腰痛和一侧坐骨神经痛是腰椎间盘突出的常见症状。

（二）影像学检查方法

（1）X 线平片诊断价值非常有限，用于了解椎间盘突出后继发的椎体骨质改变。

（2）脊髓造影目前已很少应用。

（3）CT 检查（包括三维重组）可用于诊断椎间盘突出，但不如 MRI。

（4）椎间盘突出应首选 MRI 检查，采用 SE 和压脂 T_1WI、T_2WI 序列，横断面与矢状面扫描是必需的。在怀疑椎间盘继发性病变时可行增强扫描。

（三）病理生理基础

（1）椎间盘退行性变，自青年起可出现。构成椎间盘的髓核、纤维环和透明软骨板均可发生变性。内纤维环可出现黏液样变性、液化坏死、软骨细胞团增生、纤维化及纤维环大裂隙形成；软骨终板可出现凹陷、分离、漂移、断裂、缺失或突入椎体内；髓核可黏液样变性和软骨增生。

（2）根据纤维环变性程度的不同，椎间盘突出分为膨出和脱出。①椎间盘膨出：椎间盘向周围较均匀膨隆，纤维环尚完整。变性的椎间盘纤维环松弛但完整，纤维环超出椎体的边缘。②椎间盘脱出：传统上多认为系髓核经纤维环破口突出，但近年来的 MRI 病理对照研究发现，脱出之椎间盘成分除髓核外，还可以是变性的纤维环内层。椎间盘脱出的性质，与椎间盘变性的部位、程度与性质有关。③Schmorl 结节：指髓核经相邻的椎体软骨板的薄弱区突入椎体松质骨内，形成椎体上或下缘的压迹，是特殊类型的椎间盘突出。

（四）影像学征象

1. 椎间盘膨出

（1）CT表现：①椎间盘向周围较均匀膨隆，后缘呈凸向后的弧形改变，后纵韧带受压后移。矢状图像显示椎间盘前、后缘分别推压前、后纵韧带。②两侧椎间孔与椎间孔脂肪对称性弧形受压，硬脊膜囊也可受压、局部凹陷。CTM显示蛛网膜下腔、脊髓及神经根受压更清晰。③真空现象：椎间盘呈低密度，CT值为负值。见于椎间盘变性。

（2）MRI表现：与CT表现相似；硬脊膜囊切迹样改变T_2WI较T_1WI明确；椎间盘变性可表现为椎间盘变扁，在T_2WI上呈低信号。

2. 椎间盘脱出

（1）以髓核为主的椎间盘脱出：多向椎间盘侧后缘突出，一侧或双侧发生。①MRI上矢状图像显示椎间盘变窄，髓核变窄、前后径增宽；横断图像显示髓核经纤维环裂口疝出至椎体后缘连线轮廓之外，推压后纵韧带和硬脊膜囊。②纤维环裂口可大可小，椎间盘裂隙征在T_1WI、T_2WI上呈条片状低信号。③脱出的髓核在T_1WI呈等信号，在T_2WI可呈高信号、稍高信号、等信号或低信号，视其变性情况而定。新近发生之椎间盘脱出以高信号多见。

（2）以纤维环为主的椎间盘脱出：常向中央后缘突出，对后纵韧带和硬脊膜囊形成切迹样压迫。①椎间盘高度变扁，脱出部分在T_1WI呈等信号，在T_2WI多呈明显高信号，高于髓核母体。②髓核在T_2WI上多有不同程度的信号减低。脱出部最外侧呈弧形铆钉盖状，脱出部分与髓核常通过"窄颈"相连，矢状T_2WI图像观察清晰。③髓核游离体：指脱出之髓核与母体分离，形成游离的小结节。其可位于后纵韧带前或后方，大多位于脊膜囊外面。多呈不规则形结节，在T_1WI上信号较CSF高，在T_2WI信号多样，可保持高信号，也可为低信号。增强扫描无强化。此游离体，尤其是与母体距离较远时，易误诊为肿瘤。

3. 椎间盘突出的继发性改变

（1）椎体终板改变：椎间盘（软骨终板）变性、软骨断裂，髓核突入椎体松质骨内，造成局部椎体终板的压迹及其周缘反应性骨质增生，谓 Schmorl 结节。①X 线表现：平片显示椎体上缘或下缘半圆形凹陷，边缘硬化，常上下对称出现；CT 上表现为骨质缺损，中心呈低密度，外周为硬化带。②MRI 表现：Schmorl 结节相邻的椎间盘变性，结节的 T_1WI、T_2WI 信号与椎间盘接近。结节呈弧形或半圆形，边缘光整。结节周围硬化带呈 T_1WI、T_2WI 低信号，硬化带之外可见呈 T_1WI、T_2WI 高信号的脂肪变性。

（2）椎间盘上下椎体的水肿、黄髓化与骨质增生：三者可单独发生，也可同时出现。椎间盘变性、突出后，对压力缓冲作用减弱，椎体承重力增大，椎体内压增高和静脉回流障碍，导致椎体水肿和脂肪变性。①椎体骨髓水肿呈长 T_1 信号、呈长 T_2 信号。②黄髓化呈短 T_1、长 T_2 信号，压脂序列上呈低信号。③骨质增生在 T_1WI、T_2WI 上呈低信号。

（3）炎性反应：长期、缓慢的压迫性刺激，静脉回流障碍，导致椎间盘突出的上、下椎体后缘与后纵韧带之间毛细血管扩张、增生，同时还可出现纤维组织的增生和炎症细胞的浸润。其结果是进一步加重占位、压迫效应。MRI 表现为突出的椎间盘上下小结节影，呈长 T_1、长 T_2 信号，在横断 T_2WI 上有时可见细小的流空信号，强化非常明显。此时，注意征象的观察可避免误为椎管内肿瘤。

三、交叉韧带损伤

（一）正常解剖与 MRI 表现

1. 解剖

前交叉韧带（ACL）起于胫骨髁间前区，向上后方止于股骨外髁内后面，长约 4 cm。在矢状面上，前交叉韧带多呈斜直走行，少数向后轻度弯曲，其宽度约为 2.8～5.1 mm，前缘光滑，后缘

模糊，冠状面位于股骨髁间窝中央斜向上外的条带状结构
（图 8-21）。

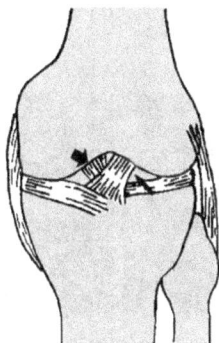

图 8-21　正常前交叉韧带示意图前面观
细箭为前交叉韧带，粗箭为后交叉韧带

后交叉韧带（PCL）起于胫骨髁间后区，向上前内方止于股骨
内侧外后面。在矢状面上，多呈向后轻度弯曲，少数斜直走行，
其宽度约为 3.2～6 mm，前后缘均光滑，冠状面位于股骨髁间窝
内侧，呈带状结构（图 8-22）。

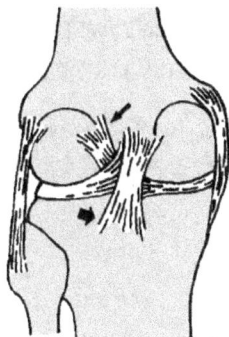

图 8-22　正常后交叉韧带示意图后面观
细箭为前交叉韧带，粗箭为后交叉韧带

2.MRI 表现

正常前交叉韧带在 MRI 的任何序列呈带状低信号，部分因其前下端纤维分为 2～4 支，之间可见线状或条纹状高信号，为脂肪组织和滑液（图 8-23）。

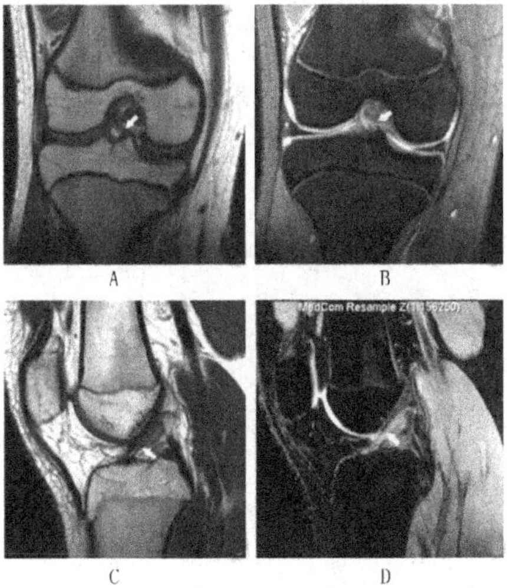

图 8-23　正常前交叉韧带 MRI 表现

前交叉韧带在 T_1WI 和 T_2WI 呈带状低信号（白箭）

A. 冠状面 T_1WI；B. 冠状面 T_2WI；C. 矢状面 T_1WI；D. 矢状面 T_2WI

正常后交叉韧带在任何序列呈凸面向后弓形均匀低信号，后交叉韧带在常规矢状面或冠状面上均可在 1～2 个层面上显示（图 8-24）。

（二）交叉韧带损伤

1. 受伤机制

（1）前交叉韧带：膝关节强力过伸或外展所致，可发生于前交叉韧带中部、胫骨或股骨附着点。

（2）后交叉韧带：膝部扭转、压砸、撞击或坠落等强大暴力所致，后交叉韧带是膝关节中最强大的韧带，损伤少于前交叉韧带。

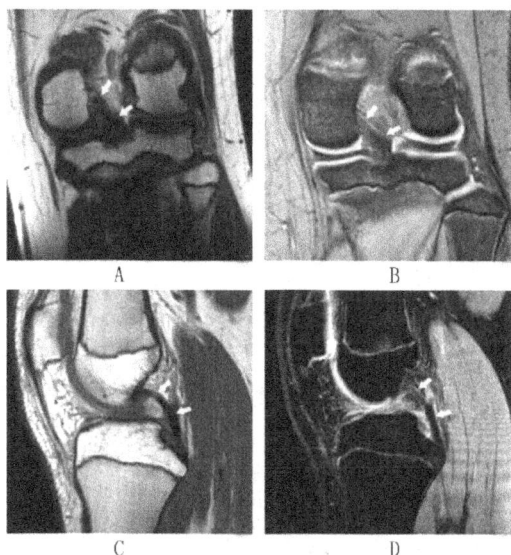

图 8-24　正常后交叉韧带 MRI 表现

正常后交叉韧带在 T_1WI 和 T_2WI 呈凸面向后弓形均匀低信号（白箭）

A. 冠状面 T_1WI；B. 冠状面 T_2WI；C. 矢状面 T_1WI；D. 矢状面 T_2WI

2. 临床表现

膝部疼痛、肿胀和功能障碍，膝部物理检查抽屉试验阳性。

3. 损伤类型

前交叉韧带和后交叉韧带损伤均可分为完全断裂和部分断裂，MRI 上很难鉴别。

4. 影像诊断要点

（1）前交叉韧带（ACL）完全断裂征象：①ACL 连续性中断（图 8-25）。②ACL 扭曲呈波浪状。③ACL 内形成假瘤，在 T_1WI 呈中等信号，T_2WI 上呈高信号，并且见不到完整的纤维束；T_2WI 上 ACL 内呈现弥漫性高信号（图 8-26）。

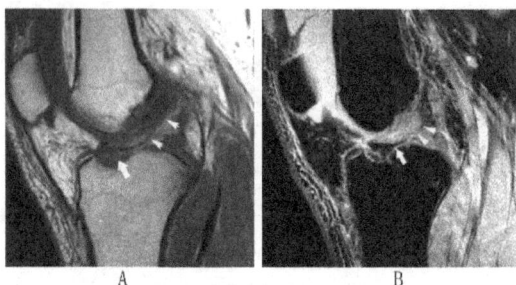

图 8-25 前交叉韧带断裂

前交叉韧带胫骨附着处断裂合并胫骨髁间隆起撕脱骨折（白
箭示骨碎片，白箭头示断裂增粗并信号增高的前交叉韧带）

A. 矢状面 T_1WI；B. 矢状面 T_2WI

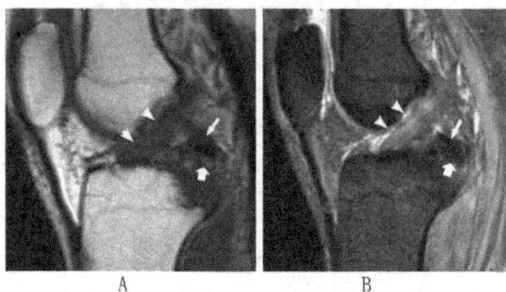

图 8-26 前交叉韧带及后交叉韧带断裂

前交叉韧带断裂（白箭头）及后交叉韧带断裂（细白
箭）并后交叉韧带附着处撕脱骨折（粗白箭示骨碎片）

A. 矢状面 T_1WI；B. 矢状面 T_2WI

（2）后交叉韧带（PCL）断裂的征象：①PCL 连续性中断，
断端的韧带回缩、扭曲（图 8-27）。②MRI 上未显示 PCL。③PCL
在 T_1WI 上呈中等信号、T_2WI 上呈不规则的高信号（图 8-28）。
④PCL 胫骨附着点有线形的异常信号，T_1WI 呈中等信号，T_2WI
呈高信号，撕脱的骨碎片和后交叉韧带相连而韧带的连续性未见
中断（图 8-29、图 8-26）。

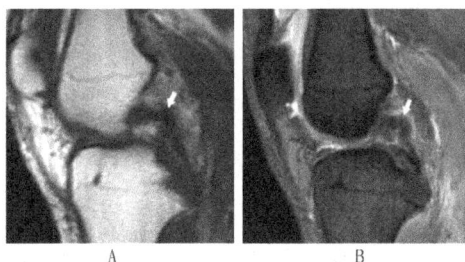

图 8-27　后交叉韧带断裂

后交叉韧带断裂，断端回缩、扭曲（白箭）

A. 矢状面 T_1WI；B. 矢状面 T_2WI

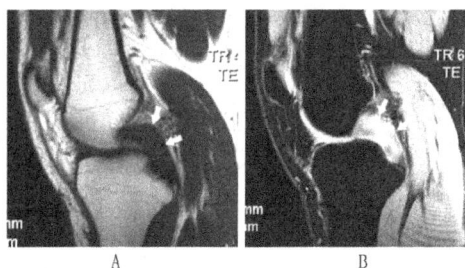

图 8-28　后交叉韧带断裂

后交叉韧带增粗，T_1WI 呈中等信号和 T_2WI 呈高信号（白箭）

A. 矢状面 T_1WI；B. 矢状面 T_2WI

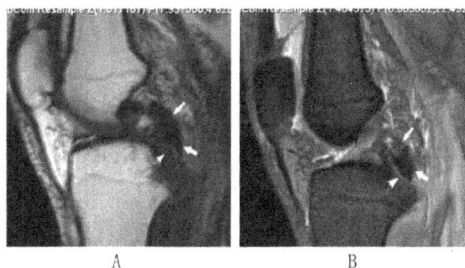

图 8-29　后交叉韧带断裂

后交叉韧带在胫骨平台附着点有线样异常信号（白箭头），后交叉韧带增粗信号异常（细白箭），胫骨附着处撕脱骨折（粗白箭）

A. 矢状面 T_1WI；B. 矢状面 T_2WI

第四节　骨关节感染性疾病

一、化脓性骨髓炎

化脓性骨髓炎，可由血源性感染或外源性感染引起。常见的致病菌为金黄色葡萄球菌，其他少见的包括溶血性链球菌、大肠杆菌和布鲁杆菌等。

（一）临床表现

1.急性化脓性骨髓炎

起病急，进展快，多有高热、寒战，局部可出现红、肿、热、痛等炎症表现。实验室检查可见白细胞计数明显增高。

2.慢性化脓性骨髓炎

多无全身症状，但患骨局部可出现肿痛、窦道形成、流脓，久治不愈。

3.慢性硬化性骨髓炎

无全身症状，主要表现为反复发作的病骨肿胀、疼痛，为骨质增生导致骨内压力增高所致。

（二）影像学检查方法

检查方法的选用，主要取决于化脓性骨髓炎发展的阶段。

（1）X线平片是首选检查方法，对急性进展期及慢性期的化脓性骨髓炎有重要诊断价值，还可评价疗效。MRI检查对慢性骨髓炎的鉴别诊断有较大作用。

（2）早期急性化脓性骨髓炎应首选MRI，MRI对骨髓水肿和软组织改变非常灵敏。CT对发现早期骨髓内小脓肿优于X线平片。X线平片诊断价值有限。MRI对慢性骨髓炎的诊断价值高于CT和平片，对病变的范围界定和病变性质的鉴定有较大作用。

（三）病理生理基础

1.急性化脓性骨髓炎（以四肢长骨为例）

四肢长骨急性化脓性骨髓炎，多由金葡菌血行感染引起。骨髓炎在长骨干骺端开始,以胫骨上端、股骨下端、肱骨和桡尺骨多见。

(1) 急性化脓性骨髓早期病理改变为炎症细胞渗出、浸润,骨内压力增高、静脉回流受阻。此阶段临床症状明显,但 X 线表现轻微。

(2) 起病后 1 周内,骨内局部开始形成脓肿,并引起骨质破坏。在骨质破坏的早期,即出现骨质修复和骨膜反应。

(3) 随着脓肿向外发展穿破骨皮质及在骨髓腔内蔓延形成髓内多发脓肿,脓液经皮质破口、哈佛管和伏克曼管到达骨膜下,形成骨膜下脓肿。骨膜下脓肿又可返回骨髓腔,进一步加剧骨脓肿形成和骨质破坏。

2. 慢性骨髓炎

急性化脓性骨髓炎若治疗不彻底,即转化为慢性骨髓炎。

(1) 死骨与骨性包壳:骨膜下脓肿扩大,使长骨骨干血供中断,同时长骨供血动脉发生血栓性动脉炎,结果造成大片骨质坏死,即死骨。骨膜下新生骨包围死骨,形成骨性包壳。包壳可被脓液侵蚀,成为瘘孔。

(2) 显著的骨质修复:骨质破坏区周围大量骨质增生,骨小梁增粗、紊乱,密度明显增高,可呈象牙质样高密度。骨膜反应显著,呈密实的致密影,与残存的骨皮质融合,骨外廓不规整。髓腔骨质破坏趋于局限,内部充满脓液和肉芽组织,在新骨包裹下成为死腔,内可有死骨。

3. 慢性硬化性骨髓炎

慢性硬化性骨髓炎是由低毒性感染引起的慢性骨髓炎,病灶中不能培养出病菌,以骨质硬化为主要征象。较大儿童及成人多见,好发于长骨骨干、锁骨和下颌骨。

(四) 影像学征象

1. 急性化脓性骨髓炎(以四肢长骨为例)

(1) 急性化脓性骨髓早期。①X 线表现:轻微。主要为骨质疏松和软组织肿胀,皮下脂肪层模糊。②MRI 表现:广泛的骨髓水肿和软组织肿胀。

（2）起病后 1 周内。①X 线平片：干骺端松质骨内斑片状低密度骨质破坏，骨小梁结构模糊，可出现轻微骨膜反应（图 8-30）。②CT 表现：可显示早期骨髓内脓肿的部位和蔓延范围，骨髓充满脓液，密度稍高。③MRI 表现：由于骨髓内脓肿形成和骨髓水肿、渗出，形成髓内广泛病变，在 T_1WI 呈低信号、在 T_2WI 呈不均匀高信号（图 8-31）。

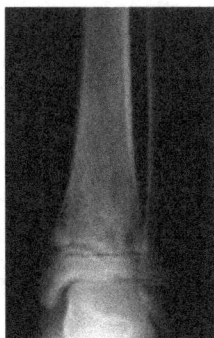

图 8-30　胫骨急性化脓性骨髓炎

平片，示胫骨远侧干骺端髓腔内和皮质下
见多个小灶性低密度骨质破坏，边界欠清

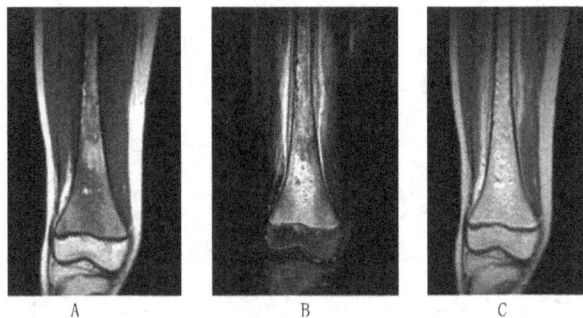

图 8-31　股骨急性化脓性骨髓炎

A. MRI 冠状位 T_1WI，示股骨远侧干骺端至骨干之髓腔片
状、斑片状低信号，骨皮质中断；B. MRI 冠状位 FST_2WI，
示病灶呈高信号；C. 增强扫描，示病灶明显强化

（3）随着脓肿向外发展。①X线表现：干骺端骨质破坏范围扩大、融合，累及骨皮质，也可累及整个骨干，可有小片状死骨出现。骨骺多不受侵犯。骨膜反应明显，葱皮状或花边状；也可因骨膜掀起、穿破，而表现为"袖口"样或断续状。②MRI表现：髓内病变和骨皮质病变往往相互融合。骨皮质脓肿表现为皮质内多发的虫蚀状骨质破坏，在 T_1WI 呈低信号、在 T_2WI 呈高信号。骨膜反应在 T_1WI、T_2WI 上均表现为连续的环状稍高信号；增强扫描明显强化。

2. 慢性骨髓炎

（1）X线平片表现。①死骨：位置表浅，呈长条形或方形，长轴与骨干平行；密度较高，骨小梁结构模糊；周围为低密度环，系隔离死骨与正常骨质的肉芽组织或脓液。②骨质破坏区周围大量骨质增生，骨小梁增粗、紊乱，密度明显增高，可呈象牙质样高密度。③髓腔骨质破坏趋于局限，内部充满脓液和肉芽组织，在新骨包裹下成为死腔，内可有死骨。瘘孔呈一通向软组织的低密度影。④骨膜反应显著，呈密实的致密影，与残存的骨皮质融合，骨外廓不规整。

（2）CT表现：与X线平片表现相似，但显示髓腔内死骨、包壳以及脓肿的数目、位置、形态优于X线平片。

（3）MRI表现：病灶内的水肿、炎性病变、肉芽组织和脓液在 T_1WI 上均呈低信号，在 T_2WI 上为明显高信号；骨质增生在 T_1WI、T_2WI 上均呈低信号；皮下脂肪水肿在 T_1WI 上表现为垂直于表面的低信号条索状影。

3. 慢性硬化性骨髓炎

（1）患骨呈梭形膨大，边缘光整。

（2）患骨局灶性的或广泛的骨质增生、硬化，骨质密度明显增高。骨质硬化区内通常无低密度破坏灶。

（3）皮质增厚，骨髓腔变窄。

（4）骨膜反应少见。软组织一般正常。

（五）诊断与鉴别诊断

1. 急性化脓性骨髓炎与骨结核的影像学鉴别

见表 8-1。

表 8-1　急性化脓性骨髓炎与骨结核的影像学鉴别

	起病	骨破坏	死骨	骨硬化	骨膜反应	越过骨骺线
急性化脓性骨髓炎	急	范围广	较大	明显	明显	不易
骨结核	隐匿	范围小	泥沙样	轻	轻	容易

2. 慢性化脓性骨髓炎与硬化型骨肉瘤的影像学鉴别

见表 8-2。

表 8-2　慢性化脓性骨髓炎与硬化型骨肉瘤的影像学鉴别

	临床特点	骨质增生硬化	死骨	骨膜反应	周围软组织
慢性化脓性骨髓炎	反复发作，局部窦道流脓	广泛	大块	广泛	弥漫性肿胀
硬化型骨肉瘤	快速进展，间歇性或持续性剧痛	斑片状、针状瘤骨	无	可见	肿块，内有瘤骨

二、化脓性关节炎

化脓性关节炎为化脓性细菌侵犯关节而引起的急性炎症，多数由葡萄球菌、链球菌和肺炎链球菌等经血行进入关节所致，也可由邻近软组织感染、骨髓炎蔓延或创伤直接引起感染所致。全身关节均可受累，但以承重关节多见，多为单发。

（一）临床表现

儿童较成人多见。一般起病急，高热、寒颤，关节红、肿、热、痛，压痛和波动感，关节可因肌肉痉挛而呈强迫体位。

（二）影像学检查方法

化脓性关节炎影像诊断的目的是早期诊断以指导早期治疗。MRI 检查是早期诊断化脓性关节炎的最重要手段。CT 检查显示关节肿胀、积液较 X 线平片清晰，但显示关节软骨病变不力。X 线平片很少使用。

（三）病理生理基础

病菌侵入关节后，首先侵犯滑膜，引起滑膜肿胀、充血、浆液渗出，关节积液，继之，纤维蛋白渗出。感染严重时，滑膜坏死，脓液渗出，中性粒细胞溶酶体破裂，蛋白分解酶侵蚀关节软骨，继而破坏软骨下骨质。关节软骨和软骨下骨质破坏，以两侧关节面承重部分为著。关节周围软组织常被累及。病变愈合时，肉芽组织长入关节腔，出现纤维化或骨化，最终导致关节纤维性强直或骨性强直。

（四）影像学征象

1. 早期化脓性关节炎

（1）X线表现：①关节囊肿胀，呈稍高密度软组织影，关节和骨端两旁低密度脂肪层弧形受压、向外移位。起病后 1 周内出现。②骨质疏松：以关节面骨皮质下骨质疏松为著，炎症充血和疼痛废用所致。③关节面骨质破坏和关节畸形，骨性关节面虫蚀状或小片状破坏，关节间隙可变窄；肌肉痉挛可造成关节脱位或半脱位。④关节周围软组织肿胀，软组织增厚、层次模糊不清。

（2）MRI表现：①滑膜充血水肿，不均匀增厚，内壁毛糙不整，呈片状长 T_1、长 T_2 信号，边界不清。②关节面软骨和关节面下骨质破坏：关节面软骨破坏呈 T_1WI 低、T_2WI 等信号的虫蚀状或小片状软骨缺损，关节面下骨质破坏呈局灶性的长 T_1、长 T_2 信号。③关节周围软组织肿胀：软组织增厚、层次模糊不清，在 T_2WI 上呈增高信号。

2. 晚期化脓性关节炎

（1）X线表现：关节面骨质破坏，关节间隙狭窄，周围骨质反应增生，最后出现关节纤维性强直或骨性强直。

（2）MRI表现：关节软骨大量破坏，MRI 显示正常软骨消失，为纤维组织和肉芽组织取代，关节间隙变窄。

（五）诊断与鉴别诊断

关节结核与化脓性关节炎的鉴别（表8-3）。

表 8-3　关节结核与化脓性关节炎的鉴别诊断

	关节结核	化脓性关节炎
发病	缓慢，病程长	急，病程较短
临床表现	关节疼痛和梭形肿胀	发热、局部红、肿、热、剧痛
关节软骨及关节面下骨破坏	进展慢，局限于关节边缘	进展快，累及范围广
关节间隙狭窄	晚期出现	早期出现
骨性强直	完全性	部分性
患肢软组织萎缩	有	很少

三、骨关节结核

绝大多数的骨与关节结核是体内其他部位结核灶内的结核菌经血行播散的结果，最易侵犯血供丰富的松质骨。

（一）临床表现

好发于儿童及青少年，近年来中老年患者也不少见。骨与关节结核病变进展缓慢，临床表现多较轻微。全身症状有不规则低热、乏力。早期局部症状为疼痛、肿胀和功能障碍，无明显发红、发热。晚期冷脓肿形成，穿破后形成窦道。长期的结核病变，可导致发育障碍、骨关节畸形和严重功能障碍。

（二）影像学检查方法

（1）一般的长骨结核，宜首选 X 线平片，不但可用于诊断，也适于作治疗追踪观察。

（2）早期的关节结核宜首选 MRI 检查。

（3）早期脊椎结核宜选用 CT、MRI 检查。较 X 线平片，CT、MRI 更早发现骨质破坏和椎旁软组织改变，更清晰显示椎旁脓肿。MRI 可较 CT 更早发现椎体终板下的骨质异常。

（三）病理生理基础

1. 骨结核

不规则的骨质破坏，活动期边缘无骨质增生、硬化。进展期，结核病灶缓慢增大，近关节病灶常常侵入关节形成关节结核。干骺端结核经骨骺板可侵犯骨骺。结核灶内死骨少见，且多呈砂粒状，骨膜反应多较轻微。骨内结核灶穿破后在软组织内形成冷脓肿。结核愈合时，破坏区缩小，同时边缘骨质增生。

2. 关节结核

形成途径主要有两种：经骨结核侵犯关节（骨型）和结核性滑膜炎（滑膜型）。基本病变以四肢大关节较典型。最初为关节软组织肿胀，渗液较多时可见关节间隙增宽；继之出现关节面边缘局限性骨质侵蚀，之后可破坏全关节。关节间隙狭窄，可合并关节脱位。早期即可出现近关节骨质疏松。儿童和青少年的滑膜型关节结核中，由于慢性充血的作用，常发生骨化程序增速及骨骺增大。

3. 脊椎结核

根据病灶的部位，脊椎结核分为椎体结核和附件结核，前者又分为中央型、边缘型和韧带下型 3 种。中心型椎体结核多发生于儿童胸椎，儿童椎体血供主要来自后脊椎动脉分支，该动脉从后壁进入椎体中央，椎体周围包绕较厚的软骨，病变在椎体中央近前侧开始，病变以骨质破坏为主；边缘型椎体结核多见于成人腰椎，成人腰椎血供主要来自肋间动脉和腰动脉，从前方进入并沿骨膜下分支，病灶多从椎体前缘、骨膜下和韧带下椎间盘开始；各型均可产生椎旁脓肿。

（四）影像学征象

1. 长骨骨骺、干骺端结核

（1）圆形、类圆形或分叶状局限性骨质破坏，边缘清晰，中央可见细小死骨，周围可有少量不规则骨质增生硬化。

（2）侵犯骺、干骺、近骺板的干骺端，常横跨骺板。

（3）通常无骨膜反应。

（4）干骺端结核可侵及骨骺和关节，骨骺结核早期即可侵犯关节。

2. 短骨结核

（1）多发生于 10 岁以下儿童，多为双侧多骨发病，多见于指、趾骨和掌、跖骨。

（2）髓腔骨质破坏，骨干膨胀、皮质变薄，为"骨气鼓"征，伴层状骨膜反应。以肉芽组织为主的病变，自髓腔向外膨胀性扩展侵及皮质和骨膜，引起皮质增厚和骨膜增生；以坏死为主的病变，形成小死骨，坏死灶穿破后形成脓肿和窦道。

3. 髋关节结核

在四肢关节结核中最多见，多发生于儿童和少年。骨型多见，滑膜型较少见。

（1）早期表现：关节囊阴影模糊、消失，关节积液较多时关节间隙增宽，关节周围骨质疏松。

（2）进展期表现：关节面下及关节面骨质破坏，股骨头或髋臼表面不规则，关节间隙变窄。

（3）晚期表现：关节间隙明显狭窄，上、下关节面骨质破坏显著，股骨头可脱位或半脱位。

4. 膝关节结核

以滑膜型为主，骨质破坏发生于非承重的关节边缘部位。

（1）早期滑膜型结核。①X现表现：髌骨和股骨髁间凹增宽，关节软组织肿胀（图8-32）。②MRI表现：关节腔内积液呈均匀长 T_1、长 T_2 信号。增厚滑膜呈长 T_1、略长 T_2 信号，增强后呈较明显强化，分布于关节囊内壁和滑囊囊壁。近干骺端的骨髓因水肿呈长 T_1、长 T_2 信号。

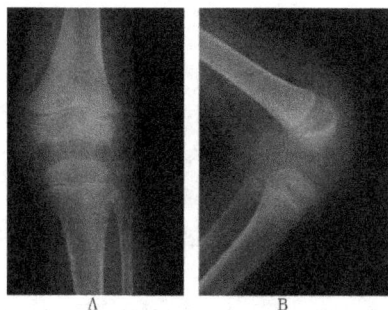

图8-32 膝关节滑膜型结核

A. 膝关节正位平片，示膝关节囊肿胀、密度增高，关节间隙增宽；B. 膝关节侧位平片，示髌下脂肪垫模糊

（2）中晚期滑膜型结核。①X 现表现：骨端边缘出现虫蚀样骨质破坏，边缘模糊，常为关节上下缘对称受累。继而出现关节间隙明显非勾称性变窄，关节畸形，骨质破坏，可伴关节周围脓肿和窦道形成。②MRI 表现：在 T_1WI 上关节软骨模糊、不连续。关节面下骨侵蚀呈长 T_1、不均匀长 T_2 信号。增强后，骨破坏区的肉芽组织、关节腔内及滑囊内肉芽组织和增厚滑膜呈明显不均匀强化。

（3）骨型结核多起源于股骨或胫骨骨端结核，关节面不规则，关节间隙变窄，对侧关节面骨质破坏及关节面不规则。

5. 脊椎结核

在骨关节结核中最多见，约占 40%。腰椎最常见，其次是胸椎，少数病例可多节段发病。

（1）中心型椎体结核：①早期 X 线平片表现为一个或两个相邻椎体中央松质骨出现低密度破坏灶。②继之破坏灶向上、下扩展，椎体塌陷变扁，椎旁脓肿形成；破坏椎间盘使椎间隙变窄，并可侵犯邻近椎体。

（2）边缘型椎体结核：早期椎体前缘、上缘或下缘局部骨质破坏，并邻近椎间盘破坏，有局限于两个椎体的倾向，椎旁脓肿多见。

（3）韧带下型椎体结核：少见。主要发生于前纵韧带下方，为较特殊的脊椎结核。X 线平片、MRI 表现为连续 1～2 个或多个椎体前缘骨质破坏，脓肿多位于前纵韧带与椎体前缘之间，椎间盘可正常。

（4）附件结核：少见，多发生于成人。可发生于椎板、横突、棘突和椎弓根，局部骨质破坏，多有椎旁脓肿形成。

（五）诊断与鉴别诊断

脊椎结核与转移性肿瘤、椎体压缩骨折的鉴别（表 8-4）。

表 8-4　脊椎结核与转移性肿瘤、椎体压缩骨折的影像学鉴别

	脊髓结核	椎体转移瘤	椎体压缩骨折
骨质破坏	有	有，常有椎弓破坏	无，有骨质中断、内陷
椎体变形	有，变扁或呈楔形	少，变形轻	有，多呈楔形，椎体前缘可见碎骨片
骨质破坏周围骨质增生	有	无	无
椎体间隙狭窄	有	无	无
椎旁肿块	有，常有钙化	偶见，局限	无
增强扫描	病变椎体呈不均匀强化，脓肿壁明显强化	强化不明显	强化不明显

四、色素沉着绒毛结节性滑膜炎

色素沉着绒毛结节性滑膜炎（PVNS）是一种侵及关节、腱鞘、黏液滑囊或肌腱组织的良性增生伴色素沉着性病变。目前原因尚不清楚，可能与肿瘤、外伤、感染等因素有关。本病一般单关节发病，最常累及膝关节，其次是髋关节、踝关节、肩关节、肘关节等。

（一）病理改变

弥漫型大体改变表现为病变范围广泛，表面凹凸不平，病变表面有绒毛状滑膜皱襞覆盖，绒毛的颜色呈黄色、红棕色。病变可累及髋关节囊和周围软组织内的血管和神经结构。镜下病变表面滑膜细胞增生，滑膜下积聚有多核巨细胞、含有含铁血黄素的巨噬细胞和成纤维细胞，还积聚有吞噬脂质的泡沫细胞。含铁血黄素可见于表面的滑膜细胞和滑膜下各种细胞内及细胞外。此外，还可见结节由多个绒毛的纤维化后聚集而成。局限型大体改变表现为边界清晰的局限性结节，单个结节多见，带蒂或无蒂，颜色呈黄色或棕黄色。病变表面可呈分叶，镜下所见与弥漫型相似。

（二）临床表现

发病年龄常在 20～40 岁之间，且以青年女性多见。大多数有髋关节外伤史。起病隐匿，早期症状轻且无特征性，少数有间歇性疼痛和跛行表现。病程进展缓慢，一般无全身症状。与其他关节如膝、踝关节等有明显软组织肿块不同，髋关节由于前后均有坚强的韧带附着，关节囊坚韧，因此较少出现局部软组织肿块，此外，本病病程虽长，但髋关节功能障碍多不严重。

（三）影像技术优选与评价

X 线平片为常规检查方法，早期诊断缺乏特异性，晚期出现典型骨质侵蚀破坏可提示诊断。CT 对于显示关节软组织肿块、关节囊增厚、肿胀及微小骨质侵蚀方面较平片敏感，但多数缺乏特异性。MRI 有较强的特异性，不仅对本病有定性诊断作用，而且可清晰显示病变的范围、关节软骨及骨质破坏的程度，因此是 X 线平片检查后首选的最佳检查方法。

（四）影像学表现

1. 平片

早期显示髋关节囊肿胀，有时在肿胀区域内可见密度较高的无钙化的软组织肿块；骨质受累后，关节骨端可见虫蚀样或锯齿样侵蚀破坏（图 8-33），关节面下可见大小不一之囊性变，而股骨头、股骨颈及髋臼则可见骨质压迹样缺损（图 8-34、8-35、8-37A、B）或囊状破坏（图 8-36A），边缘大多数有轻度硬化现象，股骨颈破坏范围较大者尚可见多条嵴状硬化线。关节间隙一般保持正常，合并骨性关节炎者可见间隙狭窄。关节边缘可伴骨质增生。通常不伴有骨质疏松，但病程较长者，可伴有骨质疏松表现。

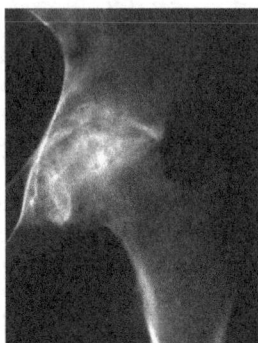

图 8-33 左髋关节色素沉着绒毛结节性滑膜炎
平片，左侧股骨头关节面可见多发细小侵蚀样骨质破
坏，病灶跨越关节侵犯髋臼，边缘不清，关节间隙狭窄

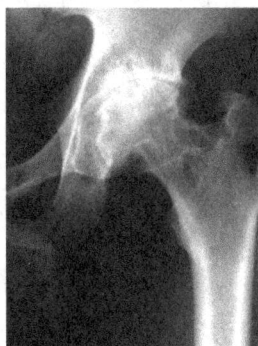

图 8-34 左髋关节色素沉着绒毛结节性滑膜炎
平片，示左股骨颈可见多个压迹样骨质缺损区，边缘清
楚伴轻度硬化，股骨头及髋臼关节下尚可见小囊变，
关节边缘骨赘形成，间隙狭窄，提示合并骨关节炎

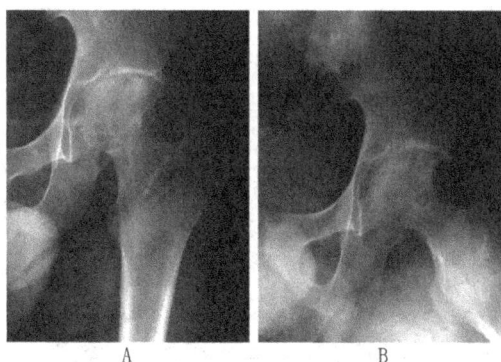

图 8-35　左髋关节色素沉着绒毛结节性滑膜炎
A. 左髋正位片；B. 左髋蛙位片，示左股骨头颈交界
内外缘和股骨头持重区弧形及类圆形压迹样骨质缺
损，病灶大小不等，边缘清楚伴有硬化，关节间隙狭
窄，髋关节诸骨骨质密度减低

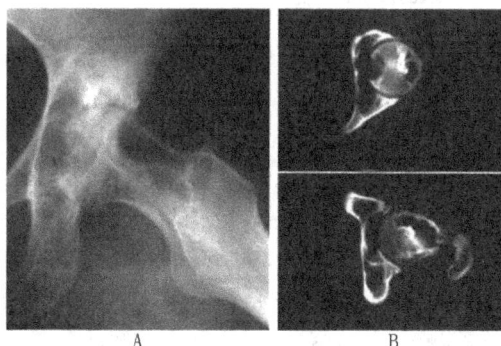

图 8-36　左髋关节色素沉着绒毛结节性滑膜炎
A. 左髋蛙位片，示左髋臼、股骨头颈部多发伴
轻度硬化囊性破坏，关节面缺损，间隙变窄；
B. CT 平扫，示左股骨头和髋臼类圆形囊状骨质
破坏，边界清楚，伴轻度硬化，关节囊稍肿胀

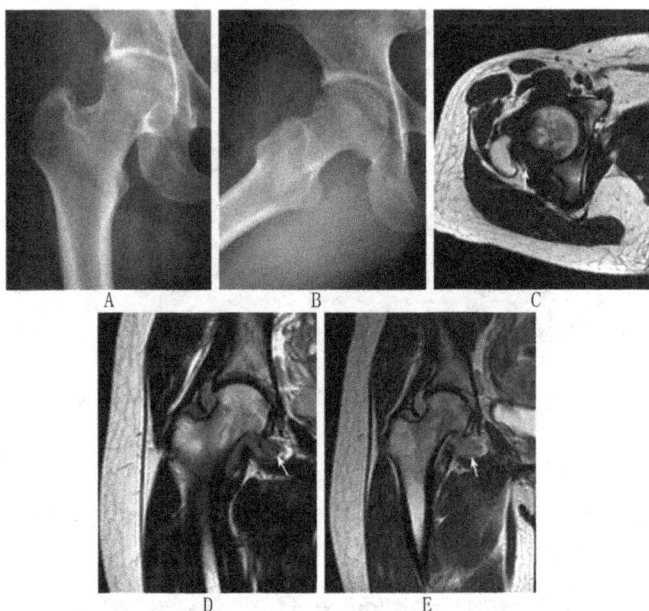

图 8-37　右髋关节色素沉着绒毛结节性滑膜炎

A. 右髋关节正位片；B. 右髋关节蛙位片，示右股骨颈外
上缘及内下缘局限性压迹样破坏，边缘轻度硬化，关节囊
稍肿胀；C. 横轴位 T_1WI；D. 冠状位 T_2WI；E. 增强扫
描，示右髋关节滑膜弥漫增生肥厚，T_1WI 呈中等稍低信
号，T_2WI 呈中等稍高信号，其内可见散在低信号结节灶
（白箭），股骨颈上外缘及内下缘可见骨质缺损，缺损区信
号与增厚滑膜一致，增强后增生肥厚的滑膜及缺损区病灶
均显著强化

2. CT

可清楚显示骨质破坏，表现为骨内有硬化缘的低密度病灶
（图 8-36B）。辅以增强扫描，可显示增厚的滑膜组织及相邻肿块的
强化，但特异性不如 MRI。

3. MRI

弥漫型表现为关节滑膜均不同程度弥漫性结节样增厚，在

T_1WI 上呈中等或中等稍低信号，T_2WI 上呈中等稍高信号，其内可见多发散在点状或结节状灶，在 T_1WI 和 T_2WI 均呈低信号（图 8-37C～E）；髋臼、股骨头、头颈交界处及粗隆部出现不同程度骨质侵蚀及凹陷缺损，骨缺损区的信号与增生肥厚的滑膜信号大致相同，部分病灶周围绕以低信号环，关节骨端关节面下亦可见囊性变，呈中等稍低 T_1WI、T_2WI 信号，邻近骨髓腔内可见弥漫性反应水肿灶，在 STIR 上呈片状高信号，增强扫描关节内外增生肥厚滑膜及骨内病灶均呈明显强化。局灶型表现为单发性肿块，多位于股骨颈外侧，T_1WI 呈中等稍低信号，T_2WI 呈中等稍高信号，内见多发点状及小结节状灶，在 T_1WI 和 T_2WI 均呈低信号。

（五）鉴别诊断

1. 类风湿性髋关节炎

常对称发病，多同时伴手足小关节病变，女性多见，X 线平片显示关节间隙狭窄较 PVNS 明显，关节面下可见小囊状变，MRI 显示滑膜及关节周围软组织弥漫性肿胀，呈长 T_1、长 T_2 信号，而无含铁血黄素沉着所特有的长 T_1、短 T_2 信号。

2. 滑膜型髋关节结核

多见于儿童，平片常可见骨质疏松，关节滑膜增厚通常是均匀一致的，也缺乏含铁血黄素沉着所特有的长 T_1、短 T_2 信号；若 X 线平片有钙化影则容易区别。

3. 滑膜肉瘤

滑膜肉瘤的软组织肿块和骨破坏呈长 T_1、长 T_2 信号，肿块内可见散在钙化影，骨质破坏区边缘模糊且不规则，无弥漫性滑膜增厚。

第五节　慢性骨关节疾病

一、类风湿性关节炎与强直性脊柱炎

类风湿性关节炎是以慢性、多发性、侵蚀性关节炎为主的炎症性疾病，以对称性、进行性关节病变为主要特征，可累及全身各器官。强直性脊柱炎（AS）是慢性非特异性炎性疾病，以侵犯中轴关节和进行性脊柱强直为特征，可不同程度地累及全身各器官。因类风湿因子多阴性，故属于血清阴性脊椎关节炎。

（一）临床表现

类风湿性关节炎与强直性脊柱炎各有一定的临床特点（表8-5）。

表 8-5 类风湿性关节炎与强直性脊柱炎的临床特点

	类风湿性关节炎	强直性脊柱炎
性别	女性多见	男性多见
好发年龄	20~35岁多见	青年多见
类风湿因子	75%＋	—
HLA-B27	—	90%＋
临床表现	对称性手、足、腕关节肿痛；晨僵；部分患者肝脾肿大、胸腔积液和肺纤维化	慢性腰背痛，晨僵；下肢大关节不对称性关节炎；虹膜炎，葡萄膜炎；肺纤维化
好发关节	四肢关节	骶髂关节、脊柱和髋关节
最早侵犯关节	手、足小关节，主要侵犯掌指关节个近端指间关节	骶髂关节
发病特征	对称性、进行性、多关节炎	下肢不对称性大关节炎，以进行性脊柱强直为特征
病变进展	自手、足小关节向心性侵犯较大关节	自骶髂关节，逐渐上行性发展，依次侵犯腰椎、胸椎和颈椎

（二）影像学检查方法

（1）类风湿性关节炎与强直性脊柱炎，宜首选X线平片进行筛查诊断。

（2）早期的类风湿性关节炎与强直性脊柱炎宜首选MRI检查。

（三）病理生理基础

类风湿性关节炎病因不明，目前倾向于认为属自身免疫性疾病。大量免疫复合物沉积于关节腔内，引起水解酶释放，破坏关节滑膜、关节软骨、骨性关节面和周围组织，引起滑膜的炎性改变，滑膜炎性肉芽组织形成血管翳侵蚀关节软骨和其下骨质，骨侵蚀始于关节边缘，呈虫蚀状、钻凿样骨质缺损，称为边缘性侵蚀。最后导致关节破坏及关节纤维性强直和骨性关节强直。

强直性脊柱炎病因不明，目前普遍认为是一种自身免疫性疾病。人类组织相容性抗原 B27 位点（HLA-B27）与 AS 的发病关系密切。AS 患者 HLA-B27 阳性率达 90％以上，而正常人群阳性为 6％~8％。AS 主要侵犯脊椎小关节和周围韧带，起始于骶髂关节，逐渐上行性发展。椎体前缘上、下角骨破坏，使椎体前缘凹面变直呈"方形椎"。炎症引起纤维环及前纵韧带骨化，出现平行脊椎的韧带骨赘，形成"竹节状"脊柱。晚期，髋关节常常受累。坐骨结节、髂嵴、股骨粗隆、脊椎棘突和跟骨结节等处肌腱韧带附着处云絮状骨化，伴有局部皮质虫蚀样破坏，称为附着病。

（四）影像学征象

类风湿性关节炎与强直性脊柱炎的影像学表现各具特点（表 8-6）。

表 8-6　类风湿性关节炎与强直性脊柱炎的影像学表现

	类风湿性关节炎	强直性脊柱炎
骨质疏松	早期在受累关节周围，可累及全身骨骼，椎体凹陷或楔形变	可见，椎体凹陷或楔形变形极少见
好发部位	掌指关节和近端指间关节	骶髂关节下 1/3 有滑膜的部分
早期表现	MRI 显示关节囊肿胀、血管翳增生，滑膜增厚，关节面软骨破坏，关节间隙变窄，血管翳明显强化	与类风湿性关节炎的征象相似
中、晚期表现	边缘性骨侵蚀，骨性关节面下局限性小囊状骨质破坏；广泛、对称性关节间隙变窄；纤维行强直	局限性骨破坏伴邻近骨质增生硬化；掌、腕、指、膝关节间隙狭窄多见；骨性强直
脊柱	主要累及颈椎，椎小关节间隙变窄，环枢椎半脱位多见，无"方形椎"无"竹节状脊柱"	自腰椎逐渐向上发展，椎小关节间隙模糊，环枢椎半脱位少见，"方形椎""竹节状脊柱"
髋关节	少见，双侧发病，关节面破坏开始于髋臼上唇，关节面模糊，关节间隙狭窄	常见，多双侧侵犯。关节面骨质侵蚀，关节间隙变窄，骨赘形成
附着病	—	常见
其他	骶髂关节较常累及，关节面模糊，关节间隙狭窄	手足关节多正常

二、退行性骨关节病

退行性骨关节病又称为骨性关节炎，是关节软骨变性引起的骨关节病变，常见于中、老年人，好发于承重关节和多动关节，以髋、膝、指间关节和脊柱多见。

（一）临床表现

病变的过程和机体适应性的个体差异很大，症状轻重与影像学改变多少不成比例。一般起病缓慢，以某一关节或一组关节出现症状，表现为病变部位钝痛、刺痛，关节活动受限。一般无关节肿胀、关节强直或全身症状。

（二）影像学检查方法

（1）X 线平片是首选，通常能全面了解关节间隙与关节面骨质改变，起到良好的筛查作用。

（2）CT（包括三维重组图像）显示关节面下的骨质改变优于 X 线平片，可作 X 线平片的补充。

（3）MRI 用于筛查早期病变。

（三）病理生理基础

退行性骨关节病的病理开始于关节软骨变性，原来的透明软骨转化为致密混浊、少弹性的纤维软骨，表面出现裂隙和溃烂。软骨退变刺激机体的修复功能，关节面下的骨质增生，形成关节边缘骨赘和关节面增厚、硬化，关节面的承重部位因负荷增加而常常受压变平，使骨端变形。继关节软骨损伤后，关节面骨皮质产生吸收坏死。关节囊内压力增高，关节面上出现缺损和洞穴，滑液流入这些破口，形成关节面下和骨内的含滑液假囊肿。假囊肿可单发，也可多发，大小不一，直径 0.1～0.5 cm。多发者，呈蜂窝状，囊腔相互沟通。假囊肿周围骨质常常增生硬化。软骨损伤和关节面变形，使关节腔变窄。经常的磨损使关节软骨和骨质碎裂，脱落入关节腔内形成关节游离体。

（四）影像学征象

1. 关节间隙不匀称狭窄

在关节软骨损伤变薄之后出现。

（1）X线平片表现：因关节面承重的差异和软骨损伤的程度不一，两侧关节间隙狭窄常不对称。

（2）MRI表现：关节面软骨变薄，局部软骨缺损，可深达骨性关节面。

2. 关节面骨质硬化、变形和骨质增生

（1）X线平片表现：关节面承重部位出现不同程度的骨质增生硬化；关节面受压、下陷，关节面增大；关节韧带肌腱附着处骨质增生显著，关节边缘锐利，呈骨刺状突起，尖端指向外方；上、下关节面的骨刺常常靠拢如唇状，可形成骨桥。

（2）MRI表现：骨质增生硬化在 T_1WI、T_2WI 上均为稍低信号。

3. 关节面下假囊肿

（1）X线平片表现：圆形或卵圆形的透光区，边缘带状反应性骨质增生。

（2）CT表现：显示上述征象较X线平片更清晰。

（3）MRI表现：囊性病灶在 T_1WI 呈低信号、在 T_2WI 呈高信号，边缘骨质增生呈稍低信号。

4. 关节内游离体

位于关节内的圆形或椭圆形结节，边缘光滑锐利，大小不等，一般约1～1.5 cm。

第六节　代谢骨关节疾病

一、维生素 D 缺乏症

维生素 D 缺乏症是由于维生素 D 及代谢产物缺乏，使钙磷代谢异常，发生成骨障碍，在骨未发育成熟前称为佝偻病，在成人称为骨质软化症。

（一）临床表现

维生素 D 缺乏性佝偻病多见于 3 月～2 岁的小儿。

（1）处于生长中的骨骼的病变、肌肉松弛和神经兴奋性的改变。①神经兴奋性增高：烦闹、夜间啼哭、睡眠不安、多汗、摇头导致枕秃等。②出现甲状旁腺功能亢进、钙、磷代谢失常和骨骼改变。a.6 个月以内婴儿佝偻病以颅骨改变为主。b.1 岁左右患儿可见胸廓骨骼和四肢骨骼改变：胸廓呈"鸡胸"畸形，串珠状肋，佝偻病手、足镯，膝内翻（"O"形腿）或膝外翻（"X"形腿）畸形。

（2）实验室检查异常：血清钙、磷降低，血清碱性磷酸酶升高。

（3）经治疗和日光照射后，临床症状和体征逐渐减轻、消失，骨质形态、密度逐渐恢复正常。

（二）影像学检查方法

X 线平片为诊断佝偻病的首选影像学手段，而且可用于患儿治疗后的追踪复查。

（三）病理生理基础

维生素 D 的生理作用是直接促进肠道钙吸收，间接影响肾脏磷再吸收。维生素 D 缺乏引起的钙磷代谢紊乱，骨样组织大量增生而不能如期钙化，产生骨质软化，表现为干骺端膨大、骺板增宽、临时钙化带不规则。病变可累及全身骨骼，但以生长迅速的干骺端最为严重。病变的严重程度与骨的生长速度呈正比。来自骺部软骨和骨内膜、骨外膜的骨样组织，一方面使骨髓腔变窄，另一方面使干骺端变大。

（四）影像学征象

1. 活动期 X 线表现

（1）初期，长骨干骺端出现骨小梁紊乱、疏松，之后干骺端增宽、膨大、边缘模糊，呈杯口状凹陷，骨骺线明显增宽。

（2）骨骺出现延迟或轮廓毛糙不齐、其内骨松质稀疏；普遍性骨质软化，下肢骨弯曲畸形。

（3）骨干长度增长迟缓，骨干可见横行透亮的假骨折线。

（4）肋软骨和骨交界处的骨骺板增粗、隆起形成肋串珠。

（5）颅软骨钙化障碍、骨缝结缔组织代偿性增生，引起囟门关闭延迟和颅缝增宽。过多的骨样组织堆积在额部、颞部和枕部，形成方颅畸形。

2. 修复期 X 线表现

治疗后，干骺端逐渐趋向正常化，表现为骨骺板先期钙化带再出现和骨骺再钙化：①骨骺板先期钙化带再出现，在干骺端之外出现斑点高密度影，之后成一高密度横线，再逐渐增宽为高密度横带，最后与再钙化的干骺端松质骨融合。②骨骺再钙化，先出现环状致密影，逐渐增厚与中央骨质融合。干骺端与骨骺间的透亮间隙逐渐变窄，至完全恢复。

3. 后遗症期 X 线表现

长骨骨干弯曲侧皮质增厚和干骺端膨大在痊愈后可长期存在（图 8-38）。

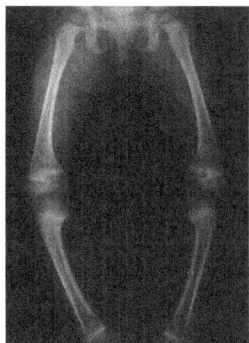

图 8-38　后遗症期

平片，示膝关节长骨干骺端膨大，两侧股骨、胫骨弯曲，呈"O"形腿

二、肾性骨病

由于肾小球或肾小管的功能障碍，影响钙磷代谢，引起骨营养代谢不良，称为肾性骨病，也称为肾性骨营养不良。

（一）临床表现

肾小球性骨病多见于青少年，主要症状为肢体疼痛和压痛，肌肉乏力，行动困难，常误诊为神经系统疾病。幼年起病者，身材矮小，严重者可合并全身骨骼畸形。生化检查见血磷增高，血钙正常或偏低，血清碱性磷酸酶增高。肾小管性骨病有遗传因素，儿童发病年龄高于营养缺乏性佝偻病。在成人表现为骨质软化症，出现四肢乏力、骨痛和畸形。血钙正常或降低，血磷降低，碱性磷酸酶增高。治疗须用大剂量维生素 D。

（二）影像学检查方法

肾性骨病的诊断、疗效判断、随诊复查应首选 X 线平片，应结合 X 线征象、临床表现和实验室检查进行肾性骨病的诊断。

（三）病理生理基础

1. 肾小球性骨病

肾小球性骨病为慢性肾小球功能衰竭引起。其确切的发病机理尚不完全清楚。患者低血钙，常合并继发性甲状旁腺功能亢进，甲状旁腺弥漫增生，导致佝偻病骨改变和甲状旁腺功能亢进的骨质改变。在儿童或青年以佝偻病为主，在成人为甲旁亢之骨损害占优势。软组织异位钙化，也为一特征性改变。

2. 肾小管性骨病

肾小管性骨病由肾小管再吸收功能障碍引起，出现佝偻病或骨质软化症表现。抗维生素 D 型佝偻病再吸收磷酸盐障碍，Fanconi 综合征再吸收磷酸盐、糖、蛋白质、氨基酸均有障碍，肾小管性酸中毒的患者尿钙增高，常出现肾小管钙化和尿路结石。

（四）影像学征象

1. 肾小球性骨病

（1）佝偻病性表现以生长快、承重部分改变明显。

（2）继发性甲状旁腺功能亢进表现。①骨膜下皮质吸收：常见于指骨和颅骨。指骨骨膜下皮质吸收，以骨干桡侧为著。②纤维囊性骨炎：多见于四肢长骨和脊椎，呈多发散在的膨胀性低密度影，边缘模糊。

（3）骨质硬化为本症特殊表现。以长骨干骺端不规则形骨质增生硬化、椎体上下缘增生硬化伴中间密度减低最常见。

（4）骨质软化（图 8-39）。

（5）软组织异位钙化多见于关节附近，呈条状或斑块状。动脉壁层钙化也较常见。

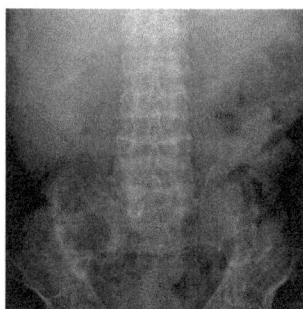

图 8-39 骨软化

平片，示腰椎、骨盆普遍性密度减低，骨小梁结构模糊，椎体压缩

2. 肾小管性骨病

（1）佝偻病和骨质软化：骨骺愈合前表现为佝偻病，愈合后表现为骨质软化症。

（2）骨质密度增高：骨干皮质增厚，颅骨内板增厚，可能与未钙化的骨样组织边缘的骨小梁未被吸收有关。

（3）肾区钙化，可合并尿路结石。

（五）诊断与鉴别诊断

肾小管性骨病和肾小球性骨病、原发性甲状旁腺功能亢进的鉴别（表 8-7）。

表 8-7　肾小管性骨病和肾小球性骨病、原发性甲状旁腺功能亢进的鉴别诊断

	发病年龄	血钙	血磷	佝偻病表现	骨质软化	骨膜下皮质吸收	纤维囊性骨炎	异位钙化
原发性甲状旁腺功能亢进	成人	增高	降低	－	－	＋＋	＋＋	＋
肾小球性骨病	青少年	正常或降低	增高	＋＋	少	＋＋	少	＋＋
肾小管性骨病	青少年	正常或降低	降低	＋＋	＋＋	－	－	＋＋

第九章

妇科疾病的影像诊断

第一节 子宫内膜癌

子宫内膜癌是子宫内膜最常见的肿瘤，又称子宫体癌，是女性生殖道常见3大恶性肿瘤之一。子宫内膜癌的病因尚不清楚，与外源性雌激素广泛应用、肥胖、糖尿病、高血压、不孕、绝经较晚等因素有关。

一、临床表现

子宫内膜癌好发于绝经后50～60岁的老年患者。早期无明显临床症状。子宫出血、阴道分泌物过多、下腹痛为常见症状。妇科检查可见子宫增大，盆腔可及不规则结节状肿物。

二、影像学检查方法

经阴道超声检查（TVS）是筛查子宫内膜癌的首选检查方法，它可以发现早期内膜病灶，结合诊刮病理检查可以确诊本病，但难以诊断Ⅰa期病变。CT平扫对诊断子宫内膜癌没有帮助，CT增强扫描对内膜癌肌层和宫旁侵犯范围的判断准确性较低，假阳性较高，但可用于发现淋巴结转移。MR检查判断子宫内膜癌的肌层及宫外侵犯较TVS、CT准确，增强MR扫描可判断肿瘤部位和侵犯深度。CT和MR检查均可用于子宫内膜癌术后随诊。

三、病理生理基础

子宫内膜癌的大体病理可分为局限型和弥漫型。局限型：多位于宫底及宫角，后壁多见，内膜呈息肉或结节状。弥漫型：较为多见，肿瘤累及大部分或全部子宫内膜，病变的内膜明显增厚、粗糙不平，可不同程度的浸润子宫肌层。子宫内膜癌以腺癌为主。

子宫内膜癌生长较缓慢，其转移途径主要为直接蔓延、淋巴转移。

四、影像学征象

（一）CT表现

动态增强扫描可清楚地显示子宫肌肉、肿瘤与宫腔积液（图9-1）。

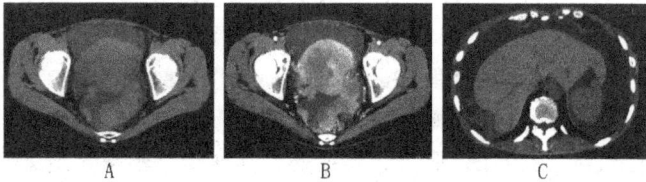

图9-1　子宫内膜癌Ⅳ期

A. CT平扫，示子宫增大，宫腔显示不清，直肠子宫陷凹内积液，盆腔腹膜多个软组织密度结节，左侧盆壁淋巴结肿大；B. CT增强，示子宫肿瘤不均匀增强，中心部分增强较低盆腔结节轻度强化，盆壁淋巴结呈环形强化；C. 肝脏水平CT平扫，示大量腹腔积液，并可见膈胸膜上的软组织密度转移结节

（1）子宫不对称增大，宫腔扩张积液。

（2）肿瘤的强化程度低于正常肌层。

（3）宫外侵犯可表现为软组织肿块影。发生广泛盆腔内播散，盆腔内脂肪间隙消失，称为冰冻骨盆。

（4）腹盆腔淋巴结的转移。

（二）MRI表现

（1）早期肿瘤仅见内膜结节状增厚，在 T_2WI 上呈高信号，但低于正常内膜信号。

（2）肿瘤侵犯肌层时内膜连接带中断，子宫肌层在 T_2WI 上呈高信号。

（3）增强扫描时正常子宫肌层先于肿瘤在早期强化，可以评价肌层的受累程度。

（4）晚期子宫不规则增大，宫腔积液。盆腔、腹膜后淋巴结肿大及骨盆转移。

（5）复发的肿块在 T_1WI 上呈等信号，在 T_2WI 上呈高信号。放疗后纤维化在 T_1WI、T_2WI 上均呈低信号。

（三）超声表现

1. 宫腔异常回声

子宫内膜不规则增厚（孕期＞12 mm，绝经后＞5 mm），呈局灶性或弥漫性不均匀混杂回声；宫腔内可见不规则略强回声团块。

2. 病变累及肌层

局部内膜基底线消失，与肌层分界不清，可见不均匀混杂回声。晚期子宫增大，轮廓模糊。

3. 病变累及宫颈

宫颈肥大、变形，回声不均。宫腔内为液性暗区，宫腔线分离。

4. 宫外浸润

宫旁可见混合性低回声肿块。

第二节　宫颈癌

宫颈癌又称子宫颈癌，是最常见的妇科恶性肿瘤之一。子宫颈癌的发病率随年龄而增长，我国的发病高峰为 55～65 岁左右。宫颈癌的病因至今尚未明了，可能是多种因素综合协同作用所致。宫颈癌发病与性行为明显相关，被认为是一种与人乳头状瘤病毒（HPV）相关的性传播疾病。初次性交过早、性生活紊乱、过早妊娠等是主要的危险因素。性传播疾病中某些病毒感染与宫颈癌的发病关系最密切。

一、临床表现

自发性或接触性阴道出血及阴道分泌物增多是常见症状。进展期癌组织侵犯盆腔引起腰痛、尿道刺激征、下肢水肿等症状。早期宫颈癌常无症状。

二、影像学检查方法

宫颈癌确诊主要依靠宫颈刮片细胞学检查。经阴道超声检查是宫颈癌术前分期的首选检查方法。平扫 CT 诊断价值不大，CT 增强扫描难以诊断早期宫颈癌，即判断宫颈周围组织是否有浸润，但能够准确诊断进展性宫颈癌（Ⅲ、Ⅳ 期）、进行术前分期及治疗后随诊。平扫和增强 MRI 检查对各期宫颈癌（尤其是早期宫颈癌）的诊断、术前分期、治疗后随诊都优于超声和 CT 检查，是目前宫颈癌的影像学检查方法中最准确的。

三、病理生理基础

宫颈癌好发于宫颈鳞状上皮与柱状上皮移行区，以鳞癌多见，其次为腺癌。由宫颈上皮不典型增生发展为原位癌，再进一步发展为浸润癌，约 $20\% \sim 25\%$ 的上皮不典型增生可自行消退。宫颈癌的发展过程一般需十年至数十年。

肿瘤最初局限于子宫颈的纤维肌间质内，浸润破坏间质层后即侵犯子宫旁组织，可沿子宫各韧带浸润蔓延至盆腔，也可直接侵犯累及阴道及子宫体。

宫颈癌主要转移途径为淋巴转移。宫颈后唇位于腹腔内，该处的外生型肿瘤可发生腹腔内种植转移。血行转移一般发生于晚期，以肺、骨、肝等处较多。

四、影像学征象

（一）CT 表现

（1）宫颈癌分期（FIGO）与其相应的 CT 表现（表 9-1）。

（2）增强后肿块呈不规则强化（图 9-2）。

（3）放疗后增强 CT 扫描表现为肿瘤缩小，宫颈周围组织及膀胱、直肠壁增厚。

表 9-1 宫颈癌分期与 CT 表现

分期	CT 表现
Ⅰ期	宫颈增大，边缘光整。肿块呈软组织密度，有坏死时可见低密度。无宫旁肿块。CT 诊断可靠性低
Ⅱa期	宫颈增大，阴道上 2/3 结构欠清，无明显宫旁肿块，CT 诊断可靠性低
Ⅱb期	宫旁软组织肿块，边缘模糊，与盆腔肌肉之间距离>3 cm
Ⅲ期	宫旁软组织肿块与肌肉间距离<3 cm。输尿管末端周围脂肪间隙不清，可伴肾盂积水（图 9-2）
Ⅳ期	膀胱或直肠旁脂肪间隙消失，膀胱或直肠壁不规则增厚或腔内肿块。腹盆腔可见肿大淋巴结或远处转移

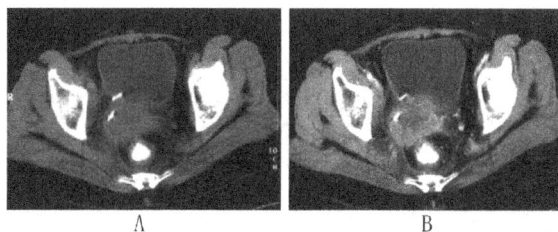

图 9-2 子宫颈癌Ⅲ期

A. CT 平扫，示子宫颈增大，中心略低密度。肿瘤侵犯相邻肛提肌，直肠周围脂肪及膀胱后壁（致密小棒状影为放射治疗的金属标记物）；B. CT 增强，示肿瘤明显环形增强

（二）MRI 表现

宫颈癌的典型表现为在 T_1WI 上呈等信号，肿瘤有坏死时为低信号；在 T_2WI 上呈中、高信号。

（1）早期病变局限于黏膜内，MRI 不能诊断。

（2）宫颈癌 MRI 下可见时，表现为 T_2WI 上低信号的基质环绕高信号的肿瘤组织。MRI 诊断准确度可达 95% 以上。

（3）宫旁或盆腔浸润：表现与 CT 相似。

（4）增强扫描：肿瘤呈轻或中等强化，但周围正常组织也同时表现为不同程度强化，易造成分期过度扩大，不利于临床诊断。

（三）超声表现

无论经腹还是经阴道超声检查对于早期宫颈癌的诊断意义不大，进展期宫颈癌可见一些异常征象。

（1）宫颈增大变形。

（2）宫颈出现高或低的不均匀回声。宫颈管位置偏移，不均匀增宽，回声异常。

（3）肿瘤侵犯宫体时可见宫颈异常回声向宫腔及宫体部延伸，使宫体正常结构难辨。

（4）宫旁组织受累：膀胱、直肠等受累部位出现异常回声。

（5）彩色多普勒超声表现为宫颈肿块内部血流信号增多，呈散在条状、分支状。

第三节　卵巢囊腺瘤

卵巢囊腺瘤属于上皮性来源的卵巢良性肿瘤，包括浆液性囊腺瘤和黏液性囊腺瘤，浆液性囊腺瘤又分为单纯性囊腺瘤和乳头状囊腺瘤。

一、临床表现

发病年龄 20～50 岁。常无临床症状，少数患者有腹部不适或隐痛、腹部包块、消化不良、月经紊乱等。

二、影像学检查方法

卵巢囊腺瘤的诊断首选超声检查，超声检查能诊断大部分浆液性或黏液性囊腺瘤，但单房囊腺瘤易被误诊为卵巢囊肿。MRI鉴别浆液性或黏液性囊腺瘤较准确。CT 对囊腺瘤的诊断价值与超声相似。

三、病理生理基础

浆液性囊腺瘤以单房多见，囊壁薄，内壁光滑，囊内充满淡黄色清澈液体；多房囊内可见乳头，乳头可伴有砂粒样钙化。

黏液性囊腺瘤常为多房性，体积较大，囊壁厚，囊内含胶冻样黏液，囊内少见乳头。

四、影像学征象

（一）CT表现

平扫卵巢区可见薄壁、外缘光滑的单房或多房囊性病变。黏液性囊腺瘤囊内密度较浆液性高。增强扫描囊壁、乳头明显强化（图9-3）。

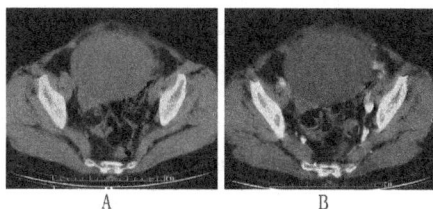

图9-3 卵巢黏液性囊腺瘤

A. CT平扫；B. CT增强，示盆腔内巨大囊性类圆形
肿块，边缘光整，呈软组织密度，密度均匀，无增强

（二）MRI表现

肿瘤间隔在 T_2WI 上为线状较低信号。浆液性囊腺瘤在 T_2WI 上呈高信号，T_1WI 上呈低信号。黏液性囊腺瘤因各囊所含蛋白和黏液成分不同，T_1WI 和 T_2WI 上信号高于浆液性囊腺瘤。增强扫描囊壁、乳头明显强化。

（三）超声表现

1. 浆液性囊腺瘤

囊内呈无回声或稀疏点状回声。

（1）单房囊腺瘤的声像表现类似于卵巢囊肿，多房囊腺瘤囊内有光滑纤细分隔回声。

（2）乳头状囊腺瘤呈多房性液性暗区，囊壁可见乳头状的较强回声团。

2. 黏液性囊腺瘤

体积较大，呈多房性液性暗区，囊内为云雾状或稀疏低回声。

参 考 文 献

[1] 廖伟雄，孟祥，夏正超. 医学影像诊断学 [M]. 北京：科学出版社，2017.

[2] 任庆云. 临床影像诊断技术 [M]. 北京：科学技术文献出版社，2017.

[3] 高剑波，丁昌懋. 实用数字 X 线体层影像诊断学 [M]. 北京：人民卫生出版社，2017.

[4] 陈方满. 放射影像诊断学 [M]. 合肥：中国科学技术大学出版社，2015.

[5] 黄钢. 核医学与分子影像 [M]. 上海：上海交通大学出版社，2016.

[6] 胡春洪，吴献华. 放射影像诊断技能学 [M]. 北京：人民卫生出版社，2016.

[7] 高培毅. 影像诊断学 [M]. 北京：高等教育出版社，2016.

[8] 张化一，田本祥. 医学影像诊断学 [M]. 西安：西安交通大学出版社，2016.

[9] 梁碧玲. 骨与关节疾病影像诊断学 [M]. 北京：人民卫生出版社，2016.

[10] 刘文军. 临床疾病影像诊断学 [M]. 西安：西安交通大学出版社，2015.

[11] 王志红. 神经系统疾病影像诊断与分析 [M]. 北京：科学出版社，2017.

［12］周汉. 常见肝胆疾病影像学诊断图谱 ［M］. 沈阳：辽宁科学技术出版社，2017.

［13］李春卫，王道才. 小肠疾病影像学检查与诊断 ［M］. 济南：山东科学技术出版社，2017.

［14］庄奇新，孟令平. 食管疾病影像学 ［M］. 上海：上海科学技术出版社，2017.

［15］刘成，史伟峰. 泌尿系统疾病的检验诊断与临床 ［M］. 上海：上海交通大学出版社，2017.

［16］姜平，马瑞. 临床与影像解剖学 ［M］. 南京：东南大学出版社，2016.

［17］周俊林，赵建洪. 影像病例解读 ［M］. 兰州：甘肃科学技术出版社，2016.

［18］郭佑民，陈起航. 呼吸系统影像学 ［M］. 上海：上海科学技术出版社，2016.

［19］李联忠. 脊椎疾病影像诊断学 ［M］. 北京：人民卫生出版社，2015.

［20］陈焕彬，黄雪惠. 在消化系急腹症鉴别诊断中应用超声诊断的效果评价 ［J］. 中国现代药物应用，2016，10（12）：51-52.

［21］谢伦. 医学影像检查呼吸系统疾病的基本病变分析 ［J］. 影像研究与医学应用，2017，21（15）：172-173.

［22］金晨望. 视觉感知到定量分析：呼吸系统疾病医学影像诊断模式的转换 ［J］. 中国医学影像技术，2015，31（2）：163-164.

［23］张东升. 影像诊断在肝脏常见疾病诊断中的应用 ［J］. 影像研究与医学应用，2017，30（9）：91-92.

［24］刘永庆. X 线影像诊断活动性肺结核之鉴别 ［J］. 临床合理用药杂志，2015，8（23）：146-147.

［25］高振利. 多发性骨髓瘤的临床及影像诊断和影像检查方法研究 ［J］. 临床医药文献杂志，2016，3（40）：7897-7898.